Medizin und Menschenrechte
Geschichte – Theorie – Ethik

Medicine and Human Rights
History – Theory – Ethics

Band 2 / Volume 2

Herausgegeben von / edited by
Andreas Frewer, Heiner Bielefeldt, Stephan Kolb,
Markus Rothhaar und Renate Wittern-Sterzel

Andreas Frewer / Holger Furtmayr /
Kerstin Krása / Thomas Wenzel (Hg.)

Istanbul-Protokoll

Untersuchung und Dokumentation von
Folter und Menschenrechtsverletzungen

Mit 15 Abbildungen

2., erweiterte und überarbeitete Auflage

V&R unipress

Gedruckt mit freundlicher Unterstützung von
EU-Leonardo Projekt ARTIP
Professur für Ethik in der Medizin
Institut für Geschichte und Ethik in der Medizin
Friedrich-Alexander-Universität Erlangen-Nürnberg

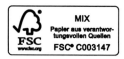

Bibliografische Information der Deutschen Nationalbibliothek

Die Deutsche Nationalbibliothek verzeichnet diese Publikation in der
Deutschen Nationalbibliografie; detaillierte bibliografische Daten sind
im Internet über http://dnb.d-nb.de abrufbar.

ISBN 978-3-8471-0030-0

INHALTSVERZEICHNIS (ÜBERSICHT)

Vorwort

Folter ist in 100 Staaten dieser Erde weiter ein gravierendes Problem. Der Bericht von Amnesty International für das Jahr 2012 belegt in dieser Hinsicht sogar eine Zunahme der weltweiten Menschenrechtsverletzungen. Das Istanbul-Protokoll strebt die vollständige Abschaffung von Folter an; vor einer Bestrafung steht aber die gerichtsfeste Dokumentation der Vorwürfe. Hierzu hat das Istanbul-Protokoll als Initiative von über 40 Organisationen zur Menschenrechtsarbeit die Standards erarbeitet. Leider besteht weiterhin eine Kluft zwischen globalem Verbot der Folter bzw. weltweiter Einsicht zur Ächtung in der Theorie und praktischer moralischer wie auch politischer Lage in Bezug auf durchgeführte Menschenrechtsverletzungen. Die Neuausgabe des Istanbul-Protokolls als Taschenbuch soll eine noch weitere Verbreitung der Initiativen gegen Folter unterstützen.

Das internationale EU-Projekt »Awareness Raising and Training for the Istanbul-Protocol« (ARTIP) möchte hier weitere Schritte unterstützen: Mit Förderung der Europäischen Union arbeiten die Medizinische Universität Wien (Ö), die Professur für Ethik in der Medizin Erlangen-Nürnberg (D), die Medizinische Flüchtlingshilfe Bochum (D), das Institute of Criminology Leuven (BEL), das Ludwig Boltzmann Institut für Menschenrechte (BIM) Wien (Ö), KTP Brünn (CZ), Integra Velenje (SLOV), das universitäre Netzwerk Gunet Athen (GR) und die Wissenschaftsinitiative Niederösterreich an Projekten zur Implementierung des Istanbul-Protokolls als »state of the art«.

Auf dem Kongress »Medizin und Gewissen« 2011 in Erlangen hat eine der Autorinnen dieses UN-Standards den erstmalig vergebenen Preis für Friedensarbeit in der Medizin erhalten: Die türkische Professorin Şebnem Korur Financi erhielt die Auszeichnung für ihren Einsatz gegen Folter. Die in Istanbul forschende und lehrende Gerichtsmedizinerin wurde bekannt durch die Enthüllung von Folterfällen, oft gegen den Widerstand der Behörden. Mehrere Male wurde ihr sogar der Lehrstuhl für Rechtsmedizin entzogen, gerichtlich wurde sie jedoch wieder in ihre akademische Position eingesetzt. Seit 2009 ist Prof. Financi Präsidentin der Türkischen Menschenrechtsstiftung (TIHV). Der Preis steht symbolisch auch für alle, die sich international und in Zentren für Folteropfer weltweit für Betroffene einsetzen (siehe hierzu auch die jeweiligen Projekte »Atlas of Torture« von TIHV und BIM).

Wir hoffen auf eine weitere Verbreitung des Istanbul-Protokolls mit Umsetzung in der Praxis und danken der EU sowie allen ARTIP-Kollegen.

Erlangen-Nürnberg/Wien,   Andreas Frewer, Thomas Wenzel
im Sommer 2012   (für EU-Projekt und Herausgeber)

Geleitwort

Das Verbot der Folter ist eines der wenigen absoluten Menschenrechte, das auch im Ausnahmezustand wie Krieg, Bürgerkrieg oder bei der Bekämpfung und Verhütung von Terroranschlägen nicht eingeschränkt werden darf. Trotzdem wird Folter in vielen Staaten der Welt und oft auf systematische Weise praktiziert. Die Gründe für diese grausame und grauenvolle Praxis, die einen unmittelbaren Angriff auf den Kern der Würde und die persönliche Integrität des Menschen darstellt, sind vielfältig. Am weitesten verbreitet ist nach wie vor die Anwendung der Folter durch gewöhnliche Polizeibeamte beim Verhör von Personen, die im Verdacht stehen, eine Straftat begangen zu haben. In der Strafjustiz der meisten Staaten stellt das Geständnis weiterhin das wichtigste Beweismittel dar. Aus diesem Grund wird von Seiten der Justiz, der Staatsanwaltschaft und der Politik enormer Druck auf die Polizei ausgeübt, Geständnisse zu erlangen. Da Sachbeweise oft fehlen und die kriminalpolizeilichen Ermittlungsmethoden in den meisten Staaten nicht sonderlich ausgereift sind, greift die Polizei schnell zu gewaltsamen Methoden um der verdächtigen Person ein Geständnis abzuringen. Falls diese nicht in der gewünschten Weise »kooperiert«, ist es nur ein kleiner Schritt zu Schlägen und anderen Foltermethoden. In vielen Staaten, die ich in meiner Funktion als UNO-Sonderberichterstatter über Folter in den letzten Jahren offiziell besucht habe, scheint es für Strafverdächtige normal zu sein, bei der Verhaftung und während der ersten Stunden und Tage in Polizeihaft geschlagen, eingeschüchtert, erniedrigt oder gar gefoltert zu werden. Auch ist es bezeichnend für Länder in denen Folter systematisch praktiziert wird, dass die Opfer oftmals gar keine andere Behandlung von der Polizei erwarten und ein Unrechtsbewusstsein bei Polizeibeamten, Staatsanwälten, Gefängniswärtern und deren Vorgesetzten meist vollständig fehlt. Folter wird häufig als notwendiges Übel und als Kavaliersdelikt angesehen. Schließlich würden »nur« Kriminelle gefoltert werden, und die hätten ohnedies nichts Besseres verdient.

Neben dieser Primärfunktion der Folter als routinemäßiger Bestandteil einer unzureichend entwickelten Strafjustiz gibt es auch andere Gründe, weshalb weltweit die Anwendung von Folter nicht abnimmt, sondern, im Gegenteil, in vielen Ländern der Welt sogar ansteigt. Unter dem Deckmantel des Kampfes gegen den Terrorismus und gegen vermeintliche Staatsfeinde werden politische Oppositionelle, Angehörige ethnischer und religiöser Minderheiten, »Subversive«, »Separatisten« und »Terroristen« eingeschüchtert und unterdrückt. Hier wird die Folter nicht primär zur Erzwingung von Geständnissen eingesetzt, die letztlich zu einer strafrechtlichen Verurteilung führen könnten, sondern zur Beschaffung von geheimdienstlichen Informationen und Erkenntnissen über Terrornetzwerke, Aufständische, Drogenkartelle, kriminelle Banden und sonstige Strukturen der organisierten Kriminalität. Die dabei angewendeten Foltermethoden sind höchst professionell und werden nicht selten, wie beispielsweise im US-amerikanischen »Krieg gegen den Terror«, mit der Prävention von Terroranschlägen und Gewalt, also mit der potenziellen Rettung von unschuldigem Leben, zu rechtfertigen versucht.

Aus welchen Gründen auch immer gefoltert wird, so ist doch allen Foltermethoden gemeinsam, dass sie gegen wehrlose Menschen hinter verschlossenen Türen und ohne Zeugen praktiziert werden. Keine Menschenrechtsverletzung ist so schwer zu beweisen wie die Folter. Bei willkürlichen Hinrichtungen gibt es in der Regel zumindest eine Leiche. Auch wenn die Regierung bestreitet, mit der Ermordung etwas zu tun zu haben, so kann sie das Faktum, dass jemand gewaltsam zu Tode gekommen ist, nicht ernsthaft bestreiten. Um sich nicht dem Verdacht der Täterschaft auszusetzen, muss sie daher eine Untersuchung über die Ursachen des Todes durchführen. Beim erzwungenen Verschwindenlassen wird in der Regel das Faktum, dass ein Mensch verschwunden ist, ebenfalls nicht bestritten, sondern nur die Verantwortung der Regierung geleugnet, so dass eine Untersuchung nicht vermeidbar ist. Bei der Folter wird hingegen schon das bloße Faktum der Folter geleugnet und alles daran gesetzt, um etwaige Spuren am Körper des Opfers gar nicht entstehen zu lassen oder, zum Beispiel durch incommunicado-Haft bis zur Verheilung der Wunden, zu verwischen. Falls die Opfer die Torturen überleben und danach Foltervorwürfe erheben, werden diese Behauptungen in der Regel von den Verantwortlichen mit Vehemenz bestritten und die Glaubwürdigkeit des Opfers wird in Zweifel gezogen. Da es sich bei jenen Menschen, die behaupten, gefoltert worden zu sein, gemäß der Logik der Verantwortlichen um Kriminelle oder Staatsfeinde handelt, werden deren Foltervorwürfe oft als Ausrede abgetan, die nur dazu diene, sich vor einer drohenden Verurteilung zu schützen. So werden Kriminelle und Staatsfeinde im Voraus als unglaubwürdig abgestempelt. Folglich werden solche Behauptungen nicht ernst genommen und gar nicht untersucht. Viele meiner dringlichen Appelle an Regierungen mit der Aufforderung, Foltervorwürfe zu untersuchen und mich über die Ergebnisse dieser unabhängigen Untersuchung zu informieren, werden mit dem bezeichnenden Hinweis beantwortet, die betroffenen Personen seien in der Zwischenzeit bereits wegen Mordes, Raubes, Terrorismus oder einer sonstigen Straftat verurteilt worden, so als würde diese Verurteilung jede weitere Untersuchung ihres Foltervorwurfs hinfällig machen. Dass viele Menschen unschuldig sind und nur auf Grund eines mittels Folter erpressten Geständnisses verurteilt wurden, wird dabei geflissentlich unter den Tisch gekehrt. Die Unschuldsvermutung bleibt in vielen Staaten leider nur ein frommer Wunsch.

Zur Durchbrechung dieses Teufelskreises, der zur Perpetuierung von Folter führt, gibt es im Wesentlichen zwei Methoden: die Verhütung der Folter durch Verkürzung der Polizeihaft, schnellen Zugang zu unabhängigen Richtern, Anwälten und Ärzten, durch Tonband- oder Videoaufnahmen aller Polizeiverhöre oder durch unangekündigte Besuche aller Haftorte durch unabhängige Kommissionen; und die effektive Untersuchung eines jeden Verdachts oder Vorwurfs der Folter. Das Istanbul-Protokoll, das im Jahr 2000 von der früheren Menschenrechtskommission und der Generalversammlung der Vereinten Nationen proklamiert wurde, dient dem letztgenannten Zweck. Es wurde von Experten unterschiedlicher Disziplinen ausgearbeitet, um jenen Personen, die Foltervorwürfe untersuchen und Spuren von Folter dokumentieren sollen, praktische Hinweise zu geben. Auch wenn sich das Istanbul-Protokoll primär an forensische Experten richtet, so stellt es ein wichtiges Hilfsmittel für alle mit der Untersuchung von Folterfällen betrauten Personen dar, ob unabhängig oder weisungsgebunden, ob national oder international, ob Juristen, Psychologen, Mediziner oder Sozialarbeiter.

Für meine Tätigkeiten in den Funktionen als Vorsitzender einer unabhängigen Besuchskommission des Menschenrechtsbeirats im österreichischen Innenministerium und später als UNO-Sonderberichterstatter über Folter habe ich eine Reihe wichtiger Anregungen durch das Istanbul-Protokoll erhalten. Auf meinen Länder-Missionen als Sonderberichterstatter werde ich stets von einem forensischen Experten begleitet. Zudem mache ich es zur Bedingung für staatliche Einladungen, dass ich in allen Haftanstalten, die ich unangekündigt besuche, nicht nur unbeobachtet mit allen Häftlingen sprechen kann, sondern auch Video- und Fotoausrüstung sowie sonstiges Werkzeug benützen darf, welches für die Dokumentation von Folter unabdingbar ist. Hämatome und bestimmte Wunden am Rücken eines Häftlings sind noch kein Beweis für Folter. Aber wenn diese Spuren nach Untersuchung durch forensische Experten genau mit den Schilderungen des Häftlings übereinstimmen, die vom Gefängnispersonal angebotene Sachverhaltsdarstellung jedoch Widersprüche aufwirft, dann erhärtet sich der Beweis. Vielleicht gibt es noch zusätzliche Indizien wie frühere Folterungen durch dieselben Polizeibeamten, Zeugen oder Spuren im Vernehmungsraum. Jedenfalls ist es wichtig, dass alle physischen Spuren von Gewalt am Körper der betroffenen Person zu einem möglichst frühen Zeitpunkt genau analysiert und dokumentiert werden, um später als Beweise verwendet werden zu können. Ich habe mehrmals erlebt, dass Polizeibeamte oder Militärs, die ich nicht nur mit den Foltervorwürfen gegen ihre Person, sondern auch mit entsprechenden Fotos konfrontiert habe, letztlich die Anwendung von Gewalt zugegeben haben.

Ich danke den Herausgebern, dass sie das Istanbul-Protokoll in die deutsche Sprache übersetzt haben. Denn auch Deutschland, die Schweiz und Österreich sind nicht gefeit gegen Folter, wie beispielsweise der Fall des gambischen Staatsbürgers Bakary Jassey zeigt, der nach einem misslungenen

Abschiebeversuch im Jahr 2006 durch vier Wiener Polizeibeamte gefoltert wurde. Obwohl die Polizisten die Tat geleugnet hatten und dem Opfer die Verantwortung für seine schweren Verletzungen in die Schuhe schieben wollten, konnte die Tat schließlich durch das Zusammenwirken unterschiedlicher Akteure – von Amnesty International, über den Menschenrechtsbeirat bis zum Büro für Interne Angelegenheiten (BIA) im Bundesministerium für Inneres – geklärt und die involvierten Beamten zu einer, allerdings äußerst milden, bedingten Haftstrafe verurteilt werden. Ausschlaggebend für die Aufklärung trotz aller Vertuschungsmanöver seitens der Sicherheitsexekutive war jedoch die Dokumentation der Verletzungen durch ein Foto, das die Ehefrau bei einem Besuch in der Schubhaft kurz nach der Folter machen konnte, sowie darauf folgende medizinische Untersuchungen und die mit allen kriminalpolizeilichen Befugnissen ausgestatteten Ermittlungen durch das BIA als einer Institution, die von der für die Folter verantwortlichen Polizei weitgehend unabhängig ist. Ausschlaggebend war letztlich auch die Möglichkeit der exakten Standortbestimmung der involvierten Polizeibeamten durch eine Auswertung der Rufdaten ihrer Mobiltelefone.

Dieser Fall unterstreicht einen wichtigen Grundsatz in § 3(a) des Istanbul-Protokolls. Jene Personen, die die Ermittlungen durchführen, sollen mit allen notwendigen budgetären und technischen Ressourcen und der Befugnis zur Vorladung von Zeugen und Verdächtigen ausgestattet sein. Solche Befugnisse haben in der Regel nur kriminalpolizeiliche Ermittlungsbehörden. Da die Folter aber primär durch staatliche Sicherheitsorgane durchgeführt wird, besteht auch in demokratischen Verfassungsstaaten eine gewisse Gefahr, dass gegen Kollegen aus Gründen des Corpsgeistes und der Solidarität nicht mit der gleichen Intensität ermittelt wird, wie gegen Außenstehende. Es ist daher dringend anzuraten, dass zur Untersuchung von Misshandlungsvorwürfen eine »Polizei-Polizei« eingerichtet wird, die organisatorisch völlig außerhalb der Strukturen und Weisungszusammenhänge der Sicherheitsexekutive angesiedelt ist. Ebenso wichtig ist, dass eine rasche forensische Untersuchung von potenziellen Folteropfern nicht durch Amts- oder Polizeiärzte, sondern durch unabhängige forensische Experten durchgeführt wird, die über unbeschränkten Zugang zu Polizeianhaltezentren verfügen.

Abschließend möchte ich noch auf einen weiteren wichtigen Grundsatz in § 2 des Istanbul-Protokolls hinweisen. Umgehende und effektive Untersuchungen sollen nicht nur auf der Basis von Beschwerden potenzieller Folteropfer, sondern in jedem Fall durchgeführt werden, wenn konkrete Anzeichen dafür vorliegen, »dass Folter oder Misshandlung stattgefunden haben könnten«. Diese Verpflichtung zu einer amtswegigen Untersuchung aller relevanten Hinweise auf mögliche Folter unabhängig von Beschwerden der Opfer ergibt sich auch aus Artikel 12 der UNO-Konvention gegen die Folter. Wenn Polizeichefs oder Gefängnisdirektoren während meinen Länder-Missionen versichern, dass Folter in ihrem Verantwortungsbereich nicht existiere, weil sie noch nie eine entsprechende Beschwerde von Häftlingen erhalten hätten, so deutet das in der Regel nicht darauf hin, dass Folter wirklich nicht existiert, sondern vielmehr, dass Folter dort weit verbreitet ist und die Opfer entweder aus Angst vor Repressionen oder weil sie das Vertrauen in eine wirksame Untersuchung verloren haben, keine Beschwerden erheben. Falls Polizeichefs, Gefängnisdirektoren und deren Vorgesetzte ernsthaft daran interessiert sind, Folter und Misshandlung in ihrem jeweiligen Verantwortungsbereich auszurotten, so steht ihnen dafür eine breite Palette von Handlungsmöglichkeiten zur Verfügung: Eine klare und deutlich kommunizierte Anordnung einer »Null-Toleranz«-Haltung gegenüber Folter und Misshandlung an alle Sicherheitskräfte; die Öffnung aller Haftanstalten für präventive Besuche durch unangekündigte Inspektionen unabhängiger Besuchskommissionen wie der so genannten »Nationalen Präventionsmechanismen«, zu deren Einrichtung sich alle Vertragsstaaten des Fakultativprotokolls zur UNO-Konvention gegen die Folter verpflichtet haben; und die frühest mögliche Untersuchung aller Verletzungen von Häftlingen durch unabhängige forensische Experten, selbst wenn alle involvierten Polizeibeamten betonen, dass diese Verletzungen vom Opfer selbst zugefügt wurden oder auf einen »Unfall« zurückzuführen sind. Das Istanbul-Protokoll enthält alle relevanten Grundsätze für die wirksame Untersuchung und Dokumentation von Folter und Misshandlung. Es bedarf lediglich des politischen Willens der zuständigen Entscheidungsträger, sie in die Tat umzusetzen.

Wien,
im September 2008

Manfred Nowak
UNO-Sonderberichterstatter über Folter

Das Istanbul-Protokoll und die Dokumentation von Folter

Zur Einführung

> *Und doch wage ich, zweiundzwanzig Jahre nachdem es geschah, auf Grund einer Erfahrung, die das ganze Maß des Möglichen keineswegs auslotete, die Behauptung: Die Tortur ist das fürchterlichste Ereignis, das ein Mensch in sich bewahren kann.*
> Jean Améry: Die Tortur[1]

1. Einleitung

Kaum etwas vermag einen Menschen körperlich und seelisch so zu zerstören, wie die Folter. Neben den Schmerz und die Todesangst tritt die sichere Gewissheit, dass die erlittenen Qualen keine unvermeidlichen und zufälligen Naturkatastrophen sind, sondern von Mitmenschen gezielt zugefügt werden. Sie stellen das Opfer bloß und isolieren es – auch von seiner Familie und seinem nächsten Umfeld. Folter betrifft deshalb nie nur den Einzelnen: Sie zerstört das für jede Gemeinschaft unerlässliche Vertrauen in den Anderen und wirkt damit auf einen Kreis weit über den Gefolterten hinaus. Genau 60 Jahre nach der universalen Erklärung der Menschenrechte[2] und beinahe 25 Jahre nach der Verabschiedung des Übereinkommens gegen Folter[3] sowie zwei Jahrzehnte nach der Einsetzung des UN-Ausschusses gegen Folter zur Überwachung dieses Abkommens, besteht Folter weiterhin und wird gegenwärtig sogar in über 80 Ländern dieser Erde eingesetzt.[4]

---

1   Jean Améry, Die Tortur, in: ders., Jenseits von Schuld und Sühne, München 1966, S. 43.
2   10. Dezember 1948, UN-Dok. A/810, S. 71.
3   Übereinkommen gegen Folter und andere grausame, unmenschliche oder erniedrigende Behandlung oder Strafe vom 10. Dezember 1984, BGBl. 1990 II, S. 247ff.
4   Amnesty International, Amnesty International Report 2008. Zur weltweiten Lage der Menschenrechte, Frankfurt/Main, 2008.

Da die betroffenen Staaten selbst offensichtlich höchstens zögerlich willens sind, das Problem anzugehen, ist es umso wichtiger, auf eine sorgfältige Dokumentation von Fällen zu drängen, bei denen der Verdacht besteht, dass Folter stattgefunden hat. Das wichtigste Instrument hierzu ist das so genannte Istanbul-Protokoll,[5] dem damit letztendlich auch eine zentrale Rolle für die Prävention von Folter zukommt. Die grundlegende Intention des Protokolls ist es, internationale Richtlinien aufzustellen, nach denen eine sorgfältige Ermittlung der Sachlage bei einem Verdacht auf Folter ermöglicht wird, sodass die gewonnenen Befunde auch in einem strafrechtlichen Verfahren als Beweismittel Bestand haben.[6] Entstanden aus der täglichen Arbeit und der Notwendigkeit einer sorgfältigen Dokumentation von Foltervorfällen (siehe II, unten), verstehen sich die aufgestellten Richtlinien dabei nicht als feststehende Vorschriften, sondern vielmehr als flexible Ratschläge für die Praxis, die den jeweiligen Gegebenheiten und vorhandenen Ressourcen angepasst werden müssen.[7] Neben dem Ziel, die für Folter Verantwortlichen strafrechtlich zur Rechenschaft zu ziehen, kann die Dokumentation von Foltervorfällen mit Hilfe des Istanbul-Protokolls aber auch in anderen Zusammenhängen von Nutzen sein, beispielsweise bei der Untersuchung von Menschenrechtsverletzungen oder bei der Begutachtung von mutmaßlichen Folteropfern im Rahmen von Asylverfahren. Darüber hinaus soll das Handbuch Anhaltspunkte für den Behandlungsbedarf von Folteropfern liefern und letztendlich auch zu einer »Wiedergutmachung« für die Opfer und deren Familien führen, soweit dies bei solchen Verbrechen überhaupt möglich ist. Diese vielfältigen Möglichkeiten machen die Anwendung des Istanbul-Protokolls nicht nur in solchen Ländern sinnvoll, in denen Folter weiterhin systematisch verübt wird, sondern auch in jenen, wo Folteropfer in erster Linie als Flüchtlinge auftreten.[8] Für das an der Professur für Ethik in der Medizin der Fried-

---

5   Istanbul Protocol. Manual on the Effective Investigation and Documentation of Torture and other Cruel, Inhuman and Degrading Punishment or Treatment. Bisher ist das Istanbul Protokoll in den offiziellen Sprachen der UNO (arabisch, chinesisch, englisch, französisch, russisch, spanisch) erschienen. Die englische Version ist im Internet erhältlich unter www.ohchr.org/Documents/Publications/training8Rev1en.pdf (27. August 2008).

6   »The broad purpose of the investigation is to establish the facts relating to alleged incidents of torture, with a view to identifying those responsible for the incidents and facilitating their prosecution [...]«, *Istanbul Protocol*, S. 17, § 77.

7   »The guidelines contained in this manual are not presented as a fixed protocol. Rather, they represent minimum standards based on the principles and should be used taking into account available resources.« *Istanbul Protocol*, S. 2.

8   Zu den verschiedenen Verwendungsmöglichkeiten der Daten, die bei einer medizinisch-rechtlichen Dokumentation von Folter nach den Standards des Istanbul-Protokolls gewonnen wurden, insbesondere in Behandlungszentren für Folteropfer, siehe: L. Mandel, L. Worm, Documentation of torture victims.

rich-Alexander-Universität Erlangen-Nürnberg bestehende »Forum Medizin und Menschenrechte« war dies der ausschlaggebende Grund, die vorliegende deutsche Fassung des Istanbul-Protokolls zu erstellen und herauszugeben. Damit ist die Absicht verbunden, dieses ›Handbuch für die wirksame Untersuchung und Dokumentation von Folter und anderer grausamer, unmenschlicher oder erniedrigender Behandlung oder Strafe‹ auch im deutschsprachigen Raum einem größeren Kreis von praktizierenden Menschenrechtlern[9] sowie vor allem Ärzten und Juristen bekannt zu machen.

2.   Die Problematik der Folter und ihrer Dokumentation

Im aktuellen Jahresbericht 2008 hat Amnesty International in 81 Staaten Fälle von Folter oder anderer entwürdigender und unmenschlicher Behandlung dokumentiert.[10] Insbesondere angesichts des in das gleiche Jahr fallenden 60. Jahrestags der Allgemeinen Erklärung der Menschenrechte offenbart diese Zahl die frappierende Diskrepanz zwischen dem Bekenntnis der Staaten gegen jede Form von Folter und deren tatsächlicher Anwendung. Dabei sind die rechtlich weitgehend unverbindlichen Bestimmungen der Allgemeinen Erklärung der Menschenrechte mittlerweile längst durch eine Reihe von Verträgen zu bindendem Recht für die einzelnen Vertragsstaaten geworden. Zu nennen sind hier an erster Stelle der Internationale Pakt über bürgerliche und politische Rechte (Zivilpakt)[11] von 1976 und das Übereinkommen gegen Folter und andere grausame, unmenschliche oder erniedrigende Behandlung oder Strafe (UN-Anti-Folter-Konvention, CAT) von 1984 mit seinem Fakultativprotokoll,[12] das 2006 in Kraft trat. Beide Dokumente enthalten ein

---

Implementation of medico-legal protocols, in: Torture 2007, Vol. 17/1, S. 18-26.

9   Im Folgenden wird bei Berufsbezeichnungen aus Gründen der besseren Lesbarkeit das generische Maskulinum verwendet. Dennoch sind natürlich generell beide Geschlechter angesprochen.

10   Amnesty International. Op. cit., Anm. 4. Einen Überblick über die wichtigsten Zahlen und Fakten aus dem Report 2008 gibt es unter www.amnesty.de/files/ JB08ZahlenFakten08.pdf (12. August 2008).

11   International Covenant on Civil and Political Rights vom 16. Dezember 1966, BGBl. 1973 II, S. 1534ff.

12   Das Fakultativprotokoll verpflichtet Vertragsstaaten, nationale Kommissionen einzurichten, die der Überwachung der UN-Anti-Folter-Konvention dienen. Diese werden unterstützt von einem internationalen Unterausschuss. Die Kommissionen haben das Recht, alle Orte zu besuchen, an denen Menschen gegen ihren Willen festgehalten werden, also neben Gefängnissen auch psychiatrische Einrichtungen oder den Transitbereich von Flughäfen. Darüber hinaus müssen die Regierungen der Kommission alle benötigten Informationen, wie beispielsweise die Gründe für eine Festnahme, zur Verfügung stellen. Siehe hierzu aus-

kategorisches Verbot der Anwendung von Folter, das unter absolut allen äußeren Umständen Geltung beansprucht, sodass es keinerlei Rechtfertigung für die Anwendung von Folter oder anderer entwürdigender Behandlung geben kann.[13] Beide wurden von einer überwältigenden Mehrheit aller Staaten unterzeichnet bzw. anerkannt. Dass es trotz dieser Eindeutigkeit, sowohl was das Bekenntnis gegen jede Art der Folter als auch die juristische Verbindlichkeit der genannten Verträge anbelangt, dennoch in so weitem Ausmaß zu einem Bruch mit geltendem Recht kommen kann, liegt teilweise in der Struktur der Vereinten Nationen begründet.

Als intergouvernementaler Zusammenschluss von unabhängigen Staaten waren alle Mitglieder von Anfang an darauf bedacht, die volle Souveränität in ihren jeweiligen Hoheitsgebieten zu behalten. Trotz einer seit den 1990er Jahren feststellbaren Tendenz, über eine weite Auslegung dessen, was eine »Bedrohung für den internationalen Frieden« darstellt, bei großflächigen und schwerwiegenden Verstößen gegen die Menschenrechte auch zu militärischen Maßnahmen zu greifen und beispielsweise bei Bürgerkriegskonflikten in Drittstaaten einzugreifen,[14] ist das Souveränitätsprinzip weitestgehend in Kraft. Dies bedeutet, dass die einzelnen Staaten selbst für die Einhaltung und Durchsetzung der oben genannten Verträge verantwortlich sind. Es existiert kein übergeordneter Sanktionsmechanismus, um einen Verstoß gegen das hierin verankerte Recht zu ahnden. Da es sich bei dem Verbot der Folter um ein Abwehrrecht des Einzelnen gegenüber dem Staat handelt, und Folterhandlungen gemäß Art. 1 (1) CAT gerade dadurch definiert sind, dass sie »von einem Angehörigen des öffentlichen Dienstes oder einer anderen in amtlicher Eigenschaft handelnden Person, auf deren Veranlassung oder mit deren ausdrücklichem oder stillschweigendem Einverständnis verursacht werden«, entsteht so ein Dilemma: Es muss mit hoher Wahrscheinlichkeit damit gerechnet werden, dass diejenigen staatlichen Organe, die eigentlich dafür Sorge tragen müssten, das Folterverbot zu überwachen und rechtlich durchzusetzen, denjenigen Organen nahestehen, die gerade für die Folter verantwortlich sind. Ein Staat, der zur Folter greift, wird deswegen wenig Interesse an einer Aufklärung haben und daran, die verantwortlichen Täter vor Gericht zu stellen.[15]

---

führlich: C. Mahler, Das Fakultativprotokoll der Konvention gegen Folter und andere grausame, unmenschliche oder erniedrigende Behandlung oder Strafe (CAT-OP), MenschenRechtsMagazin, Heft 3/2002, S. 183-186.

13   Das Übereinkommen gegen Folter legt beispielsweise in Artikel 2 (2) fest: »Außergewöhnliche Umstände gleich welcher Art, sei es Krieg oder Kriegsgefahr, innenpolitische Instabilität oder ein sonstiger öffentlicher Notstand, dürfen nicht als Rechtfertigung für Folter geltend gemacht werden.«

14   S. Gareis, J. Varwick, Die Vereinten Nationen, Bonn 2003, S. 223ff.

15   In dem Verfahren Ismail Alan vs. Schweiz hat der Ausschuss gegen Folter festgestellt, dass die Ratifizierung der UN-Anti-Folter-Konvention »noch nichts

Trotz dieser Kritik muss natürlich auch gesehen werden, dass es erst die Vereinten Nationen ermöglicht haben, der Folter praktisch weltweit öffentlich eine klare Absage zu erteilen. So gibt es, auch wenn die von Amnesty International jüngst vorgelegten Zahlen wenig erfreulich sind, dennoch positive Entwicklungen: Da Folter inzwischen weltweit geächtet wird und weil mittlerweile in fast allen Staaten Folterhandlungen rechtlich verboten sind, selbst dort, wo sie de facto stattfinden, kann es sich praktisch kein Staat erlauben, sich öffentlich zu einer Anwendung von Folter zu bekennen. Selbst die USA, als einzige verbliebene militärische Weltmacht und ›Hauptbeitragszahler‹ der Vereinten Nationen, die im Zuge ihres so genannten »Kampfes gegen den Terror« wieder zu einzelne Formen von Folter greifen, bemühen sich darum, die Bedeutung des Begriffs »Folter« derart neu zu definieren, dass die von ihnen verwendeten Methoden der »fortgeschrittenen Vernehmungstechniken« (»enhanced interrogation techniques«) oder der »verschärften Vernehmung« (»harsh interrogation«) nicht als solche zählen.[16] Wo Folter heute stattfindet, muss sie verheimlicht und vertuscht werden. Nichts bringt demnach Folterer mehr in Bedrängnis, als wenn sie an das Licht der Öffentlichkeit gebracht, ihre Taten aufgeklärt und sorgfältig dokumentiert werden. Genau an diesem Punkt setzt das Istanbul-Protokoll an. Das Handbuch für die wirksame Untersuchung und Dokumentation von Folter und anderer grausamer, unmenschlicher oder erniedrigender Strafe oder Behandlung gibt internationale Richtlinien vor und benennt Untersuchungsmethoden und Standards, die eine genaue Dokumentation von Foltervorfällen ermöglichen, sie öffentlich machen und so zu einer Aufklärung über Folter beitragen. Die im Istanbul-Protokoll enthaltenen Prinzipien stellen dabei zwar kein verbindliches Recht dar, sondern verstehen sich als Ratschläge und detaillierte Hinweise für die tägliche Praxis von Ärzten, Juristen und anderen Experten, die mit der Untersuchung von Foltervorfällen befasst sind. Dennoch besitzen diese Richtlinien einen quasi-verbindlichen Charakter, weil jeder Staat sich an sie halten muss, will er behaupten, dass er tatsächlich eine sorgfältige und wirksame Untersuchung von Folteranschuldigungen durchführt.[17]

über die tatsächliche Situation in dem betreffenden Staat aussage.« Hierzu N. Weiß, Auswertung der Rechtsprechung des Ausschusses gegen Folter (CAT), MenschenRechtsMagazin, Heft 2/1997, S. 15-22.

16 Zu den Bemühungen des US-amerikanischen Justizministerium hierfür, siehe beispielsweise: H. Leyendecker, Die Lügen des Weißen Hauses, in: Psychosozial, 2005, Nr. 100, Heft II, S. 15. In diesem Zusammenhang zur Unterscheidung von Folter und anderer grausamer, unmenschlicher oder erniedrigender Behandlung: M. Nowak, E. McArthur, The distinction between torture and cruel, inhuman or degrading treatment, in: Torture 2006, Vol. 16/3, S. 147-151.

17 Eventuell kann die Tatsache, dass das Istanbul-Protokoll als UN-Dokument anerkannt ist (siehe III, unten) sowie die Bezeichnung als »Protokoll« den Eindruck erwecken, es handle sich um ein rechtsverbindliches Dokument. Siehe

3.   Zur Entstehung des Istanbul-Protokoll

Konkreter Anlass für die Entstehung des Istanbul-Protokolls und zugleich beispielhafter Beleg für das oben skizzierte Dilemma war der »Fall Baki Erdoğan«:[18] Am 10. August 1993 wurde Erdoğan in seiner Heimatprovinz Aydin in der Türkei wegen des Verdachts auf eine Mitgliedschaft in der verbotenen »Revolutionären Linken« verhaftet. Zehn Tage später lag er im Koma und wurde in ein Krankenhaus gebracht, wo er kurz darauf verstarb. Als offizielle Todesursache wurde zunächst ein Lungenödem angegeben, hervorgerufen durch einen Hungerstreik. Während Familienangehörige den Leichnam Erdoğans wuschen, konnten sie jedoch überall Spuren von Folterhandlungen erkennen. Bei der Beerdigung lenkten einige Familienmitglieder die anwesenden Polizisten ab, während andere das Leichentuch aufrissen und den Leichnam fotografierten und filmten. Auf der Grundlage dieser Hinweise erstellte die Ärztekammer von Izmir ein alternatives Gutachten, das als Todesursache ein durch multiple Traumata verursachtes akutes Lungenversagen nennt, sowie Stromschläge und Folter durch Hängen. Darüber hinaus hat die Ärztekammer das Attest der offiziellen Gerichtsmedizin für ungültig erklärt, weil es nicht entsprechend der Prinzipien des sogenannten Minnesota-Protokolls erstellt wurde. Dieses Protokoll, das Referenzpunkt der Ermittlung war, enthält Richtlinien für die Untersuchung von extralegalen und willkürlichen

---

auch J. Haagensen, The role of the Istanbul-Protocol in the uphill battle for torture survivors being granted asylum in Europe and ensuring the perpetrators pay, in: Torture 2007, Vol. 17/3, S. 238. Über die tatsächlich vorhandene rechtliche Verpflichtung, jeden Verdacht auf Folter umgehend und unparteiisch zu untersuchen und die Verantwortlichen strafrechtlich zu verfolgen, erhält das Handbuch unter Umständen doch eine gewisse Verbindlichkeit, da es die hierfür erforderlichen Maßnahmen benennt. Siehe hierzu: H. Battjes, Legal effects of the Istanbul Protocol, in: R. Bruin, M. Reneman, E. Bloemen, CARE FULL. Medico-legal reports and the Istanbul Protocol in asylum procedures, Utrecht/ Amsterdam 2006, S. 16-29.

18   Über die genauen Hintergründe des Falls ›Baki Erdoğan‹ gibt es in den deutschsprachigen Informationsquellen teilweise widersprüchliche Angaben. Unser besonderer Dank gilt an dieser Stelle Dr. Alp Ayan von der *Human Rights Foundation of Turkey* (HRFT) für weiterführende Informationen und einige Klarstellungen. Siehe hierzu auch: K. Rauchfuss, Das Istanbul-Protokoll und die Folter, in: Infobrief Nr. 97 des Republikanischen Anwältinnen- und Anwältevereins, erhältlich unter www.rav.de/infobrief97/Rauchfuss.html (27. August 2008). Amnesty International, Jahresbericht 1994, Länderbericht Türkei, zu erhalten unter http://aidrupal.aspdienste.de/umleitung/1994/deu03/002?lang=de% 26mimetype%3dtext%2fhtml (27. August 2008). Dies., Turkey – The duty to supervise, investigate and prosecute, 1999, erhältlich unter http://asiapacific. amnesty.org/library/Index/ENGEUR440241999?open&of=ENG-376 (27. August 2008).

Hinrichtungen.[19] In der Folge kam es zu einem Prozess und schließlich zu einer Verurteilung der Täter, die jeweils fünfeinhalb Jahre Haft wegen fahrlässiger Tötung erhielten.

Als die türkische Ärztekammer im März 1996 in Adana ein internationales Symposium zu dem Thema »Medizin und Menschenrechte« abhielt, ergriff die Menschenrechtsstiftung der Türkei (TIHV, oder englisch: »Human Rights Foundation of Turkey«/HRFT) zusammen mit den Physicians for Human Rights (PHR) die Initiative, um nach dem Vorbild des Minnesota-Protokolls eine Sammlung von Richtlinien zu erstellen, die der Untersuchung von Foltervorfällen an noch lebenden Opfern dienen sollte.[20] Während diese beiden Organisationen das Projekt koordinierten und organisierten, waren an der Entstehung des Protokolls letztendlich aber über 75 Experten beteiligt, die mehr als 40 Organisationen aus 15 Ländern vertraten. Die endgültige Version des Istanbul-Protokolls ist das Ergebnis einer dreijährigen gemeinsamen Analyse, Forschung und Arbeit am Text, ausgeführt von Gerichtsmedizinern, Ärzten, Psychologen, Menschenrechtsbeobachtern und Rechtsanwälten.

Nach seiner Fertigstellung wurde das Protokoll im August 1999 der damaligen UN-Hochkommissarin für Menschenrechte, Mary Robinson, übergeben. Der Empfehlung des UN-Sonderberichterstatters über Folter folgend, wurde das Protokoll am 4. Dezember 2000 sowohl von der Generalversammlung als auch von der Menschenrechtskommission angenommen.[21] Noch in der gleichen Sitzung wurde über eine Veröffentlichung und breitere Bekanntmachung der Richtlinien zur Untersuchung und Dokumentation von Folter diskutiert. Im März 2001 erschien das Istanbul-Protokoll schließlich im Rahmen der UN-Ausbildungsreihe in den sechs offiziellen UN-Sprachen und ist in diesen auf der Webseite des Büros des Hochkommissars für Menschenrechte der Vereinten Nationen erhältlich.[22] Auch die Europäische Union und die Afrikanische Menschenrechts- und Völkerrechtskommission haben das Protokoll als effektives und geeignetes Mittel zur Aufklärung und Dokumentation von Foltervorwürfen anerkannt.

---

19   Der volle Titel des Protokolls lautet: »Principles on the Effective Prevention and Investigation of Extra-legal, Arbitrary and Summary Executions«, zu erhalten unter: www2.ohchr.org/english/law/executions.htm (27. August 2008).

20   Zur Entstehungsgeschichte des Protokolls siehe auch: V. Iacopino, Ö. Özkalipçi, C. Schlar, The Istanbul Protocol: international standards for the effective investigation and documentation of torture and ill treatment, in: The Lancet 1999; Vol. 354, S. 1117. H. Ucpinar, T. Baykal, An important step for prevention of torture, in: Torture 2006; Vol. 16/3, S. 252-267.

21   Resolution 55/89 der Generalversammlung vom 4. Dezember 2000 und Resolution 2000/43 der Menschenrechtskommission vom 20. April 2000.

22   UN-Professional Training Series No. 8, abrufbar unter www.ohchr.org/EN/PublicationsResources/Pages/TrainingEducation.aspx (27. August 2008).

4. Umsetzung und Implementierung

Gleich nach ihrer Veröffentlichung gab es vor allem in der Türkei zahlreiche Bemühungen, die Richtlinien und standardisierten Verfahrensweisen des Istanbul-Protokolls einem größeren Kreis medizinischen und juristischen Fachpersonals bekannt zu machen. Durch gemeinsame Ausbildungseinheiten von Ärzen und Rechtsexperten sollte sowohl das Wissen um das Protokoll und seine Anwendung in der täglichen Praxis verankert werden, als auch eine Motivation geschaffen werden, die Haltung gegenüber der Folter zu verändern. Letzteres zielte darauf ab, dass Hinweise auf Folter nicht mehr länger ignoriert, sondern vielmehr unter Berücksichtigung der Prinzipien des Istanbul-Protokolls weiterverfolgt würden. Die Trainingsseminare wurden gemeinsam von der TIHV, der Türkischen Ärztekammer (»Turkish Medical Association«/TMA) und der Gesellschaft gerichtsmedizinischer Experten (»Society of Forensic Medicine Specialists«/SFMS) ausgeführt, dem türkischen Team, das schon an der Entstehung des Protokolls beteiligt war.[23]

In den Jahren 2003 bis 2005 fand außerdem die erste Phase des »Istanbul Protocol Implementation Projects« (IPIP) statt. Dieses von der Europäischen Kommission geförderte Projekt wurde vom International Rehabilitation Council for Torture Victims (IRCT) und dem Weltärztebund (»World Medical Association«/WMA) ins Leben gerufen. Ziel des Projektes war es, in fünf Pilotländern mit der Hilfe weiterer internationaler und lokaler Partner Mitarbeiter des Gesundheitswesens und Juristen im Umgang mit dem Istanbul-Protokoll zu schulen, um auf diese Weise sukzessive einen Rahmen für die allgemeine Einführung des Protokolls zu schaffen. Außerdem wurde eine Reihe von Materialien für die länder- und berufsspezifische Umsetzung des Protokolls erarbeitet. Während der ersten Phase des Projekts besuchten in Sri Lanka, Georgien, Uganda, Marokko und Mexiko insgesamt 244 Angehörige des Gesundheitswesens und 123 Anwälte und Justizangestellte die Trainingsseminare. Eine zweite Phase des Projekts wird ebenfalls von der EU finanziert. Fortgeführt wurde das IPIP zwischen 2005 und 2007 auch durch das »Prevention Through Documentation Project«, das als weiteres Ziel die noch stärkere Förderung der Kooperation von Medizinern und Juristen bei der Umsetzung des Istanbul-Protokolls sowie die Bereitstellung von Wissen über eine wirksame Prävention von Folter in den Rehabilitationszentren für Folteropfer hatte. Außer den bereits genannten Ländern waren hierbei noch Ägypten, Ecuador, Kenia, die Philippinen und Serbien beteiligt. Während in den neu hinzugekommenen Ländern wiederum Juristen und Ärzte in der

---

23   H. Ucpinar, T. Baykal, op. cit., Anm. 20, S. 264f.

Anwendung des Protokolls geschult werden sollten, wurden in den bereits im IPIP beteiligten Ländern auch Trainer und Multiplikatoren ausgebildet.[24]

Neben dem Einsatz des Istanbul-Protokolls in Ländern, in denen Folter weiterhin systematisch ausgeübt wird oder zumindest weit verbreitet ist, bietet es jedoch auch in anderen Staaten eine wirksame Hilfestellung für Menschenrechtsorganisationen und psychosoziale Zentren bei ihrer Arbeit mit Folterüberlebenden. Darüber hinaus können die Richtlinien des Protokolls in Asylverfahren verwendet werden, wenn eine Begutachtung von Flüchtlingen und eventuell der Nachweis einer mutmaßlichen, unter Umständen bereits länger zurückliegenden Folter erbracht werden soll. Diesem Ziel entsprechend haben die Physicians for Human Rights (PHR) in den USA auf der Grundlage des Istanbul-Protokolls 2001 ein eigenes Handbuch zur Untersuchung von Asylbewerbern erstellt.[25] Dabei wurden die Teile des Istanbul-Protokolls, die für eine Begutachtung mutmaßlich gefolterter Menschen im Zusammenhang mit Asylverfahren relevant sind, beibehalten und um zwei Teile ergänzt, von denen der eine sich spezifisch mit der Asylrechtssituation in den USA befasst, während der andere eine Reihe beispielhafter eidesstattlicher Gutachten anführt.

Auch das niederländische Projekt *CARE FULL* beschäftigt sich mit der Anwendung des Protokolls in Asylverfahren. Es wurde initiiert von Amnesty International Niederlande, dem Dutch Council for Refugees und Pharos (»Knowledge Centre on Refugees and Health«) und entstand aus der Sorge, dass die Opfer von Folter und Misshandlungen aufgrund der in der gesamten EU immer strikter werdenden Asylrechtspraxis kein entsprechendes Gehör mehr finden.[26] Innerhalb des Projekts wurde untersucht, inwieweit das Istanbul-Protokoll schon Anwendung in Asylverfahren innerhalb der EU findet und wie es in solchen Verfahren einzusetzen ist.[27] Die klare Schlussfolgerung aus der Untersuchung lautet: Medizinisch-psychologische Gutachten, die eine Folterbehauptung zumindest weitgehend entweder bestätigen oder auch widerlegen können, müssen in Asylverfahren ein angemessenes Gewicht erhal-

---

24 Ebd., S. 266f. Weitere Informationen sind auch auf der Webseite des International Rehabilitation Councils for Torture Victims verfügbar: www.irct.org.

25 Physicians for Human Rights, Examining Asylum Seekers. A Health Professional's Guide to Medical and Psychological Evaluations of Torture, 2001. Zu erhalten unter: www.physiciansforhumanrights.org/library/documents/reports/examining-asylum-seekers-a.pdf (27. August 2008).

26 R. Bruin, M. Reneman, E. Bloemen, CARE FULL. Medico-legal reports and the Istanbul Protocol in asylum procedures, Utrecht/Amsterdam, 2006.

27 Siehe hierzu: Th. Wenzel, S. Kjaer, Aspects of the value and use of the Istanbul Protocol in asylum procedures, in: R. Bruin, M. Reneman, E. Bloemen, op. cit., Anm. 26, S. 110-119 und M. Wijnkoop, Country Assessments: how do EU Member States deal with medico-legal reports in asylum procedures? In: R. Bruin, M. Reneman, E. Bloemen, op. cit., Anm. 26, S. 120-208.

ten. Außerdem sollten diese Gutachten nach den im Istanbul-Protokoll aufgestellten Kriterien durchgeführt werden.[28]

Das dänische »Rehabilitation and Research Center for Torture Victims« hat in einem Pilotprojekt untersucht, inwiefern sich eine medizinische Dokumentation für rechtliche Zwecke nach den Standards des Istanbul-Protokolls im Rahmen der therapeutischen Behandlung von Folteropfern durchführen lässt. Als Ergebnis konnte gezeigt werden, dass es erhebliche Synergieeffekte gibt, da ein Großteil der für einen rechtlichen Zweck notwendigen Daten bereits während des Rehabilitationsprozesses gewonnen wird. Allerdings besteht dennoch ein gewisser Mehraufwand, da sowohl noch zusätzliche Daten erhoben als auch die bereits gewonnen Daten restrukturiert und zugänglich gemacht werden müssen, wodurch die Erarbeitung eines eigenen Konzepts für die Speicherung der Daten notwendig wird. Weil der Nutzen einer medizinisch-rechtlichen Dokumentation von Folter allerdings wissenschaftlich bisher wenig erforscht ist, bleibt die Frage offen, ob der zu erwartende Mehraufwand gerechtfertigt ist.[29]

Aus der Einteilung der Kapitel wird klar, dass das Istanbul-Protokoll zwar in unterschiedlichen Kontexten Verwendung finden kann, sich in erster Linie aber doch an Juristen und Ärzte richtet. Von den sechs Kapiteln und vier Anhängen, aus denen das Handbuch besteht, wenden sich die zwei umfangreichsten Kapitel (zur körperlichen und psychologischen Untersuchung von Folteropfern) sowie drei Anhänge an Ärzte. Zwei Kapitel – das zur rechtlichen Ermittlung bei Folter und im Prinzip auch das Kapitel über die relevanten internationalen rechtlichen Standards – sowie der erste Anhang, der noch einmal die wichtigsten Prinzipien einer (straf-)rechtlichen Ermittlung wiederholt, wenden sich an Juristen. Das Kapitel über ethische Kodizes behandelt sowohl die Berufsethik von Juristen als auch von Angehörigen der Gesundheitsberufe, sodass vor allem der Abschnitt mit den allgemeinen Hinweisen für eine Befragung von Folteropfern (und in gewissem Maß auch das Kapitel über internationale Rechtsstandards) einen breiteren Kreis von Menschenrechtlern anspricht. Die herausragende Wichtigkeit von Ärzten und Juristen bei der Untersuchung von Foltervorfällen sowie die Notwendigkeit einer engen Zusammenarbeit dieser beiden Berufsgruppen spiegeln sich auch

---

28 Siehe hierzu auch eine Broschüre mit den aus dem CARE FULL-Projekt gewonnen Prinzipien und Empfehlungen: R. Bruin, M. Reneman, E. Bloemen, CARE FULL. Medico-legal reports and the Istanbul Protocol in asylum procedures: Principles and Recommendations, Amsterdam/Utrecht 2006. Online erhältlich unter www.pharos.nl/uploads/_site_1/Pdf/Documenten/Care%20Full%20PenR.pdf (27. August 2008).

29 Siehe hierzu L. Mandel, L. Worm, op. cit., Anm. 8 und zu den Ergebnissen des Pilotprojekts insbesondere dies., Documentation of torture victims, assessment of the Start Procedure for Medico-Legal Documentation, in: Torture 2007, Vol. 17/3, S. 196-202.

in den Bemühungen um eine Implementierung der durch das Istanbul-Protokoll vorgegebenen Richtlinien und Standards.

5.   Anwendung im deutschsprachigen Raum

Trotz der Unterstützung durch die Vereinten Nationen wie auch weiterer internationaler Organe[30] und der vielfältigen Aktivitäten zur Verbreitung des Wissens um das Protokoll,[31] hat das Handbuch bis heute nicht den ihm zustehenden Stellenwert erlangt.[32] Auch in Deutschland, Österreich und der Schweiz ist es bisher unter Ärzten und Rechtsexperten zu wenig bekannt. Da es außerdem keine einheitlichen Vorschriften darüber gibt, welche Qualifikationen eine Ärztin oder ein Arzt besitzen muss, um ein medizinisch-psychologisches Gutachten – falls überhaupt eines angefordert wird – in einem ausländerrechtlichen Verfahren erstellen zu können, findet das Protokoll und die in ihm enthaltenen Richtlinien in Deutschland noch kaum Anwendung. Abhilfe in Bezug auf einheitliche Richtlinien für die Begutachtung im Rahmen von Asylverfahren schaffen seit einiger Zeit die in der Arbeitsgruppe um Hans Wolfgang Gierlichs (Aachen) und Waltraud Wirtgen (München) entstandenen »Standards zur Begutachtung psychisch reaktiver Traumafolgen.«[33] Diese Empfehlungen legen die fachlichen Voraussetzungen fest, die ein Arzt, der als Gutachter in einem Asylverfahren tätig sein will, besitzen muss, um seinen Auftrag sorgfältig und ordnungsgemäß ausführen zu können. In Zusammenarbeit mit den Ärztekammern und den Kammern für Psy-

---

30   Beispielsweise hat der Sonderberichterstatter über Folter in seinen allgemeinen Empfehlungen noch einmal auf die Wichtigkeit der in dem Istanbul-Protokoll aufgestellten Prinzipien hingewiesen (E/CN.4/2003/68, § 26) und die Menschenrechtskommission hat in ihrer Resolution zu den Menschenrechten und der Gerichtsmedizin die Staaten aufgefordert, das Handbuch als ein nützliches Werkzeug im Kampf gegen Folter einzusetzen (Menschenrechtsresolution 2003/33 vom 23. April 2003; E/CN.4/2003/ L.11/Add.4). Siehe hierzu auch den Beitrag von H. Ucpinar, T. Baykal, op. cit., Anm. 20, S. 256f.

31   Im September 2003 hat der Weltärztebund eine Erklärung zur »Verantwortung von Ärzten bei der Verurteilung von Folterakten oder grausamer, unmenschlicher oder erniedrigender Behandlungen, die ihnen zur Kenntnis gelangt sind« verabschiedeten. Darin empfiehlt er in Absatz 20 den nationalen Ärzteorganisationen, »ihren Ärzten das Istanbul-Protokoll zur Verfügung« zu stellen. Weltärztebund, Handbuch der Deklarationen, Erklärungen und Entschließungen, 2004, S. 251. Vgl. www.bundesaerztekammer.de/downloads/handbuch wma.pdf (27. August 2008).

32   Zu den möglichen Gründen siehe: L. Mandel, L. Worm, Op. cit. Anm. 8, S. 18f.

33   Die Projektgruppe nennt sich »Standards zur Begutachtung psychotraumatisierter Menschen« (SBPM). Weitere Informationen sind auf der Internet-Seite der SBPM verfügbar: www.sbpm.de/ (27. August 2008).

chologen werden außerdem nach einem festen Fortbildungscurriculum bundesweit zertifizierte Fortbildungsveranstaltungen durchgeführt. Entstanden ist außerdem ein eigenes Handbuch für die psychologische Begutachtung von Asylbewerbern, das von Ferdinand Haenel und Mechthild Wenk-Ansohn herausgegeben wurde.[34]

Dennoch kann der Einsatz des Istanbul-Protokolls, vor allem, wenn er komplementär verstanden wird, durchaus sinnvoll sein, da es noch über diese Standards hinausgeht. Beispielsweise finden sich sehr detaillierte Hinweise zum Einsatz von Dolmetschern und neben einem Kapitel über die psychologische Untersuchung mutmaßlicher Folteropfer enthält es, wie bereits geschildert, auch eine differenzierte Beschreibung möglicher körperlicher Symptome spezifischer Folterarten, der anzuwendenden Diagnosemittel sowie einer möglichen Differenzialdiagnostik. Natürlich finden sich in dem vorliegenden Handbuch auch Richtlinien und Teile, die im west-europäischen Kontext und im Rahmen von Asylverfahren weniger relevant sind. Genannt seien hier nur die Ausführungen zu den internationalen rechtlichen Regelungen des Folterverbotes und die Beschreibung von Verfahren für eine juristische Ermittlung gegen die Täter. Da das Protokoll im deutschsprachigen und europäischen Raum seine Anwendung derzeit vorrangig in Asylverfahren finden wird, wo es um die bloße Feststellung eines Asylgrundes, nicht um die Strafverfolgung möglicher Täter geht, sind die entsprechenden Ausführungen hier aktuell von eher untergeordneter Bedeutung.[35] Aus diesem Grund war zunächst eine Überlegung, in Anlehnung an das von den PHR herausgegebene Buch »Examining Asylum Seekers«, auch in der deutschen Übersetzung des Istanbul-Protokolls eventuell nur die für Asylverfahren relevanten Teile herauszugeben und um Beiträge zu ergänzen, die sich mit der konkreten Asylrechtspraxis in Deutschland, Österreich und der Schweiz befassen. Letztendlich erscheint es aber sinnvoller, das Protokoll zumindest einmal in seiner Gesamtheit vorzulegen, um es unabhängig von einem spezifischen

---

34 F. Haenel, M. Wenk-Ansohn (Hrsg.), Begutachtung psychisch reaktiver Traumafolgen in aufenthaltsrechtlichen Verfahren, Weinheim, 2005.

35 In einem Beitrag, der die beiden bereits zitierten Aufsätze zusammenführt, haben Lene Mandel und Lise Worm noch einmal die mögliche Verwendung einer medizinisch-rechtlichen Dokumentation von Foltervorfällen entsprechend der Standards des Istanbul Protokoll auch innerhalb von Staaten, in denen selbst nicht gefoltert wird, dargestellt. Dies können neben Asylverfahren sein: Um gegen die Straffreiheit von Tätern zu kämpfen (durch internationale oder auch nationale Strafverfahren); um Forschung über die Folgen von Folter und über möglichen Strategien gegen Folter durchzuführen; um Lobby-Aktivitäten zu untermauern; um Fürsprache-Aktivitäten für Folteropfer zu untermauern; und um Dokumentationsmethoden weiter zu entwickeln. Siehe: L. Mandel, L. Worm, Implementing the Istanbul Protocol, Praxis Paper No. 3, Kopenhagen 2006, S. 6 und S. 11ff. Ebenso op. cit., Anm. 8 und Anm. 29.

Verwendungszweck im deutschsprachigen Raum bekannt zu machen und so einer breiteren Verwendung zuzuführen. Stattdessen wird als dritter Band der Reihe »Medizin und Menschenrechte« in Kürze ein Ergänzungsband[36] zum Istanbul-Protokoll erscheinen, der sich ausführlicher mit dem Thema ›Folter‹ im Allgemeinen und der Begutachtung von Opfern im Rahmen von ausländerrechtlichen Verfahren im Besonderen beschäftigen wird. In jedem Fall wird es sehr gut möglich sein, sich bei Bedarf die benötigten Richtlinien und Prinzipien, beispielsweise zur psychologischen Begutachtung eines mutmaßlichen Folteropfers, aus dem vorliegenden Text zusammenzustellen. Insgesamt soll die deutsche Übersetzung des Istanbul-Protokolls dazu beitragen, das Bewusstsein vor allem unter Ärzten und Juristen für die Probleme von Folteropfern zu schärfen. Eine Konfrontation mit diesen Problemen kann nämlich nicht nur während eines möglichen Asylverfahrens oder einer damit zusammenhängenden Begutachtung auftreten, sondern ebenso im Rahmen einer ›normalen‹ medizinischen Behandlung eines Folterüberlebenden, der entweder noch auf den Ausgang seines Asylverfahrens wartet oder dessen Antrag gegebenenfalls bereits genehmigt wurde.

---

36   H. Furtmayr, K. Krása, A. Frewer (Hrsg.) Folter und ärztliche Verantwortung. Das Istanbul-Protokoll und Problemfelder in der Praxis. Medizin und Menschenrechte, Band 3. V&R unipress, Göttingen 2009.

Die deutsche Übersetzung des Istanbul-Protokolls
Editorische Bemerkungen

Die vorliegende Übersetzung des Istanbul-Protokolls basiert auf der 2004 revidierten Fassung des englischen Textes. Nur in wenigen Ausnahmefällen, in denen die Annahme begründet erschien, dass die Revision entweder zu einem Fehler oder zumindest zu einer Unklarheit geführt hatte, wurde auf die ursprüngliche Fassung zurückgegriffen. Dies betrifft beispielsweise eine Stelle in § 211, an der verschiedene Folterarten durch Zwangsstellungen beschrieben werden. Dort heißt es in der revidierten Fassung: »the classic ›banana tie‹ over a chair just on the ground, or on a motorcycle.« Dies würde bedeuten, dass eine Form des ›banana tie‹, bei dem die Handgelenke des Opfers hinter seinem Rücken mit den Fußgelenken verbunden werden, auf einem Motorrad ausgeführt wird oder auf einem Stuhl, der auf dem Boden steht. In der alten Fassung hingegen lautete die gleiche Passage in § 210: »the classic ›banana tie‹ over a chair or just on the ground, motorcycle.« Hier ist gemeint, dass der ›banana tie‹ entweder über einen Stuhl oder einfach auf dem Boden ausgeführt wird; ›Motorrad‹ bezeichnet dagegen eine andere Art der Folter durch Zwangsstellungen, bei der das Opfer unter Umständen über Stunden die Haltung eines Motoradfahrers einnehmen und selbst die Fahrgeräusche imitieren muss. Aus diesem Grund haben wir hier auf die alte Fassung des Istanbul-Protokolls zurückgegriffen. Entsprechendes gilt zum Beispiel auch für eine Stelle in § 184 der alten, bzw. § 185 der neuen Fassung. In der ursprünglichen Version hieß es: »Genital examination should be performed only with the additional consent of the patient.« In der revidierten Fassung ist dann das ›additional‹ herausgefallen. Da aber der ›informed consent‹ grundlegende Voraussetzung jeder medizinischen Untersuchung ist, muss an dieser Stelle angenommen werden, dass eine solch intime Untersuchung wie die des Genitalbereiches einer weiteren expliziten Einwilligung des Patient bedarf, noch über die ebenfalls einzuholende Einwilligung für eine generelle medizinische Untersuchung hinaus.

Trotz der Revision merkt man dem Text jedoch sowohl an, dass die ursprüngliche Fassung bereits aus dem Ende der 1990er Jahre stammt, als auch, dass er von einer Vielzahl unterschiedlicher Personen verfasst wurde. Was sein Alter angeht, so ist dies natürlich am augenfälligsten bei den historischen Gegebenheiten: Die Angaben zum Stand der Ratifizierung des Statuts des Internationalen Strafgerichtshofes, wie er in § 47 angegeben wird, entsprechen natürlich dem Zeitpunkt der Entstehung des Protokolls. Ebenso wurde die in § 18 beschriebene Menschenrechtskommission im Jahre 2006 aufgelöst und durch den Menschenrechtsrat ersetzt. Ähnliches mag hinsichtlich der in den Kapitel V und VI (zur physischen und psychologischen Untersuchung von mutmaßlichen Folteropfern) zitierten Literatur und der Hinweise zu den diagnostischen Verfahren in Anhang II gelten, die womöglich zu einem Teil bereits überholt sind. Hier konnten und wollten wir jedoch keine Aktualisierung vornehmen, da es unser Ziel war, eine Übersetzung des Istanbul-Protokolls vorzulegen, nicht eine erneute Revision. Schwieriger wird es jedoch bei der Übersetzung der psychologischen und psychiatrischen Fachbegriffe in Kapitel VI. Deren Verwendung hat sich in den vergangenen Jahren zumindest teilweise gewandelt. Eine Hilfe war hier, dass große Teile des Abschnitts B (§§ 241–259), der sich mit den psychologischen Folgen der Folter beschäftigt, praktisch wortgleich zu entsprechenden Passagen im DSM-IV und ICD-10 gehalten sind. Vor allem betrifft dies die Ausführungen zur Major Depression und zur Posttraumatischen Belastungsstörung, die weitestgehend dem DSM-IV[37] entnommen sind, sowie die Beschreibung der Persönlichkeitsänderung, die dem ICD-10[38] entstammt. An diesen Stellen wurde jeweils auf die deutsche Ausgabe der entsprechenden diagnostischen Handbücher zurückgegriffen.

Bereits vorhandene bzw. offizielle Übersetzungen wurden auch für die Übertragung von Zitaten aus internationalen Abkommen und Erklärungen herangezogen, wie sie vor allem in den Kapiteln I und II zu finden sind. Sofern es sich um ratifizierte Abkommen handelt, die in Deutschland, Österreich und der Schweiz Gesetzeswirkung erlangt haben (z. B. das Übereinkommen gegen Folter der Vereinten Nationen) und die im deutschen Bundesgesetzblatt erschienen sind, wurden die jeweils entsprechenden Passagen hieraus verwendet. Für Erklärungen, die nicht im Bundesgesetzblatt veröffentlicht wurden, konnten in den meisten Fällen Übertragungen ins Deutsche beim Übersetzungsdienst der Vereinten Nationen gefunden werden.[39] Dies betrifft sowohl ausdrücklich als Zitate gekennzeichnete Passagen als auch Stellen, bei denen im Text des Istanbul-Protokolls nur auf entsprechende Abkommen und Erklärungen hingewiesen wird, die aber tatsächlich wortgleich mit diesen Erklärungen und Abkommen sind. Beispielsweise ist dies der Fall in § 10, dessen Abschnitte a) und b) sowie f) bis i) weitestgehend identisch mit einzelnen Paragraphen des Übereinkommens gegen Folter sind, und dessen Abschnitt j) der Erklärung über den Schutz vor Folter entnommen wurde. Allerdings muss an dieser Stelle beachtet werden, dass einige der

---

37 H. Saß, H.-U. Wittchen, M. Zaudig, I. Houben (Hg.), Diagnostisches und statistisches Manual psychischer Störungen, Göttingen 2003.

38 Verwendet wurde die 1:1-Übertragung der englischsprachigen Originalausgabe von 2004, ICD-10-WHO. Diese ist auf der Website des Deutschen Instituts für Medizinische Dokumentation und Information erhältlich: www.dimdi.de/static/de/klassi/diagnosen/icd10/ls-icdhtml.htm (27. August 2008).

39 Siehe hierzu: www.un.org/Depts/german/ (27. August 2008).

Zuordnungen, d. h. welche Bestimmungen zum Umgang mit Foltervorwürfen in welchen Erklärungen gefunden werden können, offensichtlich unzutreffend sind. Bei Zitaten aus Erklärungen des Weltärztebundes wurde die jeweilige Übersetzung aus dessen Handbuch der Deklarationen, Erklärungen und Entschließungen von 2004 verwendet.[40]

Dass an der Entstehung des Istanbul-Protokolls eine Vielzahl unterschiedlicher Organisationen und Personen beteiligt war, zeigt sich auch an einer gewissen Inhomogenität des Textes, die stellenweise sichtbar wird, beispielsweise in Kapitel IV, Abschnitt L. Das Kapitel selbst wendet sich an alle Berufsgruppen, die mit der Untersuchung von Foltervorfällen zu tun haben. Besagter Abschnitt aber geht beinahe ausschließlich auf die Interpretation medizinischer Befunde ein, sodass sein Platz eigentlich eher in Kapitel V zu vermuten wäre. Ähnliches gilt für Abschnitt 1. (c) des zweiten Anhangs. Dort wird die Computertomographie als Diagnosemittel behandelt. Gleichzeitig finden sich aber zahlreiche Hinweise zur Magnetresonanztomographie, die erst in Abschnitt 1. (d) behandelt wird. In den §§ 100, 136, 138, 139 und 169 findet sich zudem plötzlich eine direkte Anrede des Lesers mit direkten Aufforderungen. Teilweise sind diese gemischt mit möglichen Fragen, die ein Untersuchender dem mutmaßlichen Opfer stellen sollte. Diese sind ebenfalls in direkter Rede abgefasst. Hier wurden, zur besseren Unterscheidung und weil im Deutschen üblicher, alle Richtlinien und Handlungsvorschläge in die indirekte Rede übertragen, wie sie ansonsten im Text vorherrscht.

Dass bei einem so komplexen Text wie dem vorliegenden, an dessen Erstellung nicht nur über 40 Organisationen und 75 Einzelpersonen beteiligt waren, sondern der auch unterschiedlichste Sachgebiete berührt, immer wieder Fragen nach der exakten und treffendsten Übersetzung einzelner Begriffe auftauchen, ist selbstverständlich. Dennoch gibt es im Istanbul-Protokoll zumindest zwei Begriffe, deren Übertragung ins Deutsche einer ausführlicheren Erläuterung bedarf, weil hinter ihnen eine kontrovers geführte Diskussion steht und dadurch die Problematik ihrer Übersetzung über das Maß des Gewöhnlichen hinausgeht. Der erste dieser beiden Begriffe ist ›informed consent‹. In der Literatur umstritten, scheint es immer noch am besten, Artikel 1 des Nürnberger Kodex[41] zu zitieren, um den vollen Bedeutungsumfang des Begriffs zu fassen, wenngleich dort noch nicht von einem ›informed‹, sondern von einem ›voluntary consent‹ die Rede ist. Jedenfalls ist hier nicht die

40   The World Medical Association, Handbuch der Deklarationen, Erklärungen und Entschließungen, Köln 2004. Erhältlich unter: www.bundesaerztekammer.de/downloads/handbuchwma.pdf (28. August 2008).
41   A. Frewer et al. (Hg.), Medizinverbrechen vor Gericht. Das Urteil im Nürnberger Ärzteprozeß gegen Karl Brandt und andere sowie aus dem Prozeß gegen Generalfeldmarschall Erhard Milch. Bearbeitet von U.-D. Oppitz, Erlangen und Jena 1999.

Stelle, die Diskussion von neuem aufzurollen und um einen weiteren Beitrag zu ergänzen. Aus diesem Grund, und weil bei der Behandlung des ›informed consent‹ in § 63 des Istanbul Protokolls ausdrücklich auf die Erklärung von Lissabon des Weltärztebundes hingewiesen wird, wurde in der vorliegenden Übersetzung der Term ›Einwilligung nach Aufklärung‹ verwendet, wie er in der deutschen Ausgabe der Erklärung im bereits genannten Handbuch des Weltärztebundes zu finden ist. Der zweite Begriff, der einer genaueren Betrachtung bedarf, ist ›crimes against humanity‹, der im Zusammenhang mit der Darstellung des Internationalen Strafgerichtshofes in § 47 genannt wird. Mit den Nürnberger Prozessen erhielt der Rechtsbegriff der ›crimes against humanity‹ Einzug in das moderne Völkerstrafrecht, ein Begriff, der auf Deutsch treffender mit ›Verbrechen gegen die Menschheit‹ zu übersetzen wäre. Allerdings hat sich im offiziellen deutschen Sprachgebrauch, seit der Übersetzung der Nürnberger Gerichtsprotokolle, die Terminologie vom ›Verbrechen gegen die Menschlichkeit‹ durchgesetzt. Hanna Arendt kritisierte in ihrem Buch »Eichmann in Jerusalem« diese Verharmlosung als »Understatement des Jahrhunderts«.[42] Das ›Verbrechen gegen die Menschheit‹ bezeichnet den kriminellen Missbrauch der Staatssouveränität, weshalb die US-Richter im Verfahren gegen den ukrainischen Aufseher des Vernichtungslagers Treblinka, Iwan Demjanjuk, die Täter 1985 erneut als »common enemies of all mankind« definierten, als »Feinde der gesamten Menschheit«, deren Strafverfolgung im Interesse aller Nationen liege. Das ›Verbrechen gegen die Menschheit‹ unterliegt daher der universellen Rechtsprechung und muss unter Verletzung nationaler juristischer Souveränität strafrechtlich an jedem Platz des Globus verfolgt werden. Dennoch wurde für den vorliegenden Text die Übersetzung ›Verbrechen gegen die Menschlichkeit‹ gewählt, zum einen weil sich dieser Begriff faktisch durchgesetzt hat, zum anderen aber auch, weil er sich damit von seinem Bedeutungsgehalt inzwischen dem Begriff ›Verbrechen gegen die Menschheit‹ zumindest angenähert haben dürfte.[43]

Eine letzte Bemerkung betrifft das verwendete Genus bei Berufs- und Personenbezeichnungen. Aus Gründen der Übersichtlichkeit und besseren Lesbarkeit wurde grundsätzlich entweder das generische Femininum (die Person), das generische Neutrum (das Opfer) oder eben das generische Maskulinum (der Täter, der Arzt) verwendet. Es sollte sich von selbst verstehen, dass in prinzipiell allen Fällen sowohl Männer als auch Frauen gemeint sind, wobei die Täter in der Regel Männer sind. Eine Ausnahme bilden hierbei für die Verwendung natürlich die Abschnitte, in denen geschlechtsspezifische Fragen angesprochen werden, also die §§ 154 und 155 sowie Teile derjenigen

---

42 Vgl. H. Arendt, Eichmann in Jerusalem, Frankfurt am Main 2000.
43 An dieser Stelle gilt unser besonderer Dank Knut Rauchfuss von der Medizinischen Flüchtlingshilfe Bochum für seine Anmerkungen.

Abschnitte, die sich mit der Untersuchung nach einer sexuellen Folter befassen (§§ 215 – 232). Kein Problem des Genus, sondern der fachlichen Ausbildung ist die Frage, ob das Protokoll eher Psychologen oder Psychiater anspricht. In der englischen Version des Istanbul-Protokolls ist meist von ›psychological‹ (›psychological evaluation‹ etc.) die Rede, nur in Ausnahmefällen von ›psychiatric‹. Es sollte sich unseres Erachtens auch hier verstehen, dass sowohl Psychologen als auch Psychiater eine Begutachtung durchführen können, wenngleich vielleicht mit unterschiedlicher Schwerpunktsetzung. Hilfreich ist hier mit Sicherheit ein integrativer Ansatz.

Auch mit eigener Expertise in verschiedenen Bereichen der Medizin und der Menschenrechte ist die Herausgabe einer Übersetzung wie der vorliegenden nicht möglich ohne die Mithilfe zahlreicher Personen und Institutionen. Wir danken der Staedtler-Stiftung und der Hans Neuffer-Stiftung für die finanzielle Förderung des Forschungsprojekts zur Edition und Drucklegung des Istanbul-Protokolls. Der Leitung der Friedrich-Alexander-Universität Erlangen-Nürnberg und der Medizinischen Fakultät danken wir für die Förderung des »Forum Medizin und Menschenrechte« an der Professur für Ethik in der Medizin des Instituts für Geschichte und Ethik der Medizin. Thomas Oberschmidt (Berlin) möchten wir für die grundlegende Übersetzungsarbeit und die gute Zusammenarbeit im Rahmen des Projektes danken. Ein Dank geht auch an Frank Uhe von der IPPNW, der uns besonders in der Startphase beratend zur Seite stand. Ein Text, der so unterschiedliche Sachbereiche berührt wie das Istanbul-Protokoll, bedarf natürlich einer genauen Korrektur durch auf dem jeweiligen Gebiet ausgewiesene Experten. Deshalb bedanken wir uns ganz besonders bei Knut Rauchfuss, Georg Eberwein und Lennart Peters von der Medizinischen Flüchtlingshilfe Bochum für ihre sorgfältige Durchsicht des ersten respektive des zweiten bzw. fünften Kapitels und der Anhänge. Sven Eric Baun vom International Rehabilitation Council for Torture Victims in Kopenhagen (Dänemark) sei ebenso wie den Kollegen am Berliner Zentrum für Folterofer für Literaturhinweise gedankt.

Ein herzliches Dankeschön geht auch an Sonja Huber, die sich ausdauernd und erfolgreich der Formatierung des Textes gewidmet hat. Den Mitarbeiterinnen und Mitarbeitern des Verlags V & R unipress sei für die gute Zusammenarbeit gedankt. Außerdem danken wir besonders dem Sonderberichterstatter über Folter der Vereinten Nationen, Prof. Manfred Nowak, für die Unterstützung des Projekts durch ein Geleitwort. Sushil Ihapa, der bereits das Cover der UN-Edition gestaltet hatte, und dem Zentrum für Folteropfer (CVICT) in Nepal sei ebenfalls herzlich gedankt: Das Titelbild »Indelible Scar« – »unauslöschliche Narbe« – führt in den Kern der Problematik von Folter und Menschenrechten.

Erlangen und Wien,   Holger Furtmayr, Andreas Frewer
im Oktober 2008   Kerstin Krása, Thomas Wenzel

Amt des Hohen Kommissars der Vereinten
Nationen für Menschenrechte Genf

Istanbul-Protokoll

Handbuch für die wirksame Untersuchung
und Dokumentation von Folter und anderer
grausamer, unmenschlicher oder
erniedrigender Behandlung oder Strafe

Vereinte Nationen
New York und Genf

HINWEIS

Die verwendeten Bezeichnungen und die Darstellung des Materials in dieser
Veröffentlichung bedeuten auf keinerlei Weise den Ausdruck einer Meinung
seitens des Sekretariats der Vereinten Nationen betreffend den Rechtsstatus
irgendeines Landes, Gebietes, einer Stadt oder eines Bezirkes oder ihrer
Behörden oder die Festlegung ihrer Grenzen betreffend.

*

* *

Handbuch für die wirksame Untersuchung und Dokumentation
von Folter und anderer grausamer, unmenschlicher oder
erniedrigender Behandlung oder Strafe

Istanbul-Protokoll

Dem Hohen Kommissar für Menschenrechte der Vereinten Nationen
vorgelegt

9. August 1999

als Handbuch herausgegeben
New York und Genf 2004

Teilnehmende Organisationen

Action for Torture Survivors (HRFT), Genf
Amnesty International, London
Association for the Prevention of Torture, Genf
Behandlungszentrum für Folteropfer, Berlin
British Medical Association (BMA), London
Center for Research and Application of Philosophy and Human Rights,
Hacettepe University, Ankara
Center for the Study of Society and Medicine, Columbia University,
New York
Centre Georges Devereux, Université de Paris VIII, Paris
Committee against Torture, Genf
Danish Medical Association, Kopenhagen
Department of Forensic Medicine and Toxicology,
University of Colombo, Colombo
Ethics Department, Dokuz Eylül Medical Faculty, Izmir, Türkei
Gaza Community Mental Health Programme, Gaza
Bundesärztekammer, Berlin
Human Rights Foundation of Turkey (HRFT), Ankara
Human Rights Watch, New York
Indian Medical Association and the IRCT, Neu Delhi
Indochinese Psychiatric Clinic, Boston, USA
Institute for Global Studies, University of Minnesota, Minneapolis, USA
Instituto Latinoamericano de Salud Mental, Santiago
International Committee of the Red Cross, Genf
International Federation of Health and Human Rights Organizations,
Amsterdam, Niederlande

International Rehabilitation Council for Torture Victims (IRCT),
Kopenhagen
Johannes Wier Foundation, Amsterdam, Niederlande
Lawyers Committee for Human Rights, New York
Physicians for Human Rights Israel, Tel Aviv
Physicians for Human Rights Palestine, Gaza
Physicians for Human Rights USA, Boston
Program for the Prevention of Torture, Inter-American Institute of
Human Rights, San José
Society of Forensic Medicine Specialists, Istanbul, Türkei
Special Rapporteur on Torture, Genf
Survivors International, San Francisco, USA
The Center for Victims of Torture (CVT), Minneapolis, USA
The Medical Foundation for the Care of Victims of Torture, London
The Trauma Centre for Survivors of Violence and Torture,
Cape Town, Südafrika
Turkish Medical Association, Ankara
World Medical Association, Ferney-Voltaire, Frankreich

INHALT

MITWIRKENDE AUTOREN UND ANDERE BETEILIGTE

Projektkoordinatoren

Dr. Vincent Iacopino, Physicians for Human Rights USA, Boston, USA
Dr. Önder Özkalipçi, Human Rights Foundation of Turkey, Istanbul, Türkei
Caroline Schlar, Action for Torture Survivors (HRFT), Genf

Redaktionsausschuss

Dr. Kathleen Allden, Indochinese Psychiatric Clinic, Boston, und Department
    of Psychiatry, Dartmouth Medical School, Lebanon, New Hampshire,
    USA
Dr. Türkcan Baykal, Human Rights Foundation of Turkey, Izmir, Türkei
Dr. Vincent Iacopino, Physicians for Human Rights USA, Boston, USA
Dr. Robert Kirschner, Physicians for Human Rights USA, Chicago, USA
Dr. Önder Özkalipçi, Human Rights Foundation of Turkey, Istanbul, Türkei
Dr. Michael Peel, The Medical Foundation for the Care of Victims of
    Torture, London
Dr. Hernan Reyes, Center for the Study of Society and Medicine, Columbia
    University, New York
James Welsh, Amnesty International, London

Berichterstatter

Dr. Kathleen Allden, Indochinese Psychiatric Clinic, Boston, und Department
    of Psychiatry, Dartmouth Medical School, Lebanon, New Hampshire,
    USA
Barbara Frey, Institute for Global Studies, University of Minnesota,
    Minneapolis, USA
Dr. Robert Kirschner, Physicians for Human Rights USA, Chicago, USA
Dr. Şebnem Korur Fincanci, Society of Forensic Medicine Specialists,
    Istanbul, Türkei
Dr. Hernan Reyes, Center for the Study of Society and Medicine, Columbia
    University, New York
Ann Sommerville, British Medical Association, London
Dr. Numfondo Walaza, The Trauma Centre for Survivors of Violence and
    Torture, Cape Town, Südafrika

Mitwirkende Autoren

Dr. Suat Alptekin, Forensic Medicine Department, Istanbul, Türkei
Dr. Zuhal Amato, Ethics Department, Doküz Eylul Medical Faculty, Izmir,
 Türkei
Dr. Alp Ayan, Human Rights Foundation of Turkey, Izmir, Türkei
Dr. Semih Aytaçlar, Sonomed, Istanbul, Türkei
Dr. Metin Bakkalci, Human Rights Foundation of Turkey, Ankara
Dr. Ümit Biçer, Society of Forensic Medicine Specialists, Istanbul, Türkei
Dr. Yeşim Can, Human Rights Foundation of Turkey, Istanbul, Türkei
Dr. John Chisholm, British Medical Association, London
Dr. Lis Danielsen, International Rehabilitation Council for Torture Victims,
 Kopenhagen
Dr. Hanan Diab, Physicians for Human Rights Palestine, Gaza
Jean-Michel Diez, Association for the Prevention of Torture, Genf
Dr. Yusuf Doğar, Human Rights Foundation of Turkey, Istanbul, Türkei
Dr. Morten Ekstrom, International Rehabilitation Council for Torture
 Victims, Kopenhagen
Professor Ravindra Fernando, Department of Forensic Medicine and
 Toxicology, University of Colombo, Colombo
Dr. John Fitzpatrick, Cook County Hospital, Chicago, USA
Camile Giffard, University of Essex, Vereinigtes Königreich
Dr. Jill Glick, University of Chicago Children's Hospital, Chicago, USA
Dr. Emel Gökmen, Department of Neurology, Istanbul University, Istanbul,
 Türkei
Dr. Norbert Gurris, Behandlungszentrum für Folteropfer, Berlin
Dr. Hakan Gürvit, Department of Neurology, Istanbul University, Istanbul,
 Türkei
Dr. Karin Helweg-Larsen, Danish Medical Association, Kopenhagen
Dr. Gill Hinshelwood, The Medical Foundation for the Care of Victims of
 Torture, London
Dr. Uwe Jacobs, Survivors International, San Francisco, USA
Dr. Jim Jaranson, The Center for Victims of Torture, Minneapolis, USA
Cecilia Jimenez, Association for the Prevention of Torture, Genf
Karen Johansen Meeker, University of Minnesota Law School,
 Minneapolis, USA
Dr. Emre Kapkin, Human Rights Foundation of Turkey, Izmir, Türkei
Dr. Cem Kaptanoğlu, Department of Psychiatry, Osmangazi University
 Medical Faculty, Eskişehir, Türkei
Professor Ioanna Kuçuradi, Center for Research and Application of
 Philosophy and Human Rights, Hacettepe University, Ankara
Basem Lafi, Gaza Community Mental Health Programme, Gaza
Dr. Elizabeth Lira, Instituto Latinoamericano de Salud Mental, Santiago

Dr. Veli Lök, Human Rights Foundation of Turkey, Izmir, Türkei

Dr. Michèle Lorand, Cook County Hospital, Chicago, USA

Dr. Ruchama Marton, Physicians for Human Rights Israel, Tel Aviv

Elisa Massimino, Lawyers Committee for Human Rights, New York

Carol Mottet, Legal Consultant, Bern

Dr. Fikri Öztop, Department of Pathology, Ege University Medical Faculty, Izmir, Türkei

Alan Parra, Büro des Sonderberichterstatters über Folter, Genf

Dr. Beatrice Patsalides, Survivors International, San Francisco, USA

Dr. Jean Pierre Restellini, Human Rights Awareness Unit, Directorate of Human Rights, Council of Europe, Straßburg, Frankreich

Nigel Rodley, Sonderberichterstatter über Folter, Genf

Dr. Füsun Sayek, Turkish Medical Association, Ankara

Dr. Françoise Sironi, Centre Georges Devereux, Université de Paris VIII, Paris

Dr. Bent Sorensen, International Rehabilitation Council for Torture Victims, Kopenhagen und Ausschuss gegen Folter, Genf

Dr. Nezir Suyugül, Forensic Medicine Department, Istanbul, Türkei

Asmah Tareen, University of Minnesota Law School, Minneapolis, USA

Dr. Henrik Klem Thomsen, Department of Pathology, Bispebjerg Hospital, Kopenhagen

Dr. Morris Tidball-Binz, Program for the Prevention of Torture, Inter-American Institute of Human Rights, San José

Dr. Nuray Türksoy, Human Rights Foundation of Turkey, Istanbul, Türkei

Hülya Üçpinar, Human Rights Office, Izmir Bar Association, Izmir, Türkei

Dr. Adriaan van Es, Johannes Wier Foundation, Amsterdam, Niederlande

Ralf Wiedemann, University of Minnesota Law School, Minneapolis, USA

Dr. Mark Williams, The Center for Victims of Torture, Minneapolis, USA

Beteiligte

Alessio Bruni, Ausschuss gegen Folter, Genf

Dr. Eyad El Sarraj, Gaza Community Mental Health Programme, Gaza

Dr. Rosa Garcia-Peltoniemi, The Center for Victims of Torture, Minneapolis, USA

Dr. Ole Hartling, Danish Medical Association, Kopenhagen

Dr. Hans Petter Hougen, Danish Medical Association, Kopenhagen

Dr. Delon Human, World Medical Association, Ferney-Voltaire, Frankreich

Dr. Dario Lagos, Equipo Argentino de Trabajo e Investigación Psicosocial, Buenos Aires

Dr. Frank Ulrich Montgomery, Bundesärztekammer, Berlin

Daniel Prémont, Freiwilliger Fonds der Vereinten Nationen für Opfer der Folter,Genf

Dr. Jagdish C. Sobti, Indian Medical Association, Neu Delhi

Trevor Stevens, European Committee for the Prevention of Torture, Straßburg, Frankreich

Turgut Tarhanli, International Relations and Human Rights Department, Bogazici University, Istanbul, Türkei

Wilder Taylor, Human Rights Watch, New York

Dr. Joergen Thomsen, International Rehabilitation Council for Torture Victims, Kopenhagen

Dieses Projekt wurde finanziert mit der großzügigen Unterstützung des Freiwilligen Fonds der Vereinten Nationen für Opfer der Folter, der Abteilung für Menschenrechte und humanitäre Politik des Eidgenössischen Departements für Auswärtige Angelegenheiten, Schweiz, dem Büro für Demokratische Institutionen und Menschenrechte der Organisation für Sicherheit und Zusammenarbeit in Europa, dem Schwedischen Roten Kreuz, der Stiftung für Menschenrechte (Human Rights Foundation) der Türkei und den Physicians for Human Rights. Zusätzliche Unterstützung wurde beigesteuert durch das Zentrum für Folteropfer (Center for Victims of Torture), den Türkischen Ärzteverband, das International Rehabilitation Council for Torture Victims, Amnesty International, Schweiz, und die Aktion der Christen für die Abschaffung der Folter, Schweiz.

Der Druck der revidierten Fassung des Handbuchs wurde mit der finanziellen Unterstützung der Europäischen Kommission finanziert. Die künstlerische Gestaltung auf der Titelseite der revidierten Fassung wurde dem Freiwilligen Fonds der Vereinten Nationen für Opfer der Folter von dem Zentrum der Opfer der Folter (CVICT), Nepal, geschenkt.

45

Istanbul-Protokoll

Einleitung

Folter wird in diesem Handbuch mit den Worten des Übereinkommens der Vereinten Nationen gegen Folter von 1984 wie folgt definiert:*

> »Der Ausdruck ›Folter‹ bezeichnet jede Handlung, durch die einer Person vorsätzlich große körperliche oder seelische Schmerzen oder Leiden zugefügt werden, zum Beispiel um von ihr oder einem Dritten eine Aussage oder ein Geständnis zu erlangen, um sie für eine tatsächlich oder mutmaßlich von ihr oder einem Dritten begangene Tat zu bestrafen oder um sie oder einen Dritten einzuschüchtern oder zu nötigen, oder aus einem anderen, auf irgendeiner Art von Diskriminierung beruhenden Grund, wenn diese Schmerzen oder Leiden von einem Angehörigen des öffentlichen Dienstes oder einer anderen in amtlicher Eigenschaft handelnden Person, auf deren Veranlassung oder mit deren ausdrücklichem oder stillschweigendem Einverständnis verursacht werden. Der Ausdruck umfasst nicht Schmerzen oder Leiden, die sich lediglich aus gesetzlich zulässigen Sanktionen ergeben, dazu gehören oder damit verbunden sind.«[1]

Folter ist ein Gegenstand tiefer Besorgnis der Weltgemeinschaft. Ihr Ziel ist es, nicht nur das physische und emotionale Wohlergehen von einzelnen Menschen, sondern in einigen Fällen auch die Würde und den Willen ganzer Gemeinschaften vorsätzlich zu zerstören. Sie betrifft alle Mitglieder der

---

* Bundesgesetzblatt (BGBl) 1990 II, S. 247f.
1 Die Empfehlungen bezüglich der Unterstützung der Vereinten Nationen für Opfer von Folter, die durch den Treuhänderausschuss für den Freiwilligen Fonds der Vereinten Nationen für Opfer der Folter dem Generalsekretär der Vereinten Nationen gegeben wurden, basieren seit 1982 auf Artikel 1 der Erklärung über den Schutz aller Personen vor Folter und anderer grausamer, unmenschlicher oder erniedrigender Behandlung oder Strafe. Dieser bestimmt, dass »Folter eine schwere und vorsätzliche Form grausamer, unmenschlicher oder erniedrigender Behandlung oder Strafe« darstellt und dass »sie nicht Schmerzen oder Leiden einschließt, die nur aus gesetzlichen Maßnahmen entstehen, ihnen innewohnen oder zu ihnen gehören in dem Maße, das mit den Mindestgrundsätzen für die Behandlung von Gefangenen übereinstimmt«. Die Empfehlungen basieren ebenso auf allen anderen relevanten internationalen Dokumenten.

Menschheitsfamilie, weil sie den Sinn unserer Existenz selbst und unsere Hoffnung auf eine bessere Zukunft negiert.[2]

Obwohl internationale Menschenrechte und humanitäres Völkerrecht übereinstimmend Folter unter allen Umständen verbieten (siehe Kapitel I), werden Folter und Misshandlungen in mehr als der Hälfte der Länder der Welt praktiziert.[3, 4] Der eklatante Widerspruch zwischen absolutem Folterverbot und der Verbreitung der Folter in der heutigen Welt beweist die Notwendigkeit zur Festlegung und Umsetzung effektiver staatlicher Maßnahmen, um Menschen vor Folter und Misshandlung zu schützen. Dieses Handbuch wurde dazu entwickelt, Staaten in die Lage zu versetzen, eines der wichtigsten Anliegen beim Schutz einzelner Menschen vor Folter anzugehen – wirksame Dokumentation. Eine solche Dokumentation bringt den Beweis für Folter und Misshandlungen ans Licht, so dass Täter für ihre Handlungen verantwortlich gemacht werden können und den Interessen der Gerechtigkeit gedient werden kann. Die in diesem Handbuch enthaltenen Dokumentationsmethoden sind auch in anderen Zusammenhängen anwendbar. Hierzu zählen u. a. Menschenrechtsuntersuchungen und die Überwachung der Einhaltung der Menschenrechte, Beurteilungen im Rahmen von Asylverfahren, die Verteidigung von Personen, die unter Folter Verbrechen ›gestehen‹ sowie die Einschätzung der Erfordernisse bei der Behandlung von Folteropfern. Im Fall von Angehörigen der Gesundheitsberufe, die zu Missachtung, Fehlinterpretation oder Verfälschung von Beweismaterial über Folter gezwungen werden, bietet dieses Handbuch ihnen und ebenso den Organen der Rechtsprechung einen internationalen Referenzpunkt.

Während der beiden vergangenen Jahrzehnte hat man viel über Folter und Folterfolgen hinzugelernt, aber es standen keine internationalen Richtlinien für die Dokumentation zur Verfügung, bevor dieses Handbuch erarbeitet wurde. Das *Handbuch für die wirksame Untersuchung und Dokumentation von Folter und anderer grausamer, unmenschlicher oder erniedrigender Behandlung oder Strafe (Istanbul-Protokoll)* soll als internationale Richtlinie dienen, um Personen zu begutachten, die angeben, gefoltert oder misshandelt worden zu sein, um Fälle von mutmaßlicher Folter zu untersuchen und um der Richterschaft oder jeglichem anderen Untersuchungsorgan über die Er-

---

2   V. Iacopino, »Treatment of survivors of political torture: commentary«, *The Journal of Ambulatory Care Management*, Bd. 21 (2) (1998), S. 5-13.

3   Amnesty International, *Amnesty International Report 1999* (London, AIP, 1999).

4   M. Basoglu, »Prevention of torture and care of survivors: an integrated approach«, *The Journal of the American Medical Association (JAMA)*, Bd. 270 (1993), S. 606-611.

gebnisse Bericht zu erstatten. Dieses Handbuch enthält Grundsätze für die wirksame Untersuchung und Dokumentation von Folter und anderer grausamer, unmenschlicher oder erniedrigender Behandlung oder Strafe (siehe Anhang I). Diese Grundsätze entwerfen Mindeststandards für Staaten, um die wirksame Dokumentation von Folter sicherzustellen.[5] Die in diesem Handbuch enthaltenen Richtlinien werden nicht als ein feststehendes Protokoll vorgelegt. Vielmehr stellen sie Mindeststandards dar, die auf diesen Grundsätzen beruhen, und sollten so angewandt werden, dass zur Verfügung stehende Ressourcen berücksichtigt werden. Das Handbuch und die Richtlinien sind das Ergebnis von drei Jahren Analyse, Forschung und Arbeit am Text, ausgeführt durch mehr als 75 Experten auf den Gebieten des Rechts, der Gesundheit und der Menschenrechte, die vierzig Organisationen oder Institutionen aus fünfzehn Ländern vertreten. Die Erstellung des Konzepts und die Umsetzung in Form dieses Handbuches ist eine Gemeinschaftsleistung von Gerichtsmedizinern, Ärzten, Psychologen, Menschenrechtsbeobachtern und Juristen aus Chile, Costa Rica, Dänemark, Frankreich, Deutschland, Indien, Israel, den Niederlanden, Südafrika, Sri Lanka, der Schweiz, der Türkei, den Vereinigten Staaten von Amerika und den besetzten palästinensischen Gebieten.

---

5   Die Grundsätze einer wirksamen Untersuchung und Dokumentation von Folter und anderer grausamer, unmenschlicher oder erniedrigender Behandlung oder Strafe sind der Resolution der Generalversammlung 55/89 (4. Dezember 2000) und der Resolution der Menschenrechtskommission 2000/43 (20. April 2000) als Anlage beigefügt worden; beide wurden ohne Abstimmung angenommen.

Kapitel I

Relevante internationale rechtliche Standards

1. Das Recht, frei von Folter zu sein, ist auch nach internationalem Recht fest etabliert. Die Allgemeine Erklärung der Menschenrechte, der Internationale Pakt über bürgerliche und politische Rechte und das Übereinkommen gegen Folter und andere grausame, unmenschliche oder erniedrigende Behandlung oder Strafe – sie alle verbieten ausdrücklich Folter. In gleicher Weise stellen mehrere regionale Instrumente das Recht, frei von Folter zu sein, außer Zweifel. Die Amerikanische Erklärung der Menschenrechte, die Afrikanische Charta der Menschenrechte und Rechte der Völker, die Europäische Konvention zum Schutz der Menschenrechte und Grundfreiheiten – sie alle enthalten ausdrückliche Verbote der Folter.

A. Humanitäres Völkerrecht

2. Die internationalen Verträge, die bewaffnete Konflikte regeln, begründen humanitäres Völkerrecht bzw. das Kriegsrecht. Das Verbot von Folter nach dem humanitären Völkerrecht ist nur ein kleiner, aber wichtiger Teil des weiter gefassten Schutzes, den diese Verträge für alle Opfer von Kriegen bieten. Die vier Genfer Abkommen von 1949 sind von 188 Staaten ratifiziert worden. Sie stellen Regeln für das Führen von internationalen bewaffneten Konflikten auf, insbesondere für die Behandlung von Personen, die nicht oder nicht mehr an Feindseligkeiten teilnehmen, einschließlich der Verwundeten, der Gefangenen und von Zivilisten.

Alle vier Abkommen verbieten die Anwendung von Folter und anderen Formen von Misshandlung. Zwei Zusatzprotokolle zu den Genfer Abkommen (1977) erweitern den Schutzumfang und den Geltungsbereich dieser Abkommen. Zusatzprotokoll I (bis heute von 153 Staaten ratifiziert) behandelt internationale Konflikte. Zusatzprotokoll II (bis heute von 145 Staaten ratifiziert) behandelt nicht-internationale Konflikte.

3. Wichtiger für den vorliegenden Zweck ist hier jedoch der als ›Gemeinsamer Artikel 3‹ bekannte Artikel, der sich in allen vier Abkommen findet. Der gemeinsame Artikel 3 gilt für bewaffnete Konflikte, die »keinen internationalen Charakter« haben, ohne dass dies jedoch näher definiert wird. Er wird verwendet, um Kernpflichten zu definieren, die in allen bewaffneten

Konflikten und nicht nur in internationalen Kriegen zwischen Ländern beachtet werden müssen. Generell wird dies so aufgefasst, dass gewisse Grundregeln nicht für ungültig erklärt werden können, ganz gleich, welcher Art ein Krieg oder ein Konflikt ist. Das Verbot von Folter ist eine von diesen und stellt ein Element dar, das dem humanitären Völkerrecht und der Menschenrechtsgesetzgebung gemeinsam ist.

4. Der gemeinsame Artikel 3 stellt fest:

»[Es] sind und bleiben […] jederzeit überall verboten […] Angriffe auf das Leben und die Person, namentlich Tötung jeder Art, Verstümmelung, grausame Behandlung und Folterung; [...] Beeinträchtigung der persönlichen Würde, namentlich erniedrigende und entwürdigende Behandlung; […]«*

5. Nigel Rodley, Sonderberichterstatter über Folter, stellte dazu fest:

»Das Verbot von Folter oder anderen Misshandlungen könnte kaum in noch absoluteren Begriffen formuliert werden. In den Worten des offiziellen Kommentars zu dem Text seitens des Internationalen Komitees vom Roten Kreuz (IKRK) ist keine mögliche Hintertür offengelassen; es kann keine Entschuldigung, keine mildernden Umstände geben.«[6]

6. Eine weitere Verbindung zwischen humanitärem Völkerrecht und Menschenrechtsgesetzgebung ist in der Präambel zu Protokoll II zu finden, das nicht-internationale bewaffnete Konflikte (beispielsweise ausgewachsene Bürgerkriege) reguliert und erklärt, dass »[...] die internationalen Übereinkünfte über die Menschenrechte der menschlichen Person einen grundlegenden Schutz bieten.«[7] **

---

* BGBl 1954 II, S. 783f., S. 813f., S. 838f., S. 917f. Die schweizer Ausgabe der Genfer Abkommen weist leichte Differenzen im Vergleich zu der bundesdeutschen Übersetzung auf. Dort heißt es: »[Es] sind und bleiben [...] jederzeit und jedenorts verboten: [...] Angriffe auf Leib und Leben, namentlich Mord jeglicher Art, Verstümmelung, grausame Behandlung und Folterung; [...] Beeinträchtigung der persönlichen Würde, namentlich erniedrigende und entwürdigende Behandlung«; vgl. Bundesblatt der Schweiz: www.admin.ch/ch/ d/sr/i5/0.518.12.de.pdf (20. Juli 2008).

6 N. Rodley, *The Treatment of Prisoners under International Law*, 2. Aufl. (Oxford, Clarendon Press, 1999), S. 58.

7 Zweiter Absatz der Präambel des Zusatzprotokolls II (1977) zu den Genfer Abkommen von 1949.

** BGBl 1990 II, S. 1639.

B.   Die Vereinten Nationen

7. Die Vereinten Nationen haben sich seit vielen Jahren darum bemüht, allgemein anwendbare Standards zu entwickeln, um für alle Menschen einen ausreichenden Schutz gegen Folter oder grausame, inhumane oder erniedrigende Behandlung zu gewährleisten. Die Übereinkommen, Erklärungen und Resolutionen, die durch die Mitgliedsstaaten der Vereinten Nationen verabschiedet wurden, erklären eindeutig, dass es keine Ausnahme vom Verbot der Folter geben darf und stellen weitere Verpflichtungen auf, um den Schutz vor solchen Verstößen zu gewährleisten. Zu den wichtigsten Instrumenten dieser Art gehören die Allgemeine Erklärung der Menschenrechte,[8] der Internationale Pakt über bürgerliche und politische Rechte,[9] die Mindestgrundsätze für die Behandlung von Gefangenen,[10] die Erklärung der Vereinten Nationen über den Schutz aller Personen vor Folter und anderer grausamer, unmenschlicher oder erniedrigender Behandlung oder Strafe (Erklärung über den Schutz vor Folter),[11] der Verhaltenskodex für Beamte mit Polizeibefugnissen,[12] die Grundsätze ärztlicher Ethik im Zusammenhang mit der Rolle von medizinischem Personal, insbesondere von Ärzten, beim Schutz von Strafgefangenen und Inhaftierten vor Folter und anderer grausamer, unmenschlicher oder erniedrigender Behandlung oder Strafe (Grundsätze ärztlicher Ethik),[13] das Übereinkommen gegen Folter und andere grausame, unmenschliche oder erniedrigende Behandlung oder Strafe,[14] der Grundsatzkatalog für den Schutz

8   Resolution der UN-Vollversammlung 217 A (III) vom 10. Dezember 1948, Art. 5; siehe *Offizielles Protokoll der UN-Vollversammlung, Dritte Tagung* (A/810), S. 71.

9   In Kraft getreten am 23. März 1976; siehe Resolution der UN-Vollversammlung 2200 A (XXI) vom 16. Dezember 1966, Anhang, Artikel 7; *Offizielles Protokoll der UN-Vollversammlung, 21. Tagung, Zusatz Nr. 16* (A/6316), S. 52 und *United Nations Treaty Series* (Vertragssammlung der Vereinten Nationen) Bd. 999, S. 171.

10   Angenommen am 30. August 1955 durch den Ersten Kongress der Vereinten Nationen für Verbrechensverhütung und die Behandlung Straffälliger.

11   Resolution der UN-Vollversammlung 3452 (XXX) vom 9. Dezember 1975, Anhang, Art. 2 und 4; siehe *Offizielles Protokoll der UN-Vollversammlung, 30. Tagung, Zusatz Nr. 34* (A/10034), S. 91.

12   Resolution der UN-Vollversammlung 34/169 vom 17. Dezember 1979, Anhang, Art. 5; siehe *Offizielles Protokoll der UN-Vollversammlung 34. Tagung, Zusatz Nr. 46* (A/34/46), S. 186.

13   Resolution der UN-Vollversammlung 37/194 vom 18. Dezember 1982, Anhang, Grundsätze 2-5; siehe *Offizielles Protokoll der UN-Vollversammlung, 37. Tagung, Zusatz Nr. 51* (A/37/51), S. 211.

14   In Kraft getreten am 26. Juni 1987; siehe Resolution der UN-Vollversammlung 39/46 vom 10. Dezember 1984, Anhang, Art. 2, *Offizielles Protokoll der UN-Vollversammlung, 39. Tagung, Zusatz Nr. 51* (A/39/51), S. 197.

aller irgendeiner Form von Haft oder Strafgefangenschaft unterworfenen Personen (Grundsatzkatalog für Haft)[15] und die Grundprinzipien für die Behandlung von Gefangenen.[16]

8. Das Übereinkommen gegen Folter der Vereinten Nationen umfasst nicht Schmerzen oder Leiden, die sich lediglich aus gesetzlich zulässigen Sanktionen ergeben, dazu gehören oder damit verbunden sind.[17]

9. Weitere Organe und Mechanismen für Menschenrechte der Vereinten Nationen sind tätig geworden, um Standards zur Verhinderung von Folter zu entwickeln, sowie Standards betreffend die Verpflichtung der Staaten, Folterbehauptungen zu untersuchen. Diese Organe und Mechanismen umfassen das Komitee gegen Folter, das Menschenrechtskomitee, die Menschenrechtskommission, den Sonderberichterstatter über Folter, den Sonderberichterstatter über Gewalt gegen Frauen und länderspezifische Sonderberichterstatter, die durch die Menschenrechtskommission ernannt werden.

1. Gesetzliche Verpflichtungen zur Verhinderung von Folter

10. Die oben genannten Dokumente schaffen bestimmte Verpflichtungen, die Staaten anerkennen müssen, um Schutz gegen Folter zu gewährleisten. Hierzu gehört:

---

15   Resolution der UN-Vollversammlung 43/173 vom 9. Dezember 1988, Anhang, Grundsatz 6, siehe *Offizielles Protokoll der UN-Vollversammlung, 43. Tagung, Zusatz Nr. 49* (A/43/49), S. 298.

16   Resolution der UN-Vollversammlung 45/111 vom 14. Dezember 1990, Anhang, Grundsatz 1; siehe *Offizielles Protokoll der UN-Vollversammlung, 45. Tagung, Zusatz Nr. 49* (A/45/49), S. 200.

17   Zu einer Interpretation darüber, was eine ›gesetzlich zulässige Sanktion‹ darstellt, siehe den Bericht des Sonderberichterstatters über Folter vor der 53. Tagung der Menschenrechtskommission (E/CN.4/1997/7, Absatz 3–11), in dem der Sonderberichterstatter die Ansicht zum Ausdruck brachte, dass die Anwendung von Strafen wie Tod durch Steinigung, Auspeitschen und Amputation nicht einfach deshalb als gesetzlich zulässig angesehen werden kann, weil die Strafe auf eine verfahrensrechtlich legitime Weise genehmigt wurde. Die durch den Sonderberichterstatter vorgebrachte Interpretation, die mit der Position des UN-Menschenrechtsausschusses und anderer UN-Mechanismen übereinstimmt, wurde durch Resolution 1998/38 der Menschenrechtskommission bestätigt, die »Regierungen daran erinnert, dass körperliche Bestrafung mit grausamer, unmenschlicher oder erniedrigender Behandlung oder sogar mit Folter gleichkommen kann«.

(a)   wirksame gesetzgeberische, verwaltungsmäßige, gerichtliche oder sonstige Maßnahmen zu treffen, um Folterungen zu verhindern. Keine Ausnahmen – einschließlich Krieg – dürfen als Rechtfertigung für Folter geltend gemacht werden (Art. 2 des Übereinkommens gegen Folter und Art. 3 der Erklärung über den Schutz vor Folter);

(b)   keine Person in ein Land auszuweisen, abzuschieben oder auszuliefern, wenn stichhaltige Gründe für die Annahme bestehen, dass er oder sie gefoltert werden wird (Art. 3 des Übereinkommens gegen Folter);

(c)   die Kriminalisierung von Folterhandlungen, einschließlich der Mittäterschaft oder der Beteiligung daran (Art. 4 des Übereinkommens gegen Folter, Grundsatz 7 des Grundsatzkatalogs für Haft, Art. 7 der Erklärung über den Schutz vor Folter und Paragraph 31-33 der Mindestgrundsätze für die Behandlung von Gefangenen);

(d)   die Verpflichtung, Folter zu einer der Auslieferung unterliegenden Straftat zu machen und anderen Vertragsstaaten im Zusammenhang mit Strafverfahren beizustehen, die in Bezug auf Folter eingeleitet wurden (Art. 8 und 9 des Übereinkommens gegen Folter);

(e)   die Anwendung von Isolationshaft zu begrenzen; dafür Sorge zu tragen, dass Häftlinge an Orten gefangengehalten werden, die offiziell als Haftanstalt anerkannt sind; zu gewährleisten, dass die Namen derjenigen Personen, die für deren Haft verantwortlich sind, in Registern festgehalten werden, die für die Betroffenen, einschließlich Verwandten und Freunden, leicht erhältlich und zugänglich sind; Zeit und Ort aller Verhöre zu protokollieren samt den Namen der Anwesenden; und Ärzten, Rechtsanwälten und Familienmitgliedern Zugang zu Häftlingen zu gewähren (Art. 11 des Übereinkommens gegen Folter; Grundsätze 11-13, 15-19 und 23 des Grundsatzkatalogs für Haft; Paragraph 7, 22 und 37 der Mindestgrundsätze für die Behandlung von Gefangenen);

(f)   dafür Sorge zu tragen, dass die Erteilung von Unterricht und die Aufklärung über das Verbot der Folter in die Ausbildung des mit dem Gesetzesvollzug betrauten zivilen und militärischen Personals, des medizinischen Personals, der Angehörigen des öffentlichen Dienstes und anderer zuständiger Personen aufgenommen wird (Art. 10 des Übereinkommens gegen Folter, Art. 5 der Erklärung über den Schutz vor Folter, Paragraph 54 der Mindestgrundsätze für die Behandlung von Gefangenen);

(g) dafür Sorge zu tragen, dass Aussagen, die nachweislich durch Folter herbeigeführt worden sind, nicht als Beweis in einem Verfahren verwendet werden, es sei denn gegen eine der Folter ange-
klagte Person als Beweis dafür, dass die Aussage gemacht wurde
(Art. 15 des Übereinkommens gegen Folter, Art. 12 der Erklärung
über den Schutz vor Folter);

(h) dafür Sorge zu tragen, dass die zuständigen Behörden umgehend
eine unparteiische Untersuchung durchführen, sobald hinreichende
Gründe für die Annahme bestehen, dass Folter verübt wurde (Art.
12 des Übereinkommens gegen Folter, Grundsätze 33 and 34 des
Grundsatzkatalogs für Haft, Art. 9 der Erklärung über den Schutz
vor Folter);

(i) dafür Sorge zu tragen, dass Opfer von Folterhandlungen das Recht
auf Wiedergutmachung und angemessene Entschädigung haben
(Art. 13 und 14 des Übereinkommens gegen Folter, Art. 11 der
Erklärung über den Schutz vor Folter, Paragraph 35 und 36 der
Mindestgrundsätze für die Behandlung von Gefangenen); [*]

(j) dafür Sorge zu tragen, dass der oder die mutmaßlichen Täter einem
strafrechtlichen Verfahren unterworfen sind, wenn sich aufgrund
einer Untersuchung der Verdacht einer Folterhandlung ergibt. Erhärtet sich der Verdacht anderer Formen von grausamer, unmenschlicher oder erniedrigender Behandlung oder Strafe, wird
ein straf- bzw. disziplinarrechtliches oder sonstiges geeignetes
Verfahren gegen den oder die Tatverdächtigen eingeleitet (Art. 7
des Übereinkommens gegen Folter, Art. 10 Erklärung über den
Schutz vor Folter).

2. Organe und Mechanismen der Vereinten Nationen

(a) Ausschuss gegen Folter

11. Der Ausschuss gegen Folter überwacht die Umsetzung des Übereinkommens gegen Folter und andere grausame, unmenschliche oder erniedrigende Behandlung oder Strafe. Der Ausschuss setzt sich aus zehn Experten
zusammen, die aufgrund ihres »hohen moralischen Ansehens und anerkannter Kompetenz auf dem Gebiet der Menschenrechte« ernannt wurden. Gemäß
Artikel 19 des Übereinkommens gegen Folter legen die Vertragsstaaten dem
Ausschuss über den Generalsekretär Berichte über die Maßnahmen vor, die
sie zur Erfüllung ihrer Verpflichtungen aus dem Übereinkommen getroffen

---

[*] Gemeint sein muss hier Grundsatz 35 des Grundsatzkatalogs für Haft.

haben. Der Ausschuss prüft, wie die Bestimmungen des Übereinkommens in innerstaatliches Recht aufgenommen wurden, und beobachtet, wie dies in der Praxis funktioniert. Jeder Bericht wird durch den Ausschuss, der ihn mit allgemeinen Bemerkungen und Empfehlungen versehen und in seinen Jahresbericht an die Vertragsstaaten und die Generalversammlung aufnehmen kann, sorgfältig geprüft. Diese Verfahren finden in öffentlichen Sitzungen statt.

12. Artikel 20 des Übereinkommens gegen Folter legt fest: Wenn der Ausschuss zuverlässige Informationen erhält, die wohlbegründete Hinweise darauf enthalten, dass im Hoheitsgebiet eines Vertragsstaats systematisch Folterungen stattfinden, so muss der Ausschuss diesen Vertragsstaat auffordern, bei der Prüfung der Informationen mitzuwirken und zu diesem Zweck Stellungnahmen zu diesen Informationen abzugeben. Wenn der Ausschuss es für gerechtfertigt hält, kann er eines oder mehrere seiner Mitglieder beauftragen, eine vertrauliche Untersuchung durchzuführen und ihm umgehend zu berichten. Im Einvernehmen mit diesem Vertragsstaat kann eine solche Untersuchung einen Besuch in dessen Hoheitsgebiet einschließen. Nachdem der Ausschuss die von seinem Mitglied oder seinen Mitgliedern vorgelegten Untersuchungsergebnisse geprüft hat, übermittelt er sie zusammen mit allen angesichts der Situation geeignet erscheinenden Bemerkungen oder Vorschlägen dem betreffenden Vertragsstaat. Das gesamte in Artikel 20 bezeichnete Verfahren ist vertraulich, und in jedem Stadium des Verfahrens wird die Mitwirkung des Vertragsstaates angestrebt. Nachdem dieses Verfahren abgeschlossen ist, kann der Ausschuss nach Konsultation des Vertragsstaats beschließen, eine Zusammenfassung der Ergebnisse des Verfahrens in seinen Jahresbericht an die anderen Vertragsstaaten und die Generalversammlung aufzunehmen.[18]

13. Laut Artikel 22 des Übereinkommens gegen Folter kann ein Vertragsstaat jederzeit die Zuständigkeit des Ausschusses für die Entgegennahme und Prüfung von Individualbeschwerden von Personen oder im Namen einzelner Personen, die der Hoheitsgewalt des betreffenden Staates unterstehen und die geltend machen, Opfer einer Verletzung der Bestimmungen des Übereinkommens gegen Folter durch einen Vertragsstaat zu sein, anerkennen. Hierauf prüft der Ausschuss diese Mitteilungen vertraulich und soll seine Ansicht dem betreffenden Vertragsstaat sowie der betroffenen Person übermitteln. Nur 39 der 112 Vertragsstaaten, die das Übereinkommen ratifiziert haben, haben auch die Anwendbarkeit von Artikel 22 anerkannt.

---

18   Es sollte jedoch darauf hingewiesen werden, dass die Anwendbarkeit von Artikel 20 auf Grund eines Vorbehalts durch einen Vertragsstaat begrenzt sein kann; in diesem Fall ist Artikel 20 nicht anwendbar.

14. Zu den Anliegen, die durch den Ausschuss in seinen Jahresberichten an die Generalversammlung gerichtet werden, gehört die Notwendigkeit, dass Vertragsstaaten die Artikel 12 und 13 des Übereinkommens gegen Folter einhalten, um dafür Sorge zu tragen, dass umgehende und unparteiische Untersuchungen aller Beschwerden über Folter durchgeführt werden. Zum Beispiel hat der Ausschuss festgestellt, dass er eine Verzögerung von 15 Monaten bei der Untersuchung von Behauptungen wegen Folter als unzumutbar lang und nicht in Übereinstimmung mit Artikel 12 ansieht.[19] Der Ausschuss hat auch angemerkt, dass Artikel 13 keine formale Einreichung einer Beschwerde über Folter erfordert, sondern dass »[es] bei Folter ausreichend ist, vom Opfer nur behauptet worden zu sein, damit [ein Vertragsstaat] unter der Verpflichtung steht, die Behauptung umgehend und unparteiisch zu untersuchen.«[20]

(b) Ausschuss für Menschenrechte

15. Der Ausschuss für Menschenrechte wurde gemäß Artikel 28 des Internationalen Paktes über bürgerliche und politische Rechte und entsprechend dem Erfordernis, die Umsetzung des Abkommens in den Vertragsstaaten zu überwachen, errichtet. Der Ausschuss setzt sich aus achtzehn unabhängigen Experten zusammen, von denen erwartet wird, dass sie Persönlichkeiten von hohem moralischen Ansehen und anerkannter Sachkenntnis auf dem Gebiet der Menschenrechte sind.

16. Vertragsstaaten des Paktes müssen alle fünf Jahre Berichte über die Maßnahmen vorlegen, die sie angewendet haben, um die in dem Abkommen anerkannten Rechte zur Wirkung zu bringen, sowie über den Fortschritt, der in der Ausübung dieser Rechte erreicht wurde. Der Menschenrechtsausschuss prüft die Berichte durch einen Dialog mit Vertretern des Vertragsstaates, dessen Bericht zur Diskussion steht. Hierauf nimmt der Ausschuss die abschließenden Beobachtungen an, in denen er seine wesentlichen Bedenken zusammenfasst und entsprechende Vorschläge und Empfehlungen an den Vertragsstaat richtet. Der Ausschuss bereitet auch allgemeine Bemerkungen vor, in denen er einzelne Artikel des Abkommens interpretiert, um Vertragsstaaten in ihrer Berichterstattung sowie ihrer Umsetzung der Vorschriften des Paktes anzuleiten. In einer solchen allgemeinen Bemerkung hat der Ausschuss die Klärung von Artikel 7 des Internationalen Paktes über bürgerliche und politische Rechte übernommen, der festhält, dass niemand der Folter

---

19 Siehe Kommunikation 8/1991, Absatz 185, Bericht des Ausschusses gegen Folter an die UN-Vollversammlung (A/49/44) vom 12. Juni 1994.
20 Siehe Kommunikation 6/1990, Absatz 10.4, Bericht des Ausschusses gegen Folter an die UN-Vollversammlung (A/50/44) vom 26. Juli 1995.

oder grausamer, unmenschlicher oder erniedrigender Behandlung oder Strafe unterzogen werden darf. In den allgemeinen Bemerkungen zu Artikel 7 des Abkommens wird im Bericht des Ausschusses speziell angemerkt, dass es keine ausreichende Umsetzung von Artikel 7 bedeutet, ein Verbot von Folter auszusprechen oder sie zu einem Verbrechen zu erklären. Der Ausschuss konstatierte: »[...] Staaten müssen einen effektiven Schutz mittels eines Kontrollmechanismus gewährleisten. Beschwerden über Misshandlungen müssen wirkungsvoll durch zuständige Behörden untersucht werden.«[21]

17. Am 10. April 1992 nahm der Ausschuss neue allgemeine Bemerkungen zu Artikel 7 an, mit denen er die vorangegangenen Bemerkungen weiterentwickelte. Der Ausschuss bekräftigte seine Interpretation von Artikel 7 durch die Feststellung, dass »Beschwerden umgehend und unparteiisch durch zuständige Behörden untersucht werden, damit der Rechtsschutz wirksam gemacht wird.« Wenn ein Staat das erste Fakultativprotokoll zum Internationalen Pakt über bürgerliche und politische Rechte unterzeichnet hat, kann eine Einzelperson eine Mitteilung an den Ausschuss einreichen mit der Beschwerde, dass ihre gemäß dem Abkommen bestehenden Rechte verletzt worden seien. Wird die Beschwerde als zulässig erkannt, erlässt der Ausschuss eine Sachentscheidung, welche in seinem Jahresbericht veröffentlicht wird.

(c)   Menschenrechtskommission*

18. Die Menschenrechtskommission ist das Hauptorgan für Menschenrechte der Vereinten Nationen. Sie wird aus 53 Mitgliedsstaaten gebildet, die durch den Wirtschafts- und Sozialrat für eine dreijährige Amtszeit gewählt werden. Die Kommission tagt jährlich sechs Wochen in Genf, um Menschenrechtsfragen zu behandeln. Die Kommission kann Studien und Missionen zur Tatsachenermittlung veranlassen, Abkommen und Erklärungen zur Annahme durch höhere Organe der Vereinten Nationen entwerfen und besondere Menschenrechtsverletzungen in öffentlichen oder geschlossenen Sitzungen diskutieren. Am 6. Juni 1967 hat der Wirtschafts- und Sozialrat in Resolution 1235 die Kommission ermächtigt, Anschuldigungen wegen grober Verletzungen der Menschenrechte zu überprüfen und »eine sorgfältige Untersuchung von Situationen durchzuführen, die ein einheitliches Muster von Menschenrechtsverletzungen aufweisen.«[22] Unter diesem Mandat hat die Kommission

---

21   UN-Dokument A/37/40 (1982).

*   Im Zuge eines umfassenden UN-Reformpaketes wurde die Menschenrechtskommission 2006 aufgelöst und durch den Menschenrechtsrat (Human Rights Council) abgelöst.

22   Ebenda, E/4393.

neben anderen Arbeitsschritten Resolutionen verabschiedet, welche die Sorge über Menschenrechtsverletzungen zum Ausdruck bringen, und sie hat Sonderberichterstatter ernannt, um Menschenrechtsverletzungen aufzugreifen, die unter ein besonderes Thema fallen. Die Kommission hat auch Resolutionen betreffend Folter und andere grausame, unmenschliche oder erniedrigende Behandlung oder Strafe verabschiedet. In ihrer Resolution 1998/38 betonte die Kommission, dass »alle Anschuldigungen von Folter oder grausamer, unmenschlicher oder erniedrigender Behandlung oder Strafe umgehend und unparteiisch durch die zuständige nationale Behörde überprüft werden sollen.«

(d)   Sonderberichterstatter über Folter

19. 1985 beschloss die Kommission in Resolution 1985/33, einen Sonderberichterstatter über Folter zu ernennen. Der Sonderberichterstatter hat den Auftrag, glaubwürdige und verlässliche Informationen zu suchen und entgegenzunehmen, die für Fragen der Folter relevant sind und unverzüglich auf diese Informationen zu reagieren. Die Kommission hat das Mandat des Sonderberichterstatters in weiteren Resolutionen immer wieder erneuert.

20. Die Befugnisse des Sonderberichterstatters zur Überwachung erstrecken sich auf alle Mitgliedsstaaten der Vereinten Nationen und auf alle Staaten mit Beobachterstatus, ungeachtet ob der Staat das Übereinkommen gegen Folter ratifiziert hat. Der Sonderberichterstatter stellt Verbindungen zu den Regierungen her, bittet sie um Informationen über legislative und administrative Maßnahmen, die ergriffen worden sind, um Folter zu verhindern, ersucht sie, etwaige Folgen zu beheben und fordert sie dazu auf, auf Hinweise einzugehen, nach denen das tatsächliche Vorkommen von Folter behauptet wird. Der Sonderberichterstatter nimmt auch Gesuche um Eilmaßnahmen entgegen, die er zur Kenntnis der betroffenen Regierungen bringt, um so den Schutz des Rechtes des Einzelnen auf physische und psychische Unversehrtheit zu gewährleisten. Zusätzlich führt der Sonderberichterstatter Konsultationen mit Regierungsvertretern durch, die ihn treffen wollen, und macht gemäß dem mit dieser Stelle verbundenen Mandat in einigen Teilen der Welt Besuche vor Ort. Der Sonderberichterstatter legt der Menschenrechtskommission und der Generalversammlung Berichte vor. Diese Berichte beschreiben die Maßnahmen, die der Sonderberichterstatter während seines Mandats ergriffen hat und lenken beharrlich die Aufmerksamkeit auf die Wichtigkeit umgehender Ermittlungen bei einem Verdacht auf Folter. In dem Bericht des Sonderberichterstatters über Folter vom 12. Januar 1995 hat der Sonderberichterstatter Nigel Rodley eine Reihe von Empfehlungen gegeben. In Paragraph 926 (g) des Berichts stellte er fest:

»Wenn ein Häftling oder Verwandter oder Rechtsanwalt Beschwerde wegen Folter erhebt, sollte immer eine Untersuchung stattfinden [...] Unabhängige nationale Behörden, wie beispielsweise eine nationale Kommission oder ein Ombudsmann mit Ermittlungsvollmacht bzw. Strafverfolgungsvollmacht, sollten eingerichtet werden, um Beschwerden entgegenzunehmen und zu untersuchen. Mit Beschwerden wegen Folter sollte man sich sofort befassen. Sie sollten durch eine unabhängige Behörde untersucht werden, die in keiner Beziehung zu der Behörde steht, die den Fall gegen das mutmaßliche Opfer untersucht oder verfolgt.«[23]

21. Der Sonderberichterstatter unterstrich diese Empfehlung in seinem Bericht vom 9. Januar 1996.[24] In der Erörterung seiner Sorge über Folterpraktiken wies der Sonderberichterstatter in Paragraph 136 darauf hin, dass »sowohl durch allgemeines internationales Recht, als auch durch das Übereinkommen gegen Folter und andere grausame, unmenschliche oder erniedrigende Behandlung oder Strafe Staaten verpflichtet sind, Foltervorwürfe zu untersuchen.«

(e) Sonderberichterstatter über Gewalt gegen Frauen

22. Die Stelle eines Sonderberichterstatters über Gewalt gegen Frauen wurde 1994 durch die Resolution 1994/45 der Menschenrechtskommission errichtet; dieses Mandat wurde durch Resolution 1997/44 erneuert. Der Sonderberichterstatter hat Verfahren geschaffen, um in einem humanitären Geist Klarstellungen und Informationen von Regierungen über spezifische Fälle von behaupteter Gewalt zu ersuchen, um so bestimmte Situationen und den Verdacht von Gewalt gegen Frauen in jedem Land zu identifizieren und zu untersuchen. Diese Mitteilungen können eine oder mehrere namentlich identifizierte Personen betreffen oder Informationen von allgemeinerer Art, die sich auf eine bestehende Situation stillschweigend geduldeter oder ausgeübter Gewalt gegen Frauen beziehen. Die von dem Sonderberichterstatter verwendete Definition von geschlechtsspezifischer Gewalt gegen Frauen ist der Erklärung der Vereinten Nationen über die Beseitigung der Gewalt gegen Frauen entnommen, die von der Generalversammlung in ihrer Resolution 48/104 vom 20. Dezember 1993 angenommen wurde. Eindringliche Aufrufe können durch den Sonderberichterstatter in Fällen von geschlechtsspezifischer Gewalt gegen Frauen geschickt werden, die eine unmittelbare Bedrohung oder Angst vor Bedrohung des Rechtes auf Leben oder der körperlichen Unversehrtheit einer Person beinhalten oder beinhalten könnten. Der Sonderberichterstatter mahnt die zuständigen nationalen Behörden, nicht nur umfas-

---

23   Ebenda, E/CN.4/1995/34.
24   Ebenda, E/CN.4/1996/35.

sende Informationen über den Fall zur Verfügung zu stellen, sondern auch eine unabhängige und unparteiische Untersuchung betreffend den übersandten Fall durchzuführen und unmittelbare Maßnahmen zu ergreifen, um zu gewährleisten, dass keine weitere Verletzung der Menschenrechte von Frauen vorkommt.

23. Der Sonderberichterstatter erstattet der Menschenrechtskommission jährlich Bericht über die Mitteilungen, die an die Regierungen geschickt wurden und über die Antworten, die er erhalten hat. Auf der Grundlage der Informationen, die von Regierungen und anderen zuverlässigen Quellen eingegangen sind, gibt der Sonderberichterstatter Empfehlungen an die betroffenen Regierungen, mit dem Ziel, dauerhafte Lösungen zur Beseitigung von Gewalt gegen Frauen in jedem Land zu finden. Der Sonderberichterstatter kann Folgemitteilungen an Regierungen senden, wenn keine Antworten eingetroffen sind oder wenn nur unzureichende Informationen geliefert wurden. Sollte eine besondere Situation von Gewalt gegen Frauen in einem bestimmten Land andauern und sollten die Informationen, die der Sonderberichterstatter erhalten hat, darauf hindeuten, dass von einer Regierung keine Maßnahmen ergriffen werden oder ergriffen worden sind, um den Schutz der Menschenrechte von Frauen zu gewährleisten, so kann der Sonderberichterstatter die Möglichkeit in Erwägung ziehen, bei der betroffenen Regierung um Erlaubnis zu bitten, das Land zu besuchen, um vor Ort eine Tatsachenermittlung durchzuführen.

(f)   Freiwilliger Fonds der Vereinten Nationen für Opfer der Folter

24. Die physischen und psychischen Nachwirkungen von Folter können verheerend sein und Jahre andauern und dabei nicht nur die Opfer betreffen, sondern auch deren Familienmitglieder. Hilfe zur Überwindung eines erlittenen Traumas kann bei Organisationen erhalten werden, die sich auf die Unterstützung von Folteropfern spezialisieren. Im Dezember 1981 errichtete die Generalversammlung den Freiwilligen Fonds der Vereinten Nationen für Opfer der Folter, um freiwillige Beiträge zur Verteilung an Nichtregierungsorganisationen (NRO) entgegenzunehmen, die psychologische, medizinische, soziale, finanzielle, juristische oder eine andere Form der humanitären Unterstützung für Folteropfer und deren Familienmitglieder leisten. Abhängig von den verfügbaren freiwilligen Beiträgen kann der Fonds ungefähr 200 NRO-Projekte finanzieren, die etwa 80.000 Folteropfer und deren Familienmitglieder in ca. 80 Ländern der Welt unterstützen. Der Fonds hat die Ausarbeitung und Übersetzung des vorliegenden Handbuchs finanziert und dessen Veröffentlichung in der Schriftenreihe für Fachausbildung des Amtes des Hohen Kommissars für Menschenrechte der Vereinten Nationen empfohlen; er ist

damit einer Empfehlung seines Treuhänderausschusses gefolgt, der eine begrenzte Anzahl von Projekten finanziell unterstützt, um Fachpersonal aus dem Gesundheitsbereich und andere darin auszubilden, wie man spezialisierte Hilfe für Folteropfer leistet.

C. Regionale Organisationen

25. Regionale Organe haben ebenfalls zur Entwicklung von Standards zur Verhinderung von Folter beigetragen. Zu diesen Organen gehören die Inter-Amerikanische Menschenrechtskommission, der Inter-Amerikanische Gerichtshof für Menschenrechte, der Europäische Gerichtshof, das Europäische Komitee zur Verhütung von Folter und die Afrikanische Kommission für Menschenrechte.

1. Die Inter-Amerikanische Menschenrechtskommission und der Inter-Amerkanische Gerichtshof für Menschenrechte

26. Am 22. November 1969 verabschiedete die Organisation Amerikanischer Staaten die Amerikanische Menschenrechtskonvention, die am 18. Juli 1978 in Kraft trat.[25] Artikel 5 der Konvention stellt fest:

1. Jede Person hat das Recht darauf, dass ihre physische, psychische und moralische Integrität geachtet wird.

2. Niemand darf Folter oder grausamer, unmenschlicher oder erniedrigender Strafe oder Behandlung unterworfen werden. Alle Personen, die ihrer Freiheit beraubt sind, müssen mit Achtung für ihre angeborene Menschenwürde behandelt werden.

27. Artikel 33 der Konvention sieht die Errichtung einer Inter-Amerikanischen Menschenrechtskommission und eines Inter-Amerikanischen Gerichtshofs für Menschenrechte vor. Gemäß ihren Bestimmungen ist es die Hauptfunktion der Kommission, die Beachtung und Verteidigung der Menschenrechte zu fördern und auf diesem Gebiet als beratendes Organ für die Organisation Amerikanischer Staaten zu dienen.[26] Zur Erfüllung dieser Funktion hat die Kommission die Inter-Amerikanische Konvention zur Verhütung und Bestrafung der Folter herangezogen, um ihre Auslegung, was in Artikel

---

25 Organisation Amerikanischer Staaten, *Vertragssammlung*, Nr. 36 und Vereinte Nationen, *Vertragssammlung* Band 1144, S. 123, wieder nachgedruckt in »Basic documents pertaining to human rights in the inter-American system« (OEA/Ser. L.V/II.82, Dokument 6, Rev. 1.), S. 25 (1992).

26 »Regulations of the Inter-American Commission on Human Rights« OEA/Ser.L.V/II.92), Dokument 31, Rev. 3, vom 3. Mai 1996, Art. (1).

5[27] mit Folter gemeint ist, zu leiten. Die Inter-Amerikanische Konvention zur Verhütung und Bestrafung der Folter wurde von der Organisation Amerikanischer Staaten am 9. Dezember 1985 verabschiedet und trat am 28. Februar 1987[28] in Kraft. Artikel 2 der Konvention definiert Folter als:

> »[...] jede mit Vorsatz ausgeübte Handlung, durch die einer Person physische oder psychische Schmerzen oder Leiden zum Zweck strafrechtlicher Untersuchung, als Mittel der Einschüchterung, als persönliche Bestrafung, als präventive Maßnahme, als Strafe oder für irgendeinen anderen Zweck zugefügt werden. Unter Folter soll auch die Anwendung von Methoden gegen eine Person verstanden werden, die dazu bestimmt sind, die Persönlichkeit des Opfers auszulöschen oder seine physischen oder psychischen Fähigkeiten zu verringern, selbst wenn dies keine körperlichen Schmerzen oder psychische Angst verursacht.«

28. In Artikel 1 verpflichten sich die Vertragsstaaten der Konvention, Folter in Übereinstimmung mit den Bestimmungen der Konvention zu verhindern und zu bestrafen. Vertragsstaaten der Konvention sind dazu aufgefordert, eine unmittelbare und sorgfältige Untersuchung einer jeden Behauptung, dass Folter innerhalb ihrer Zuständigkeit stattgefunden hat, durchzuführen.

29. Artikel 8 bestimmt, dass »Vertragsstaaten zu garantieren haben, dass jede Person, die eine Beschuldigung vorbringt, innerhalb ihres Zuständigkeitsbereich der Folter unterworfen worden zu sein, das Recht auf unparteiische Prüfung des Falles haben soll.« Wenn es eine Beschuldigung oder einen wohlbegründeten Grund für die Annahme gibt, dass eine Folterhandlung innerhalb ihres Hoheitsgebietes begangen wurde, müssen die Vertragsstaaten ebenfalls garantieren, dass ihre zuständigen Behörden ordnungsgemäß und unverzüglich vorgehen, um eine Untersuchung des Falles durchzuführen und, wann immer angebracht, den entsprechenden Strafprozess einzuleiten.

30. In einem ihrer Länderberichte von 1998 merkte die Kommission an, ein Hindernis bei der effektiven Strafverfolgung von Folterern sei der Mangel an Unabhängigkeit bei einer Untersuchung von Behauptungen wegen Folter, weil die Untersuchung durch staatliche Organe ausgeführt werden muss, von denen es wahrscheinlich ist, dass sie in Verbindung mit den der Folter be-

---

27 Siehe Fall 10832, Bericht Nr. 35/96, Inter-American Commission on Human Rights Annual Report 1997, Absatz 75.
28 Organisation Amerikanischer Staaten, *Vertragssammlung* Nr. 67.

zichtigten Parteien stehen.[29] Die Kommission zitierte Artikel 8, um die Wichtigkeit einer »unparteiischen Prüfung« eines jeden Falles zu unterstreichen.[30]

31. Der Inter-Amerikanische Gerichtshof für Menschenrechte hat sich mit der Notwendigkeit befasst, Beschwerden wegen Verletzung der Amerikanischen Menschenrechtskonvention zu untersuchen. In seinem Beschluss im Verfahren Velásquez Rodríguez (Urteil am 29. Juli 1988) stellte das Gericht fest:

> »Der Staat ist verpflichtet, jede Situation zu untersuchen, die eine Verletzung der durch die Konvention geschützten Rechte beinhaltet. Wenn der Staatsapparat auf solche Weise handelt, dass der Verstoß ungeahndet bleibt und der volle Genuss solcher Rechte durch das Opfer nicht so bald wie möglich wieder hergestellt wird, dann hat der Staat dabei versagt, seine Pflicht zu erfüllen, den Personen innerhalb seiner Hoheitsgewalt freie und volle Ausübung dieser Rechte zu gewährleisten.«

32. Artikel 5 der Konvention sieht das Recht vor, frei von Folter zu sein. Obwohl sich der Fall speziell mit dem Thema des Verschwindenlassens befasste, ist eines der Rechte, auf die das Gericht als durch die Amerikanische Menschenrechtskonvention garantiert hinwies, das Recht, nicht der Folter oder anderen Formen der Misshandlung unterworfen zu werden.

2.   Der Europäische Gerichtshof für Menschenrechte

33. Am 4. November 1950 hat der Europarat die Europäische Konvention zum Schutz der Menschenrechte und Grundfreiheiten verabschiedet, die am 3. September 1953 in Kraft trat.[31] Artikel 3 der Europäischen Menschenrechtskonvention besagt:»Niemand darf der Folter oder unmenschlicher oder erniedrigender Strafe oder Behandlung unterzogen werden.« Die Europäische Menschenrechtskonvention schuf Kontrollmechanismen, die aus dem Europäischen Gerichtshof für Menschenrechte und der Europäischen Menschenrechtskommission bestehen. Seit der Reform, die am 1. November 1998 in Kraft trat, hat ein neuer ständiger Gerichtshof den früheren Gerichtshof und die frühere Kommission ersetzt. Das Recht auf individuelle Anrufungen ist jetzt zwingend vorgeschrieben, und alle Opfer haben direkten Zugang zum Gerichtshof. Der Gerichtshof hatte bereits Anlass, die Notwendigkeit der Untersuchung von Foltervorwürfen als einen Weg zur Gewährleistung der in Artikel 3 garantierten Rechte zu prüfen.

---

29   Inter-American Commission on Human Rights, *Report on the Situation of Human Rights in Mexico*, 1998, Absatz 323.
30   Ebenda, Absatz 324.
31   Vereinte Nationen, *Vertragssammlung (Treaty Series)*, Bd. 213, S. 222.

34. Das erste Urteil zu diesem Thema war der Beschluss in dem Verfahren *Aksoy ./. Türkei (100/1995/606/694)*, ergangen am 18. Dezember 1996.[32] In diesem Fall gelangte der Gerichtshof zu der Einschätzung:

»Wo eine Person in einem guten Gesundheitszustand in Polizeigewahrsam genommen wurde, aber zum Zeitpunkt der Entlassung als verletzt befunden wird, obliegt es dem Staat, eine glaubhafte Erklärung über den Grund der Verletzung abzugeben. Unterlässt er dies, so liegt ein eindeutiger Fall vor, der unter Artikel 3 der Konvention fällt.«[33]

35. Der Gerichtshof stellte weiterhin fest, dass die dem Antragsteller zugefügten Verletzungen von Folter herrührten und dass Artikel 3 verletzt worden sei.[34] Außerdem legte der Gerichtshof Artikel 13 der Konvention, der das Recht auf eine wirksame Beschwerde vor einer staatlichen Instanz vorsieht, dahingehend aus, dass dieser die Verpflichtung auferlegt, Vorwürfe von Folter vollständig zu untersuchen. Mit Rücksicht auf die »grundsätzliche Wichtigkeit des Folterverbotes« und die Verwundbarkeit von Folteropfern stellte der Gerichtshof fest, dass »Artikel 13 Staaten eine Verpflichtung auferlegt, eine vollständige und wirksame Untersuchung von Fällen von Folter durchzuführen und zwar unbeschadet anderer im innerstaatlichen System zur Verfügung stehender Rechtsmittel.«[35]

36. Laut Auslegung des Gerichtshofs hat der Begriff einer ›wirksamen Beschwerde‹ in Artikel 13 eine gründliche Untersuchung jeder ›vertretbaren Behauptung‹ von Folter zur Folge. Der Gerichtshof merkte an, dass, obwohl die Konvention nicht wie Artikel 12 des Übereinkommens gegen Folter und andere grausame, unmenschliche oder erniedrigende Behandlung oder Strafe eine ausdrückliche Bestimmung vorsehe, eine »solche Forderung implizit in dem Begriff einer ›wirksamen Beschwerde‹ in Artikel 13 enthalten ist.«[36] Der Gerichtshof befand daraufhin, dass der Staat Artikel 13 dadurch verletzt habe, dass er es versäumt hatte, die Folterbehauptung des Antragstellers zu untersuchen.[37]

37. In einem Urteil vom 28. Oktober 1998 in dem Verfahren von *Assenov und anderen ./. Bulgarien (90/1997/874/1086)*, ging der Gerichtshof

---

32 Siehe Zusatzprotokolle Nr. 3, 5 und 8, die am 21. September 1970, 20. Dezember 1971 und 1. Januar 1990 in Kraft traten, *Europäische Vertragssammlung (European Treaty Series)* Nr. 45, 46 und 118.

33 Siehe Europäischer Gerichtshof für Menschenrechte, *Reports of Judgments and Decisions* 1996–VI, Absatz 61.

34 Ebenda, Absatz 64.

35 Ebenda, Absatz 98.

36 Ebenda.

37 Ebenda, Absatz 100.

sogar noch weiter, indem er eine Verpflichtung des Staates anerkannte, Beschuldigungen wegen Folter nicht nur nach Artikel 13, sondern auch nach Artikel 3 zu untersuchen. In diesem Fall zeigte ein junger Angehöriger der Roma, der von der Polizei festgenommen worden war, medizinische Beweise von Schlägen. Aufgrund der vorhandenen Beweislage war es aber unmöglich zu beurteilen, ob diese Verletzungen durch seinen Vater oder durch die Polizei verursacht worden waren. Der Gerichtshof erkannte an, dass »der durch den Arzt, der Herrn Assenov untersuchte, festgestellte Verletzungsgrad [...] darauf hindeutete, dass dessen Verletzungen schwer genug waren, um einer Misshandlung im Rahmen von Artikel 3 gleichzukommen.«[38] Im Gegensatz zur Kommission, die der Ansicht war, es liege keine Verletzung von Artikel 3 vor, beließ es der Gerichtshof nicht hierbei. Er fuhr fort und erwog, die Tatsachen erregten »begründeten Verdacht, dass diese Verletzungen durch die Polizei verursacht sein könnten.«[39] Daher stellte der Gerichtshof fest:

> »Unter diesen Umständen, unter denen eine Person eine vertretbare Behauptung vorbringt, dass sie durch die Polizei oder andere Vertreter des Staates schwer misshandelt worden sei, gesetzeswidrig und entgegen Artikel 3, verlangt diese Bestimmung, in Verbindung mit den generellen Verpflichtungen des Staates gemäß Artikel 1 der Konvention – ›Die Hohen Vertragsparteien sichern allen ihrer Hoheitsgewalt unterstehenden Personen die in dem Abkommen bestimmten Rechte und Freiheiten zu‹ – durch logische Schlussfolgerung, dass eine wirksame offizielle Untersuchung stattfinden sollte. Diese Verpflichtung sollte zur Identifizierung und Bestrafung der Verantwortlichen führen können. Wenn das nicht der Fall wäre, so wäre das allgemeine gesetzliche Verbot von Folter und unmenschlicher und erniedrigender Behandlung und Strafe, trotz seiner grundlegenden Wichtigkeit [...], in der Praxis unwirksam und es wäre in einigen Fällen für Vertreter des Staates möglich, praktisch ungestraft mit den Rechten derer, die unter ihrer Kontrolle stehen, Missbrauch zu treiben.«[40]

38. Zum ersten Mal war der Gerichtshof zu dem Schluss gekommen, dass eine Verletzung von Artikel 3 stattgefunden hatte, nicht wegen einer Misshandlung als solcher, sondern wegen des Versäumnisses, eine wirksame offizielle Untersuchung auf den Verdacht der Misshandlung hin durchzuführen. Darüber hinaus wiederholte der Gerichtshof seinen Standpunkt, den er im Verfahren *Aksoy* eingenommen hatte, und entschied, dass auch eine Verletzung von Artikel 13 vorgelegen habe. Der Gerichtshof gelangte zu der Einschätzung:

> »Wenn eine Person eine vertretbare Behauptung erhebt, unter Verletzung von Artikel 3 misshandelt worden zu sein, zieht der Begriff einer wirksamen Beschwerde, zusätzlich zu einer vollständigen und wirksamen Untersuchung, wie

---

38 Ebenda, *Reports of Judgments and Decisions* 1998-VIII, Absatz 95.
39 Ebenda, Absatz 101.
40 Ebenda, Absatz 102.

sie auch durch Artikel 3 gefordert wird [...], [den] wirksamen Zugang des Klägers zu dem Ermittlungsverfahren und, wo angebracht, eine Entschädigungszahlung nach sich.«[41]

3. Das Europäische Komitee zur Verhütung von Folter und unmenschlicher oder erniedrigender Behandlung oder Strafe

39. 1987 hat der Europarat die Europäische Konvention zur Verhütung von Folter und unmenschlicher oder erniedrigender Behandlung oder Strafe verabschiedet, die am 1. Februar 1989 in Kraft trat.[42] Bis zum 1. März 1999 hatten alle 40 Mitgliedsstaaten des Europarates die Konvention ratifiziert. Diese Konvention ergänzt den gerichtlichen Mechanismus der Europäischen Menschenrechtskonvention um einen präventiven Mechanismus. Die Konvention schafft absichtlich keine materielle Rechtsnorm. Die Konvention begründete das Europäische Komitee zur Verhütung von Folter und unmenschlicher oder erniedrigender Behandlung oder Strafe, das aus je einem Mitglied für jeden Mitgliedsstaat besteht. Die Mitglieder, die in das Komitee gewählt werden, sollen hohen moralischen Ansprüchen genügen, unparteiisch und unabhängig sein sowie auch für die Durchführung von Einsätzen vor Ort zur Verfügung stehen.

40. Das Komitee führt Besuche in Mitgliedsstaaten des Europarates durch, teilweise in regelmäßigen Abständen, teilweise ad hoc. Eine Besuchsdelegation des Komitees besteht aus Mitgliedern des Komitees, begleitenden Sachverständigen aus den Bereichen Medizin, Recht oder anderen Gebieten, Dolmetschern und Mitgliedern des Sekretariats. Diese Delegationen suchen Personen auf, die durch die Behörden des besuchten Landes ihrer Freiheit beraubt sind.[43] Die Befugnisse jeder Besuchsdelegation sind ziemlich weitgehend: Sie kann jeden Ort besuchen, an dem Personen – ihrer Freiheit beraubt – festgehalten werden; sie kann unangemeldete Besuche an jedem solchen Ort machen; sie kann Besuche an diesen Orten wiederholen; sie kann mit Personen, die ihrer Freiheit beraubt sind, unter vier Augen sprechen; sie kann jede einzelne Person oder auch alle, die sie auswählt, an diesen Orten besuchen; und sie kann alle Örtlichkeiten (nicht nur die Zellentrakte) ohne Ein-

---

41 Ebenda, Absatz 117.
42 Europäische Vertragssammlung (*European Treaty Series*), Nr. 126.
43 Eine der Freiheit beraubte Person ist jede Person, die durch eine öffentliche Behörde der Freiheit beraubt wurde, wie zum Beispiel – aber nicht ausschließlich – Personen, die festgenommen wurden oder in irgendeiner Form von Verwahrung sind, Häftlinge, die auf die Gerichtsverhandlung warten, verurteilte Häftlinge und Personen, die unfreiwillig in psychiatrische Krankenhäuser eingewiesen wurden.

schränkung in Augenschein nehmen. Die Delegation kann Einsicht in alle die besuchten Personen betreffenden Papiere und Akten erhalten. Die ganze Arbeit des Komitees beruht auf Vertraulichkeit und Zusammenarbeit.

41. Nach einem Besuch verfasst das Komitee einen Bericht. Aufgrund der Tatsachen, die während des Besuchs beobachtet wurden, nimmt der Bericht zu den vorgefundenen Verhältnissen Stellung, macht konkrete Empfehlungen und stellt etwaige Fragen, die weiterer Klärung bedürfen. Der Vertragsstaat erwidert den Bericht in schriftlicher Form und stellt damit einen Dialog zwischen dem Komitee und dem Vertragsstaat her, der bis zum folgenden Besuch fortgesetzt wird. Die Berichte des Komitees und die Antworten des Vertragsstaates sind vertrauliche Dokumente, aber der Vertragsstaat (nicht das Komitee) kann beschließen, sowohl die Berichte als auch die Antworten zu veröffentlichen. Bisher haben fast alle Vertragsstaaten sowohl die Berichte als auch die Antworten veröffentlicht.

42. Im Laufe seiner Tätigkeit während der letzten zehn Jahre hat das Komitee Schritt für Schritt eine Reihe von Kriterien für die Behandlung von in Gewahrsam gehaltenen Personen entwickelt, die allgemeine Standards festlegen. Diese Standards behandeln nicht nur die materiellen Bedingungen, sondern auch verfahrensrechtliche Schutzmaßnahmen. Drei vom Komitee empfohlene Schutzmaßnahmen für Personen, die in Polizeigewahrsam gehalten werden, sind zum Beispiel:

(a) Das Recht einer der Freiheit beraubten Person, sofort eine dritte Partei (ein Familienmitglied) über die Haft zu informieren, wenn sie dies wünscht.

(b) Das Recht einer der Freiheit beraubten Person auf sofortigen Zugang zu einem Rechtsanwalt.

(c) Das Recht einer der Freiheit beraubten Person auf Zugang zu einem Arzt, einschließlich eines Arztes ihrer Wahl, wenn sie dies wünscht.

43. Außerdem hat das Komitee wiederholt betont: Eines der wirksamsten Mittel zur Verhütung von Misshandlungen durch Beamte mit Polizeibefugnissen liegt in der sorgfältigen Überprüfung aller Beschwerden wegen solcher Behandlung durch zuständige Behörden, denen diese vorgetragen werden und, wo es angebracht ist, in der Auferlegung einer entsprechenden Strafe. Dies hat eine stark abschreckende Wirkung.

4. Die Afrikanische Kommission für Menschenrechte und Rechte der Völker und der Afrikanische Gerichtshof für Menschenrechte und die Rechte der Völker

44. Im Vergleich zu den europäischen und inter-amerikanischen Systemen hat Afrika keine Konvention über Folter und deren Verhütung. Das Problem der Folter wird auf der gleichen Ebene wie andere Menschenrechtsverletzungen geprüft. Auf das Problem der Folter wird vor allem in der Afrikanischen Charta der Menschenrechte und Rechte der Völker eingegangen, die am 27. Juni 1981 verabschiedet wurde und am 21. Oktober 1986 in Kraft trat.[44] Artikel 5 der Afrikanischen Charta stellt fest:

> »Jede Person soll das Recht auf Achtung der Würde, die einem Menschen angeboren ist, und auf Anerkennung seines Rechtsstatus haben. Alle Formen von Ausbeutung und Erniedrigung eines Menschen, insbesondere Sklaverei, Sklavenhandel, Folter, grausame, unmenschliche oder erniedrigende Bestrafung und Behandlung sollen verboten sein.«

45. In Übereinstimmung mit Artikel 30 der Afrikanischen Charta wurde die Afrikanische Kommission für Menschenrechte und Rechte der Völker im Juni 1987 gegründet und beauftragt, »die Menschenrechte und Rechte der Völker zu fördern und ihren Schutz in Afrika zu gewährleisten.« Die Kommission hat in ihren regelmäßigen Sitzungen verschiedene Länderresolutionen zu Themen, die die Menschenrechte in Afrika betreffen, verabschiedet, von denen sich einige, neben anderen Verletzungen, mit Folter befassten. In einigen ihrer Länderresolutionen hat die Kommission Sorge über eine Verschlechterung der Menschenrechtssituation, einschließlich der Anwendung von Folter, bekundet.

46. Die Kommission hat neue Mechanismen geschaffen, wie den Sonderberichterstatter für Gefängnisse, den Sonderberichterstatter für willkürliche und summarische Hinrichtungen sowie den Sonderberichterstatter für Frauen, deren Auftrag es ist, während der öffentlichen Sitzungen der Kommission zu berichten. Diese Mechanismen haben für Opfer und Nichtregierungsorganisationen die Gelegenheit geschaffen, den Sonderberichterstattern Informationen direkt zukommen zu lassen. Gleichzeitig können ein Opfer oder eine Nichtregierungsorganisation eine Beschwerde wegen Folterhandlungen, wie in Artikel 5 der Afrikanischen Charta definiert, an die Kommission richten. Während eine Individualbeschwerde bei der Kommission anhängig ist, können das Opfer oder die Nichtregierungsorganisation die gleichen Informationen an die Sonderberichterstatter für deren öffentliche Berichte bei den Sitzungen der Kommission senden. Um ein Forum zur Ent-

---

44 Organisation der afrikanischen Einheit (Organization of African Unity), Dokument CAB/LEG/67/3, 5. Revision, 21, *International Legal Materials*, 58 (1982).

scheidung von Behauptungen wegen Verletzungen der in der Afrikanischen Charta garantierten Rechte zu schaffen, verabschiedete die Versammlung der Organisation der Afrikanischen Einheit im Juni 1988 ein Protokoll zur Errichtung des Afrikanischen Gerichtshofes für Menschenrechte und die Rechte der Völker.

D.   Der Internationale Strafgerichtshof

47. Das Römische Statut des Internationalen Strafgerichtshofs, angenommen am 17. Juli 1998, errichtete einen ständigen Internationalen Strafgerichtshof, um Personen vor Gericht zu stellen, die für Völkermord, Verbrechen gegen die Menschlichkeit* und Kriegsverbrechen verantwortlich sind (A/CONF.183/9). Der Gerichtshof ist zuständig für Fälle, in denen Folteranschuldigungen – entweder als Bestandteil des Verbrechens des Völkermords oder als Verbrechen gegen die Menschlichkeit – erhoben werden, wenn die Folter als Teil eines umfassenden oder systematischen Angriffs oder als ein Kriegsverbrechen nach den Genfer Konventionen von 1949 ausgeübt wird. Im Römischen Statut wird Folter definiert als die einer Person vorsätzlich zugefügten schweren Schmerzen oder Leiden, seien sie körperlich oder psychisch, wenn diese Person sich in der Gefangenschaft oder unter der Kontrolle des/der Angeklagten befindet. Nach dem Stand vom 25. September 2000 wurde das Römische Statut des Internationalen Strafgerichtshofs von 113 Ländern unterzeichnet und von 21 Staaten ratifiziert. Der Strafgerichtshof wird seinen Sitz in Den Haag haben. Dieser Gerichtshof ist nur für Fälle zuständig, in denen Staaten nicht in der Lage oder nicht willens sind, Einzelpersonen strafrechtlich zu verfolgen, die für die im Römischen Statut beschriebenen Verbrechen verantwortlich sind.

---

*   Zur Problematik der Übersetzung des englischen ›crimes against humanity‹ siehe die Hinweise in den editorischen Bemerkungen.

71

Kapitel II

Relevante ethische Kodizes

48. Alle Berufe vollziehen ihre Arbeit innerhalb ethischer Kodizes. Diese formulieren gemeinsame Werte und anerkannte Pflichten für die den Beruf Ausübenden und legen moralische Standards fest, deren Befolgung von ihnen erwartet wird. Ethische Standards werden hauptsächlich auf zweierlei Weise festgelegt: Durch internationale Instrumente, die durch Institutionen wie die Vereinten Nationen aufgestellt werden, und durch Kodizes von Prinzipien, die innerhalb der Berufe selbst abgefasst werden, durch deren maßgebliche Verbände auf nationaler oder internationaler Ebene. Die wesentlichen Grundsätze sind immer die gleichen. Sie richten sich auf Verpflichtungen, die der Berufsausübende einzelnen Klienten oder Patienten, der Gesellschaft im Ganzen und Kollegen schuldet, um die Berufsehre zu wahren. Diese Verpflichtungen spiegeln die Rechte wider, auf die alle Menschen durch internationale Abkommen Anspruch haben, und ergänzen sie.

A. Berufsethik der Juristen

49. Als letztinstanzliche Vertreter des Rechts spielen Richter eine besondere Rolle beim Schutz der Rechte von Bürgern. Internationale Standards schaffen auf Seiten der Richter eine ethische Pflicht, zu gewährleisten, dass die Rechte des Einzelnen geschützt werden. Grundsatz 6 der Grundprinzipien der Vereinten Nationen über die Unabhängigkeit der Richterschaft besagt: »Das Prinzip der Unabhängigkeit der Richterschaft berechtigt und verpflichtet die Richter, dafür zu sorgen, daß Gerichtsverfahren fair geführt werden und die Rechte der Parteien geachtet werden.«[45] In ähnlicher Weise haben Staatsanwälte die ethische Verpflichtung, ein durch öffentliche Amtsträger begangenes Folterverbrechen zu untersuchen und zu verfolgen. Artikel 15 der Richtlinien der Vereinten Nationen betreffend die Rolle der Staatsanwälte besagt: »Der Staatsanwalt hat der Verfolgung von Straftaten, die von

---

45   Angenommen vom Siebten Kongreß der Vereinten Nationen für Verbrechensverhütung und die Behandlung Straffälliger, der vom 26. August bis 6. September 1985 in Mailand (Italien) stattfand, und gebilligt von der Generalversammlung durch Resolution 40/32 vom 29. November 1985 und 40/146 vom 13. Dezember 1985.

öffentlichen Bediensteten begangen werden, insbesondere Bestechlichkeit, Amtsmißbrauch, schweren Verletzungen von Menschenrechten und anderen im Völkerrecht geächteten Taten und, wo dieses vom Gesetz vorgesehen ist oder der örtlichen Praxis entspricht, der Ermittlung solcher Straftaten die gebührende Aufmerksamkeit zu schenken.«[46]

50. Internationale Standards begründen auch für Rechtsanwälte die Pflicht, bei der Ausübung ihrer beruflichen Aufgaben Menschenrechte und Grundfreiheiten zu fördern und zu schützen. Grundsatz 14 der Grundprinzipien der Vereinten Nationen betreffend die Rolle der Rechtsanwälte schreibt vor: »Beim Schutz der Rechte seines Mandanten und beim Eintreten für die Sache der Gerechtigkeit muß der Rechtsanwalt bestrebt sein, die im staatlichen Recht und im Völkerrecht anerkannten Menschenrechte und Grundfreiheiten zu wahren und jederzeit unabhängig und sorgfältig im Einklang mit dem Recht und den anerkannten Verhaltensregeln und Ehrenpflichten des Anwaltsstandes handeln.«[47]

B.   Ethik der Gesundheitsberufe

51. Zwischen Konzepten der Menschenrechte und dem fest eingeführten Prinzip einer Ethik in den Gesundheitsberufen gibt es klare Verbindungen. Die ethischen Verpflichtungen der Angehörigen der Gesundheitsberufe werden auf drei Ebenen formuliert und zeigen sich in Dokumenten der Vereinten Nationen auf dieselbe Weise wie für den Berufsstand der Juristen. Sie sind auch in Erklärungen enthalten, die von internationalen Organisationen herausgegeben werden, die Angehörige der Gesundheitsberufe vertreten, etwa der Weltärztebund (World Medical Association), der Weltverband für Psychiatrie (World Psychiatric Association) sowie der Weltverband der Krankenschwestern und Krankenpfleger (International Council of Nurses).[48] Die ärztlichen Berufsorganisationen eines Landes und Berufsorganisationen der Krankenschwestern und Krankenpfleger stellen ebenfalls Ethikrichtlinien auf. Von ihren Mitgliedern wird erwartet, dass sie diesen Richtlinien folgen. Der zentrale Grundsatz jeder Ethik der Gesundheitsberufe, wie auch immer

---

46   Angenommen vom Achten Kongress der Vereinten Nationen für Verbrechensverhütung und die Behandlung Straffälliger, der vom 27. August bis zum 7. September 1990 in Havanna stattfand.

47   Siehe oben Anmerkung 46.

48   Es gibt auch eine Anzahl regionaler Verbände, wie zum Beispiel die Commonwealth Medical Association (Commonwealth Ärzteverband) und die International Conference of Islamic Medical Associations (Internationale Konferenz islamischer Ärzteverbände), die wichtige Stellungnahmen zu ärztlicher Ethik und Menschenrechten für ihre Mitglieder herausgeben.

formuliert, ist die grundlegende Pflicht, immer im wohlverstandenen Interesse des Patienten zu handeln, ungeachtet anderer beeinträchtigender Faktoren, von außen ausgeübtem Druck oder vertraglicher Verpflichtungen. In manchen Ländern sind medizinethische Grundsätze wie die ärztliche Schweigepflicht in das staatliche Recht aufgenommen. Auch wo ethische Grundsätze nicht in solcher Weise im Gesetz verankert sind, sind alle Angehörigen der Gesundheitsberufe moralisch durch die von ihren Berufsverbänden aufgestellten Standards gebunden. Sie werden eines Fehlverhaltens für schuldig befunden, wenn sie ohne angemessene Rechtfertigung von beruflichen Standards abweichen.

1. Erklärungen der Vereinten Nationen, die für Angehörige der Gesundheitsberufe relevant sind

52. Angehörige der Gesundheitsberufe müssen, wie alle anderen Personen, die im Strafvollzug arbeiten, die Mindestgrundsätze für die Behandlung von Gefangenen befolgen, die erfordern, dass allen Gefangenen ohne Unterschied medizinische Dienstleistungen einschließlich psychiatrischer Leistungen zur Verfügung stehen müssen und dass nach allen kranken Gefangenen oder denjenigen, die um Behandlung nachsuchen, täglich gesehen wird.[49] Diese Forderungen verstärken die weiter unten erörterte ethische Verpflichtung von Ärzten, im wohlverstandenen Interesse der Patienten, die zu versorgen sie verpflichtet sind, zu handeln und behandeln. Darüber hinaus haben die Vereinten Nationen speziell die ethischen Verpflichtungen von Ärzten und anderen Angehörigen der Gesundheitsberufe in den Grundsätzen ärztlicher Ethik im Zusammenhang mit der Rolle von medizinischem Personal, insbesondere von Ärzten, beim Schutz von Strafgefangenen und Inhaftierten vor Folter und anderer grausamer, unmenschlicher oder erniedrigender Behandlung oder Strafe[50] angesprochen. Diese stellen klar, dass Angehörige der Gesundheitsberufe die moralische Pflicht haben, die körperliche und geistige Gesundheit von Häftlingen zu schützen. Es ist ihnen ausdrücklich verboten, medizinisches Wissen und Können auf irgendeine Weise anzuwenden, die im Widerspruch zu internationalen Erklärungen individueller Rechte steht.[51] Insbesondere ist es ein grober Verstoß gegen die Ethik der Gesund-

---

49 Mindestgrundsätze für die Behandlung von Gefangenen und Verfahren zur wirksamen Anwendung der Mindestgrundsätze für die Behandlung der Gefangenen, 1955 von den Vereinten Nationen angenommen.

50 Von der UN-Generalversammlung 1982 angenommen.

51 Besonders die Allgemeine Erklärung der Menschenrechte, die Internationalen Menschenrechtspakte und die Erklärung über den Schutz aller Personen vor Folter und anderer grausamer, unmenschlicher oder erniedrigender Behandlung oder Strafe.

heitsberufe, aktiv oder passiv an Folter teilzunehmen oder sie auf irgendeine Weise stillschweigend zu dulden.

53. »Mitwirkung an Folter« umfasst die Beurteilung der Fähigkeit einer Person, Misshandlungen auszuhalten, bei Misshandlungen anwesend zu sein, sie zu überwachen oder zuzufügen, Personen zum Zweck einer weiteren Misshandlung wiederzubeleben oder unmittelbar vor, während oder nach der Folter auf Anweisung derjenigen, die wahrscheinlich dafür verantwortlich sind, medizinische Behandlung zu leisten, berufliches Fachwissen oder persönliche Informationen über die Gesundheit von Einzelnen an Folterer weiterzugeben sowie absichtlich Beweise nicht zu beachten und Berichte, wie etwa Autopsieberichte und Totenscheine, zu fälschen.[52] Die Grundsätze der Vereinten Nationen beziehen durch die Betonung des Prinzips, dass die einzige ethische Beziehung zwischen Gefangenen und den Angehörigen der Gesundheitsberufe darin besteht, die Gesundheit des Gefangenen zu beurteilen, zu schützen und zu verbessern, auch eine der Grundregeln medizinischer Ethik mit ein. Daher ist eine Untersuchung der Gesundheit eines Häftlings, um Bestrafung oder Folter zu erleichtern, eindeutig unmoralisch.

2. Erklärungen internationaler Berufsverbände

54. Viele Erklärungen internationaler Berufsverbände konzentrieren sich auf Grundsätze im Zusammenhang mit dem Schutz der Menschenrechte und stellen einen eindeutigen internationalen Konsens in diesen Fragen im Bereich der Medizin dar. Erklärungen des Weltärztebundes definieren Aspekte der ethischen Pflichten, auf die man sich international geeinigt hat und an die alle Ärzte gebunden sind. Die Erklärung von Tokio des Weltärztebundes wiederholt das Verbot jeglicher Form von ärztlicher Mitwirkung oder Anwesenheit bei Folter oder Misshandlung.[53] Dies wird durch die Grundsätze der Vereinten Nationen, die besonders auf die Erklärung von Tokio Bezug nehmen, bekräftigt. Ärzten ist es eindeutig verboten, Informationen oder irgendwelche medizinischen Instrumente oder Substanzen zur Verfügung zu stellen, die Misshandlungen ermöglichen. Die gleiche Regel wird in der Erklärung von Hawaii des Weltverbandes für Psychiatrie speziell auf die Psychiatrie angewandt. Diese verbietet den Missbrauch psychiatrischen Fachwissens zum Zweck der Verletzung der Menschenrechte irgendeines Indivi-

---

52 Angehörige der Gesundheitsberufe müssen jedoch die Schweigepflicht, die sie den Patienten schulden, beachten und die Verpflichtung, eine Einwilligung nach Aufklärung für eine Offenlegung von Informationen einzuholen, insbesondere wenn einzelne Personen durch eine solche Offenlegung einem Risiko ausgesetzt werden könnten (siehe Kapitel II, Abschnitt C.3.).

53 1975 vom Weltärztebund verabschiedet.

duums oder einer Gruppe.[54] Die Internationale Konferenz für Islamische Medizin äußerte sich ähnlich in ihrer Erklärung von Kuwait, die es Ärzten untersagt, die Benutzung ihrer Fachkenntnisse zuzulassen,»um zu verletzen, zerstören oder Schaden an Körper, Psyche oder Geist zuzufügen, unabhängig davon, aus welchem militärischen oder politischen Grund.«[55] Ähnliche Vorschriften werden für Krankenschwestern in den Verhaltensregeln über die Rolle von Krankenschwestern bei der Pflege von Häftlingen und Gefangenen gemacht.[56]

55. Angehörige der Gesundheitsberufe haben auch die Pflicht, Kollegen zu unterstützen, die ihre Stimme gegen Menschenrechtsverletzungen erheben. Dies zu unterlassen bedeutet nicht nur die Gefahr eines Verstoßes gegen die Patientenrechte und einer Zuwiderhandlung gegen die oben genannten Erklärungen, sondern bringt auch die Heilberufe in Verruf. Die Berufsehre zu verletzen wird als ein ernsthaftes berufliches Fehlverhalten angesehen. Die Entschließung des Weltärztebundes zu den Menschenrechten fordert alle nationalen Ärzteverbände auf, die Menschenrechtssituation in ihren eigenen Ländern zu überprüfen und zu gewährleisten, dass Ärzte keine Beweise von Missbrauch verschleiern, auch wenn sie Repressalien befürchten.[57] Sie verlangt von den nationalen Verbänden, eindeutige Leitlinien, besonders für Ärzte, die im Strafvollzug arbeiten, zur Verfügung zu stellen, gegen vermeintliche Verletzungen der Menschenrechte zu protestieren und für einen wirksamen Mechanismus zur Prüfung von unmoralischen Handlungen im Bereich der Menschenrechte, die durch Ärzte begangen wurden, zu sorgen. Sie verlangt auch deren Unterstützung für diejenigen Ärzte, die auf Menschenrechtsverletzungen aufmerksam machen. Die nachfolgende Erklärung des Weltärztebundes, die Erklärung von Hamburg, bestätigt nochmals die Verpflichtung Einzelner sowie organisierter ärztlicher Gruppen weltweit, Ärzte darin zu bestärken, Folter oder jeglichem Druck, entgegen ethischen Prinzipien zu handeln, zu widerstehen.[58] Sie ruft jeden einzelnen Arzt auf, die Stimme gegen Misshandlung zu erheben, und fordert nationale und internationale Ärzteorganisationen nachhaltig dazu auf, Ärzte zu unterstützen, die sich solchem Druck widersetzen.

---

54 1977 verabschiedet.

55 1981 (nach dem islamischen Kalender 1401) verabschiedet.

56 1975 vom Weltverband der Krankenschwestern und Krankenpfleger verabschiedet.

57 1990 verabschiedet.

58 1997 verabschiedet.

3. Nationale Kodizes der medizinischen Ethik

56. Nationale Kodizes stellen die dritte Ebene dar, auf der Ethikrichtlinien formuliert werden. Diese spiegeln die gleichen Grundwerte wie oben genannt wider, da die medizinische Ethik der Ausdruck von Werten ist, die allen Ärzten gemeinsam sind. In nahezu allen Kulturen und Kodizes kommen die gleichen grundlegenden Auffassungen über die Pflichten vor, Schaden zu vermeiden, den Kranken zu helfen, die Gefährdeten zu schützen und keinen Unterschied zwischen Patienten auf irgendeiner anderen Grundlage als allein der Dringlichkeit ihrer medizinischen Bedürfnisse zu machen. Gleichlautende Werte liegen in den Kodizes für den Berufsstand des Pflegepersonals vor. Jedoch ist es ein problematischer Aspekt ethischer Grundsätze, dass sie keine klar umrissenen Regeln für jeden Konflikt bieten, sondern – in begrenztem Umfang – eine Auslegung erfordern. Beim Abwägen ethischer Gewissenskonflikte ist es wesentlich, dass die Angehörigen der Gesundheitsberufe ihre grundlegenden moralischen Verpflichtungen berücksichtigen, die in den gemeinsamen Werten ihres Berufsstandes Ausdruck gefunden haben, aber es ist genauso wesentlich, dass sie diese auf eine Weise umsetzen, die die grundlegende Pflicht widerspiegelt, Leid von ihren Patienten abzuwenden.

C. Grundsätze, die allen ethischen Kodizes der Gesundheitsberufe gemeinsam sind

57. Der Grundsatz fachlicher Unabhängigkeit erfordert von den Angehörigen der Gesundheitsberufe immer die Konzentration auf den Hauptzweck der Medizin, der darin besteht, trotz anderer Belastungen Leiden und Notlagen zu verringern und Schaden zu vermeiden. Einige weitere ethische Grundsätze sind so fundamental, dass sie gleichbleibend in allen Kodizes und ethischen Erklärungen wiederzufinden sind. Die wichtigsten sind die Vorschriften, eine teilnahmsvolle medizinische Betreuung zu leisten, nicht zu schaden und die Rechte der Patienten zu achten. Dies sind zentrale Forderungen an alle Angehörigen der Gesundheitsberufe.

1. Die Pflicht, eine teilnahmsvolle medizinische Betreuung zu gewährleisten

58. In nationalen und internationalen Kodizes wird der Pflicht, medizinische Betreuung zu leisten, in vielfacher Weise Ausdruck verliehen. Ein Aspekt dieser Pflicht ist die ärztliche Pflicht, auf Menschen in einer medizinischen Notlage einzugehen. Das spiegelt sich in der Internationalen Ärztlichen Standesordnung des Weltärztebundes wider, die die moralische

Verpflichtung von Ärzten, im Notfall die erforderliche Hilfe zu leisten, als eine humanitäre Pflicht anerkennt.[59] Die Pflicht, auf eine Notlage und Leiden einzugehen, findet ihr Echo in traditionellen Erklärungen in so gut wie allen Kulturen.

59. Ein Großteil der modernen Medizinethik wird untermauert von Grundsätzen, die in den frühesten Erklärungen berufsbezogener Werte aufgestellt wurden und die von Ärzten fordern, selbst bei einem gewissen Risiko für sich selbst medizinische Betreuung zu leisten. Zum Beispiel schreibt die Caraka Samhita, ein hinduistischer Kodex aus dem 1. Jahrhundert n. Chr., Ärzten vor, »dich mit deinem ganzen Herzen und deiner ganzen Seele um Linderung für die Patienten zu bemühen; du darfst deinen Patienten nicht um deines Lebens oder Überlebens willen verlassen oder verletzen.« Ähnliche Anweisungen wurden in frühen islamischen Kodizes gegeben, und die aktuelle Deklaration von Kuwait fordert Ärzte dazu auf, sich auf die Hilfsbedürftigen zu konzentrieren, seien sie »nahe oder fern, vortreffliche oder sündige Menschen, Freund oder Feind.«

60. Die medizinischen Werte im Westen wurden durch den Einfluss des hippokratischen Eides und ähnlicher Gelöbnisse, wie das Gebet des Maimonides, beherrscht. Der Eid des Hippokrates bildet ein feierliches Versprechen der Solidarität mit anderen Ärzten und eine Verpflichtung, Patienten zu nützen und für sie zu sorgen und gleichzeitig Leid von ihnen abzuwenden. Er enthält auch das Versprechen, Verschwiegenheit zu wahren. Diese vier Ideen werden auf verschiedene Weise in allen modernen Standesordnungen der Ethik der Gesundheitsberufe reflektiert. Die vom Weltärztebund verabschiedete Deklaration von Genf stellt eine moderne Neuformulierung der Werte des Hippokrates dar.[60] Sie ist ein Versprechen, durch das Ärzte sich verpflichten, die Gesundheit ihrer Patienten zum obersten Gebot zu machen und geloben, sich selbst mit Gewissenhaftigkeit und Würde dem Dienst an der Menschheit zu widmen.

61. Aspekte der Pflicht zur medizinischen Betreuung werden in vielen Erklärungen des Weltärztebundes reflektiert, die deutlich machen, dass Ärzte immer das tun müssen, was am besten für den Patienten, einschließlich von Häftlingen und mutmaßlichen Verbrechern, ist. Diese Pflicht wird oft durch den Begriff der beruflichen Unabhängigkeit ausgedrückt, der von Ärzten fordert, die beste ärztliche Praxis auch entgegen jeder Art von Druck, der möglicherweise ausgeübt wird, einzuhalten. Die Internationale Ärztliche Standesordnung des Weltärztebundes betont die Pflicht von Ärzten, medizi-

---

59   1949 verabschiedet.
60   1948 verabschiedet.

nische Betreuung zu leisten »in voller Unabhängigkeit und in Ehrfurcht vor
der menschlichen Würde.« Sie betont auch die Pflicht, ausschließlich im
Interesse des Patienten zu handeln und besagt, dass Ärzte ihren Patienten
völlige Loyalität schulden. Die Deklaration von Tokio des Weltärztebundes
und dessen Deklaration zur Unabhängigkeit und beruflichen Freiheit des
Arztes stellen eindeutig klar, dass Ärzte darauf bestehen müssen, dass sie die
Freiheit haben, im Interesse der Patienten zu handeln, ungeachtet anderer
Rücksichtnahmen, einschließlich der Anordnungen von Arbeitgebern, Ge-
fängnisbehörden oder Sicherheitskräften.[61] Letztere Erklärung fordert von
Ärzten, sicherzustellen, dass sie »die berufliche Unabhängigkeit haben, damit
sie die Interessen ihrer Patienten gegen alle Kräfte vertreten und verteidigen
können, die die notwendige Versorgung von Kranken und Verletzten beschränken oder verweigern wollen.« Ähnliche Grundsätze werden für Krankenschwestern im Kodex des Internationalen Schwesternverbands vorgeschrieben.

62. Eine andere Weise, auf welche durch den Weltärztebund die Pflicht
zu einer medizinischen Betreuung ausgedrückt wird, liegt in der Anerkennung der Patientenrechte. Dessen Deklaration von Lissabon zu den Rechten
des Patienten erkennt an, dass jeder ohne Unterschied Anspruch auf angemessene ärztliche Versorgung hat, und wiederholt, dass Ärzte immer im Einklang mit dem wohlverstandenen Interesse eines Patienten handeln müssen.[62]
Der Erklärung zufolge muss den Patienten Selbstbestimmung und ihr Recht
garantiert sein, und sowohl Ärzte als auch für die gesundheitliche Versorgung Zuständige müssen die Patientenrechte wahren. »Wenn Patienten
diese Rechte durch Rechtsvorschriften, Maßnahmen der Regierung, der Ver-
waltungsorgane oder anderer Einrichtungen verwehrt werden, sollten Ärzte
zur Sicherstellung oder Wiederherstellung dieser Rechte geeignete Maßnahmen ergreifen.« Jeder hat ein Recht auf angemessene ärztliche Versorgung,
ungeachtet solcher Aspekte wie ethnischer Herkunft, politischer Überzeugungen, Nationalität, Geschlecht, Religion oder individueller Verdienste.
Menschen, die wegen eines Verbrechens angeklagt oder verurteilt sind, haben den gleichen moralischen Anspruch auf angemessene ärztliche Versorgung und medizinische Pflege. Die Deklaration von Lissabon des Weltärztebundes betont, dass das einzige zu akzeptierende Unterscheidungsmerkmal
zwischen Patienten in der relativen Vordringlichkeit liegt, in der sie medizinische Hilfe benötigen.

---

61 1986 vom Weltärztebund verabschiedet.
62 1981 vom Weltärztebund verabschiedet; im September 1995 durch seine
    Vollversammlung auf ihrer 47. Tagung geändert.

2. Einwilligung nach Aufklärung (informed consent)

63. Alle Erklärungen, die eine Pflicht zur medizinischen Betreuung enthalten, betonen dabei die Verpflichtung, alles im wohlverstandenen Interesse derjenigen Person zu tun, die untersucht oder behandelt wird. Dies setzt jedoch voraus, dass die Angehörigen der Gesundheitsberufe wissen, was im wohlverstandenen Interesse des Patienten ist. Eine absolut grundlegende Regel moderner medizinischer Ethik besteht darin, dass Patienten ihre eigenen Interessen selbst am besten beurteilen. Das erfordert von den Angehörigen der Gesundheitsberufe, den Wünschen eines zurechnungsfähigen erwachsenen Patienten regelmäßig eher den Vorrang darüber einzuräumen, was für diesen Menschen am besten wäre, als den Ansichten irgendeiner Person mit Befehlsgewalt. In dem Fall, dass der Patient bewusstlos oder auf andere Art nicht in der Lage ist, eine gültige Einwilligung zu geben, müssen die Angehörigen des Gesundheitswesens beurteilen, wie das wohlverstandene Interesse dieser Person geschützt und gefördert werden kann. Von Krankenschwestern und -pflegern sowie Ärztinnen und Ärzten wird erwartet, dass sie als Anwälte ihrer Patienten handeln. Dies wird in Erklärungen klargestellt, zum Beispiel in der Deklaration von Lissabon des Weltärztebundes sowie in der Erklärung des Weltverbandes der Krankenschwestern und Krankenpfleger über die Rolle von Krankenschwestern bei der Wahrung der Menschenrechte.[63]

64. Die Erklärung von Lissabon des Weltärztebundes bestimmt die Pflicht der Ärzte, von geistig zurechnungsfähigen Patienten nach einer Aufklärung eine freiwillige Einwilligung zu jeder Untersuchung oder jedem Verfahren einzuholen. Dies bedeutet, dass eine Person über die Implikationen, die eine Zustimmung mit sich bringt, und über die Konsequenzen, die eine Ablehnung nach sich zieht, Bescheid wissen muss. Vor der Untersuchung von Patienten müssen die Angehörigen der Gesundheitsberufe deshalb offen den Zweck der Untersuchung und Behandlung erklären. Eine Einwilligung, die unter Zwang oder auf Grundlage einer ärztlichen Falschinformation zustande gekommen ist, ist ungültig und Ärzte, die auf dieser Basis handeln, verletzen mit hoher Wahrscheinlichkeit die medizinische Ethik. Je ernster die Implikationen des Verfahrens für den Patienten sind, desto stärker ist der moralische Imperativ, eine korrekt zustande gekommene Einwilligung nach Aufklärung zu erreichen. Das bedeutet, wenn Untersuchung und Behandlung für den Einzelnen deutlich einen therapeutischen Nutzen haben, reicht dessen stillschweigende Einwilligung durch die Mitarbeit bei der Behandlung aus. In Fällen, bei denen die Untersuchung nicht primär dem Zweck dient, therapeu-

---

63   1983 verabschiedet.

tische Betreuung zu leisten, ist große Vorsicht erforderlich, damit sicher gestellt wird, dass der Patient hierüber Bescheid weiß und ihr zustimmt und dass sie auf keinen Fall gegen sein wohlverstandenes Interesse gerichtet ist. Eine Untersuchung, die dazu dient, herauszufinden, ob jemand Bestrafung, Folter oder körperliche Belastung während eines Verhörs aushalten kann, ist, wie zuvor festgestellt, unmoralisch und steht im Widerspruch zum Ziel der Medizin. Die einzige ethisch zulässige Einschätzung des Gesundheitszustandes eines Gefangenen ist diejenige, die dazu bestimmt ist, die Gesundheit des Patienten zu beurteilen, um einen optimalen Gesundheitszustand aufrecht zu erhalten und zu vervollkommnen, nicht um eine Bestrafung zu ermöglichen. Eine körperliche Untersuchung für Beweiszwecke innerhalb einer Ermittlung erfordert eine Einwilligung, die in dem Sinn aufgeklärt ist, dass der Patient solche Umstände versteht, wie zum Beispiel auf welche Weise die durch die Untersuchung gewonnenen Daten über seine Gesundheit verwendet werden, wie sie aufbewahrt werden und wer Zugang zu ihnen hat. Wenn diese und andere für die Entscheidung des Patienten erhebliche Punkte nicht im Voraus klar gemacht werden, ist die Einwilligung zur Untersuchung und zur Aufzeichnung von Informationen ungültig.

3. Schweigepflicht

65. Alle ethischen Kodizes, angefangen bei dem Eid des Hippokrates und bis in die Moderne, enthalten die Pflicht zur Vertraulichkeit als grundlegendes Prinzip. Auch in den Deklarationen des Weltärztebundes, wie etwa der Deklaration von Lissabon, wird es an prominenter Stelle angeführt. In einigen Rechtsprechungen wird die berufliche Schweigepflicht als so wichtig angesehen, dass sie sogar Eingang in die nationale Gesetzgebung gefunden hat. Die Schweigepflicht gilt nicht absolut und kann unter außergewöhnlichen Umständen auf ethisch gerechtfertigte Weise aufgehoben werden, wenn ein Festhalten daran voraussichtlich zu einem schwerwiegenden Schaden für Menschen oder zu einer ernsthaften Rechtsbeugung führen wird. Im Allgemeinen kann jedoch die Pflicht zur Vertraulichkeit, die identifizierbare persönliche Gesundheitsinformationen umfasst, nur mit der informierten Erlaubnis des Patienten aufgehoben werden.[64] Nichtidentifizierbare Patientendaten können für andere Zwecke frei verwendet werden, vorzugsweise in allen Situationen, in denen eine Offenlegung der Identität des Patienten unwesentlich ist. Das kann beispielsweise beim Zusammenstellen von Angaben über Folter- oder Misshandlungsmuster der Fall sein. Ein Gewissenskonflikt ergibt sich, wenn auf Angehörige der Gesundheitsberufe Druck ausgeübt wird oder

---

64 Außer für übliche Erfordernisse der öffentlichen Gesundheit, wie zum Beispiel der namentlichen Meldung von Personen mit ansteckenden Krankheiten, Drogenabhängigkeit, psychischen Krankheiten usw.

wenn sie durch Gesetz aufgefordert werden, identifizierbare Informationen preiszugeben, die wahrscheinlich den Patienten der Gefahr eines Schadens aussetzen. In solchen Fällen bestehen die grundlegenden ethischen Verpflichtungen darin, die Selbstbestimmung und das wohlverstandene Interesse des Patienten zu achten, Gutes zu tun und Schaden zu vermeiden. Das verdrängt andere Rücksichtnahmen. Ärzte sollten dem Gericht oder der Behörde, die Informationen verlangen, deutlich machen, dass sie durch ihre Standesordnung der Schweigepflicht unterliegen. Angehörige der Gesundheitsberufe, die so antworten, haben Anspruch auf Unterstützung ihres Berufsverbandes und ihrer Kollegen. Während bewaffneter Konflikte stellt das humanitäre Völkerrecht die ärztliche Schweigepflicht darüber hinaus unter einen besonderen Schutz, indem es fordert, dass Ärzte keine Kranken oder Verletzten anzeigen.[65] Die Angehörigen der Gesundheitsberufe sind dadurch geschützt, dass sie nicht gezwungen werden können, in solchen Situationen Informationen über ihre Patienten preiszugeben.

D. Angehörige der Gesundheitsberufe mit Doppelverpflichtungen (dual obligations)

66. Die Angehörigen der Gesundheitsberufe haben eine doppelte Verpflichtung: Sie schulden in erster Linie dem Patienten die Pflicht, dessen wohlverstandenes Interesse zu fördern, und daneben haben sie eine allgemeine Verpflichtung gegenüber der Gesellschaft, dafür Sorge zu tragen, dass Gerechtigkeit verwirklicht und Verletzungen der Menschenrechte verhindert werden. Gewissenskonflikte, die sich aus dieser doppelten Verpflichtung ergeben, sind für diejenigen Angehörigen der Gesundheitsberufe, die bei der Polizei, dem Militär, anderen Sicherheitsdiensten oder im Gefängniswesen arbeiten, besonders akut. Die Interessen ihres Arbeitgebers und ihrer nichtmedizinischen Kollegen können in Konflikt mit dem wohlverstandenen Interesse der inhaftierten Patienten geraten. Unabhängig von ihrem Anstellungsverhältnis sind alle Angehörigen der Gesundheitsberufe grundsätzlich dazu verpflichtet, für die Menschen dazusein, die sie zu untersuchen oder zu behandeln haben. Sie können weder durch vertragliche noch durch andere Rücksichten verpflichtet werden, ihre berufliche Unabhängigkeit zu gefährden. Sie müssen unvoreingenommen beurteilen, was im Interesse der Gesundheit des Patienten liegt und dementsprechend handeln.

---

65 Artikel 16 des Protokolls I (1977) und Artikel 10 des Protokolls II (1977), als Zusätze zu den Genfer Konventionen von 1949.

1. Leitlinien für Ärzte mit Doppelverpflichtungen

67. In allen Fällen, in denen Ärzte im Auftrag eines Dritten handeln, haben sie die Verpflichtung, sicherzustellen, dass dies von dem Patienten verstanden wird.[66] Ärzte müssen sich gegenüber ihren Patienten ausweisen und den Zweck jeder Untersuchung oder Behandlung erläutern. Selbst wenn Ärzte von einem Dritten angestellt und bezahlt werden, behalten sie eine eindeutige Pflicht der ärztlichen Fürsorge für jeden Patienten, den sie untersuchen oder behandeln. Sie müssen sich weigern, an irgendwelchen Handlungen teilzunehmen, die den Patienten schaden oder sie anfällig für einen körperlichen oder psychischen Schaden zurück lassen. Sie müssen absichern, dass ihre vertraglichen Bedingungen ihnen die berufliche Unabhängigkeit verleihen, objektive klinische Einschätzungen abzugeben. Ärzte müssen gewährleisten, dass jegliche Person in Haft Zugang zu jeder erforderlichen medizinischen Untersuchung und Behandlung hat. Für den Fall, dass der Inhaftierte minderjährig oder ein gefährdeter Erwachsener ist, haben Ärzte zusätzlich die Pflicht, als Fürsprecher einzutreten. Ärzte behalten eine allgemeine Pflicht zur Verschwiegenheit, so dass keine Informationen ohne die Kenntnis des Patienten mitgeteilt werden sollten. Sie müssen gewährleisten, dass ihre Krankenakten vertraulich aufbewahrt werden. Ärzte haben die Pflicht, aufmerksam zu beobachten und Stellung zu beziehen, wenn Leistungen, an denen sie beteiligt sind, unmoralisch, missbräuchlich, inadäquat sind oder eine mögliche Bedrohung für die Gesundheit der Patienten darstellen. In solchen Fällen sind sie ethisch verpflichtet, unverzüglich zu handeln, weil eine unterlassene unmittelbare Stellungnahme den Einspruch zu einem späteren Zeitpunkt schwieriger macht. Sie sollten die Angelegenheit entsprechenden Behörden oder internationalen Stellen melden, die ermitteln können, allerdings ohne dabei Patienten, deren Familien oder sich selbst einer voraussehbaren ernsthaften Gefährdung auszusetzen. Ärzte und Berufsverbände sollten Kollegen unterstützen, die auf der Basis begründeter Hinweise solche Maßnahmen ergreifen.

2. Gewissenskonflikte aufgrund von Doppelverpflichtungen

68. Ein Gewissenskonflikt kann auftreten, wenn Ethik und Recht im Widerspruch stehen. Es können Umstände eintreten, unter denen Angehörige der Gesundheitsberufe durch ihre ethische Bindung verpflichtet sind, ein bestimmtes Gesetz nicht zu befolgen, etwa eine gesetzliche Verpflichtung, vertrauliche ärztliche Informationen über einen Patienten preiszugeben. In

---

66   Diese Grundsätze sind ein Auszug aus *Doctors with Dual Obligations* (London, British Medical Association, 1995).

internationalen und nationalen Erklärungen ethischer Grundsätze besteht
Übereinstimmung darüber, dass andere Imperative, einschließlich des Gesetzes, die Angehörigen der Gesundheitsberufe nicht verpflichten können, gegen
ihre Standesethik und gegen ihr Gewissen zu handeln. In solchen Fällen müssen sich Angehörige der Gesundheitsberufe eher weigern, das Gesetz oder
eine Dienstvorschrift zu befolgen, als dass sie wesentliche ethische Grundsätze aufs Spiel setzen oder Patienten einer ernsthaften Gefahr aussetzen.

69. In manchen Fällen stehen zwei ethische Verpflichtungen in Konflikt
miteinander. Internationale Kodizes und ethische Prinzipien fordern, Informationen über Folter oder Misshandlung an eine verantwortliche Behörde zu
melden. In einigen Rechtssprechungen ist dies auch gesetzliche Auflage. Es
ist jedoch möglich, dass in manchen Fällen Patienten ihre Einwilligung verweigern, zu diesen Zwecken untersucht zu werden oder die aus einer Untersuchung gewonnenen Informationen vor anderen offenzulegen. Es kann sein,
dass sie die Gefahr von Vergeltungsmaßnahmen für sich selbst oder ihre
Familien befürchten. In solchen Fällen haben Ärzte zweierlei Verpflichtungen: gegenüber dem Patienten und gegenüber der Gesellschaft im Ganzen,
die ein Interesse daran hat, sicherzustellen, dass Gerechtigkeit verwirklicht
wird und Gewalttäter vor Gericht gestellt werden. Das Grundprinzip, Schaden zu vermeiden, muss in den Abwägungen solcher Gewissenskonflikte an
vorderer Stelle stehen. Die Angehörigen der Gesundheitsberufe sollten nach
Lösungen suchen, die Gerechtigkeit fördern, ohne dass sie das Recht des
Einzelnen auf Vertraulichkeit verletzen. Es sollte Rat bei vertrauenswürdigen
Stellen gesucht werden; in manchen Fällen können das der nationale Ärzteverband oder Nichtregierungsorganisationen sein. Alternativ könnten durch
eine unterstützende Ermutigung manche zögernde Patienten einer Offenlegung in einem vereinbarten Umfang zustimmen.

70. Die ethischen Verpflichtungen eines Arztes können sich ändern, je
nach dem Kontext der Begegnung von Arzt und Patient und der Möglichkeit
des Patienten, über die Offenlegung eine freie Entscheidung zu treffen. Wo
sich zum Beispiel Arzt und Patient in einer eindeutig therapeutischen Situation befinden, wie sie bei einer Behandlung im Krankenhaus gegeben ist, gibt
es für Ärzte einen starken moralischen Imperativ, die gewöhnlichen Regeln
der Schweigepflicht einzuhalten, die normalerweise in therapeutischen Beziehungen herrschen. Es ist völlig angemessen, Nachweise für Folter, die
während solcher Begegnungen gewonnen wurden, zu melden, solange der
Patient es nicht verbietet. Ärzte sollten solche Nachweise melden, wenn Patienten darum bitten oder ihre korrekt zustande gekommene Einwilligung nach
Aufklärung geben. Bei solchen Entscheidungen sollten sie die Patienten unterstützen.

71. Gerichtsmediziner haben eine andere Beziehung zu den Personen, die sie untersuchen, und sind in der Regel verpflichtet, ihre Beobachtungen sachbezogen zu berichten. Der Patient hat in solchen Situationen weniger Macht und Wahlmöglichkeiten und es kann ihm unmöglich sein, offen darüber zu sprechen, was geschehen ist. Vor Beginn einer Untersuchung müssen Gerichtsmediziner dem Patienten ihre Funktion erklären und klarmachen, dass die Schweigepflicht kein üblicher Bestandteil ihrer Aufgabe ist, wie es in einem therapeutischen Zusammenhang der Fall wäre. Eventuell gestatten es die Rechtsbestimmungen dem Patienten nicht, eine Untersuchung zu verweigern, aber der Patient hat die Möglichkeit zu wählen, ob er die Ursache einer Verletzung mitteilen möchte. Gerichtsmediziner sollten ihre Berichte nicht fälschen, sondern unparteiische Beweise zur Verfügung stellen, einschließlich der unmissverständlichen Angabe aller Beweise von Misshandlung in ihren Berichten.[67]

72. Gefängnisärzte sind in erster Linie für eine therapeutische Behandlung zuständig, aber sie haben auch die Aufgabe, Häftlinge zu untersuchen, die aus dem Polizeigewahrsam ins Gefängnis kommen. In dieser Funktion oder bei der Behandlung von Personen im Gefängnis können sie Beweise von nicht hinnehmbarer Gewalt entdecken, die die Gefangenen selbst nicht angeben, weil sie in ihrer Lage keine realistische Möglichkeit dazu haben. In solchen Situationen müssen Ärzte immer das Wohl des Patienten und die diesem geschuldete Vertraulichkeit berücksichtigen. Aber die moralischen Argumente für den Arzt, eine offenkundige Misshandlung anzuzeigen, wiegen schwer, da Gefangene selbst oft nicht in der Lage sind, dies in wirksamer Weise zu tun. Wenn Gefangene einer Offenlegung zustimmen, ergibt sich kein Konflikt, und die moralische Verpflichtung ist klar. Wenn ein Gefangener es ablehnt, seine Zustimmung zu einer Offenlegung zu geben, müssen Ärzte das Risiko und die mögliche Gefährdung für diesen individuellen Patienten gegen den Nutzen abwägen, der sich für die Gefängnisinsassen insgesamt und das Interesse der Gesellschaft, eine Fortsetzung der Misshandlungen zu verhindern, ergibt.

73. Angehörige der Gesundheitsberufe müssen auch beachten, dass es für den Patienten oder für Andere, einschließlich des Informanten selbst, sehr wohl nachteilig sein kann, wenn eine Misshandlung den Behörden gemeldet wird, in deren Zuständigkeitsbereich sie mutmaßlich stattgefunden hat. Ärzte dürfen einzelne Personen nicht absichtlich der Gefahr von Repressalien aus-

---

67 Siehe V. Iacopino u. a., »Physician complicity in misrepresentation and omission of evidence of torture in postdetention medical examinations in Turkey«, *Journal of the American Medical Association (JAMA)*, Bd. 276 (1996), S. 396-402.

setzen. Es ist ihnen nicht verwehrt zu handeln, aber sie sollten es umsichtig tun und erwägen, die Informationen an ein verantwortliches Organ außerhalb des unmittelbaren Zuständigkeitsbereichs zu geben oder, wo dies keine voraussehbaren Gefahren für die Angehörigen der Gesundheitsberufe und für die Patienten mit sich bringt, sie in einer nichtidentifizierbaren Weise weitergeben. Falls letztere Lösung gewählt wird, müssen die Angehörigen der Gesundheitsberufe eindeutig mit der Wahrscheinlichkeit rechnen, dass Druck auf sie ausgeübt wird, Daten, die der Identifizierung dienen, mitzuteilen, oder mit der Möglichkeit, dass ihnen ihre Behandlungsunterlagen gewaltsam weggenommen werden. Obwohl es hier keine einfachen Lösungen gibt, sollten sich die Angehörigen der Gesundheitsberufe von der grundlegenden Vorschrift leiten lassen, über alle anderen Bedenken hinweg Schaden zu vermeiden und, wo es möglich ist, Rat von nationalen oder internationalen Ärzteorganisationen einzuholen.

Kapitel III

Rechtliche Untersuchung von Folter

74. Staaten sind nach dem Völkerrecht dazu verpflichtet, gemeldete Folterfälle umgehend und unparteiisch zu untersuchen. Wo dies durch Beweismaterial gerechtfertigt ist, muss ein Staat, in dessen Gebiet sich eine Person aufhält, die beschuldigt wird, Folter begangen zu haben oder an Folter beteiligt gewesen zu sein, entweder den mutmaßlichen Täter an einen anderen Staat ausliefern, der eine zuständige Gerichtsbarkeit hat, oder den Fall seinen eigenen zuständigen Behörden zum Zweck der Verfolgung nach nationalen oder regionalen Strafgesetzen vorlegen. Die Grundprinzipien jeder brauchbaren Ermittlung bei Folterfällen sind Kompetenz, Unparteilichkeit, Unabhängigkeit, Unverzüglichkeit und Gründlichkeit. Diese Elemente können an jedes Rechtssystem angepasst werden und sollten alle Untersuchungen von mutmaßlicher Folter leiten.

75. Wo Ermittlungsverfahren mangels Ressourcen oder Fachkenntnissen, wegen des Anscheins der Befangenheit, des offensichtlichen Vorhandenseins eines Misshandlungsmusters oder anderer wesentlicher Gründe unzulänglich sind, sollen Staaten die Ermittlungen durch eine unabhängige Untersuchungskommission oder eine vergleichbare Maßnahme verfolgen. Die Mitglieder dieser Kommission müssen aufgrund ihrer anerkannten Unparteilichkeit, Kompetenz und persönlichen Unabhängigkeit ausgewählt werden. Insbesondere müssen sie unabhängig sein von jeder Institution, jeder Behörde oder jeder Person, die Gegenstand der Untersuchung sein könnte.

76. Abschnitt A. beschreibt das übergreifende Ziel einer Ermittlung bei Folter. Abschnitt B. legt die Grundprinzipien für eine wirksame Untersuchung und Dokumentation von Folter und anderer grausamer, unmenschlicher oder erniedrigender Behandlung oder Strafe dar. Abschnitt C. legt vorgeschlagene Verfahrensweisen zur Durchführung einer Untersuchung von mutmaßlicher Folter dar, indem er zunächst die Entscheidung hinsichtlich der geeigneten Ermittlungsbehörde betrachtet und anschließend Richtlinien hinsichtlich der Sammlung von mündlichen Aussagen des gemeldeten Opfers und weiterer Zeugen sowie für die Sammlung von Beweismaterial anbietet. Abschnitt D. bietet Richtlinien für die Bildung einer außerordentlichen, unabhängigen Untersuchungskommission. Diese Richtlinien beruhen auf den Erfahrungen verschiedener Länder, die unabhängige Kommissionen zur Un-

tersuchung mutmaßlicher Übergriffe gegen die Menschenrechte, einschließlich außergerichtlicher Hinrichtungen, Folter und Fälle von Verschwindenlassen, gebildet haben.

A.   Ziele einer Untersuchung von Folter

77. Das übergreifende Ziel der Untersuchung liegt darin, die Fakten zu
ermitteln, die mit mutmaßlichen Foltervorfällen in Beziehung stehen. Das
Ziel ist die Identifizierung derjenigen, die für die Vorfälle verantwortlich sind
und die Ermöglichung ihrer strafrechtlichen Verfolgung oder die Verwendung im Kontext anderer Verfahren, die dazu bestimmt sind, eine Wiedergutmachung für Opfer zu erreichen. Die Fragen, die hier angesprochen werden, können auch für andere Arten von Folterermittlungen relevant sein. Um
diesen Zweck zu erfüllen, müssen diejenigen, welche die Ermittlung durchführen, zumindest Folgendes zu erreichen suchen:

- Aussagen vonseiten des mutmaßlichen Folteropfers zu erhalten;

- Beweise, einschließlich medizinischer Nachweise, die in Verbindung mit der Folterbehauptung stehen, aufzudecken und zu sichern, um eine mögliche strafrechtliche Verfolgung der Verantwortlichen zu unterstützen;

- mögliche Zeugen zu identifizieren und Aussagen von ihnen einzuholen, die die mutmaßliche Folter betreffen;

- zu ermitteln, wie, wann und wo die behaupteten Foltervorfälle
  stattgefunden haben, sowie

- jedes Muster oder jede Praxis, die die Folter herbeigeführt haben
  können.

B.   Grundsätze für die wirksame Untersuchung und Dokumentation von Folter und anderer grausamer, unmenschlicher oder erniedrigender Behandlung oder Strafe

78. Die folgenden Grundsätze repräsentieren einen Konsens zwischen
Personen und Organisationen, die über Expertenwissen in der Untersuchung
von Folter verfügen. Die Ziele einer wirksamen Untersuchung und Dokumentation von Folter und anderer grausamer, unmenschlicher oder erniedrigender Behandlung oder Strafe (im Folgenden als Folter oder Misshandlung
bezeichnet) umfassen folgende:

(a) Aufklärung der Tatsachen und Feststellung und Anerkennung individueller und staatlicher Verantwortung für die Opfer und ihre Familien;

(b) Identifikation von Maßnahmen, die erforderlich sind, um eine Wiederholung zu verhindern;

(c) Ermöglichung der strafrechtlichen Verfolgung oder, soweit angebracht, von disziplinarischen Maßnahmen gegen die durch die Ermittlung als verantwortlich Bezeichneten. Aufzeigen der Notwendigkeit einer vollständigen Entschädigung und Wiedergutmachung durch den Staat, einschließlich ausreichender und angemessener finanzieller Kompensation und Bereitstellung der Mittel für eine medizinische Behandlung und Rehabilitation.

79. Staaten müssen gewährleisten, dass Beschwerden und Berichte über Folter oder Misshandlung umgehend und effektiv untersucht werden. Auch wenn keine ausdrückliche Beschwerde vorliegt, sollte eine Ermittlung durchgeführt werden, wenn es andere Anzeichen dafür gibt, dass Folter oder Misshandlung stattgefunden haben könnten. Die Untersuchenden, die unabhängig von den mutmaßlichen Tätern und der Behörde, für die diese arbeiten, sein sollen, müssen kompetent und unparteiisch sein. Sie müssen Zugang zu Ermittlungen durch unparteiische Mediziner oder andere Experten haben oder befugt werden, solche zu beauftragen. Die zur Durchführung dieser Untersuchungen angewandten Methoden müssen den höchsten professionellen Standards genügen und die Ergebnisse müssen veröffentlicht werden.

80. Die Ermittlungsbehörde soll die Vollmacht und die Verpflichtung haben, alle für die Untersuchung notwendigen Informationen einzuholen.[68] Diejenigen, die die Ermittlung durchführen, müssen alle notwendigen budgetären und technischen Ressourcen für eine wirksame Ermittlung zu ihrer Verfügung haben. Sie müssen auch die Befugnis haben, alle diejenigen, die in einer offiziellen Funktion handelnd angeblich an Folter oder Misshandlung beteiligt waren, darauf zu verpflichten, vor Gericht zu erscheinen und auszusagen. Das gleiche trifft auf jeden Zeugen zu. Zu diesem Zweck ist die Ermittlungsbehörde berechtigt, Vorladungen an Zeugen auszustellen, einschließlich aller mutmaßlich involvierten Amtspersonen, und den Beweisantritt zu verlangen. Mutmaßliche Opfer von Folter oder Misshandlung, Zeugen, diejenigen, die die Ermittlung durchführen und ihre Familien müssen vor Gewalt, Gewaltandrohungen und jeder anderen Form von Ein-

---

68 Unter bestimmten Umständen kann die Berufsethik es erfordern, dass Informationen geheim gehalten werden. Dieses Erfordernis sollte anerkannt werden.

schüchterung, die infolge der Ermittlung auftreten könnten, geschützt werden. Diejenigen, die potenziell in Folter oder Misshandlungen verwickelt sind, sollten aus jeglicher Position entfernt werden, in der sie direkte oder indirekte Kontrolle oder Macht über Kläger, Zeugen oder ihre Familien sowie über diejenigen, welche die Ermittlung durchführen, ausüben können.

81. Mutmaßliche Opfer von Folter oder Misshandlung und ihre rechtlichen Vertreter müssen über jede Anhörung informiert werden und Zugang dazu haben, genauso wie zu allen Informationen, die für die Ermittlung relevant sind. Es muss ihnen das Recht eingeräumt werden, weiteres Beweismaterial vorzulegen.

82. In Fällen, in denen die bestehenden Ermittlungsverfahren aufgrund ungenügender Fachkenntnis oder vermuteter Befangenheit oder wegen des offensichtlichen Vorhandenseins eines Misshandlungsmusters oder aus anderen wesentlichen Gründen unzulänglich sind, müssen Staaten gewährleisten, dass Ermittlungen durch eine unparteiische Untersuchungskommission oder eine vergleichbare Maßnahme durchgeführt werden. Die Mitglieder einer solchen Kommission sollten aufgrund ihrer anerkannten Unparteilichkeit, Kompetenz und persönlichen Unabhängigkeit ausgewählt werden. Insbesondere müssen sie unabhängig von jeglichen mutmaßlichen Tätern und von den Institutionen oder Behörden sein, in deren Dienst diese stehen könnten. Die Kommission muss die Befugnis haben, sämtliche für die Ermittlung notwendigen Informationen einzuholen und soll die Untersuchung durchführen, wie es nach den hier dargelegten Grundsätzen vorgesehen ist.[69] Ein innerhalb einer angemessenen Zeit verfasster, schriftlicher Bericht muss den Umfang der Ermittlungen enthalten, die Verfahrensweisen und die Methoden, die bei der Beweiswürdigung angewandt wurden, sowie Schlussfolgerungen und Empfehlungen auf der Grundlage der Tatsachenfeststellungen und des geltenden Rechts. Bei Fertigstellung muss dieser Bericht veröffentlicht werden. Er muss auch detailliert konkrete Ereignisse beschreiben, von denen man herausgefunden hat, dass sie tatsächlich stattfanden, sowie die Beweise, auf die sich solche Untersuchungsergebnisse gründen, und die Namen von Zeugen auflisten, die eine Aussage gemacht haben – mit Ausnahme derjenigen, deren Identität zu ihrem eigenen Schutz zurückgehalten wurde. Der Staat muss in einer angemessenen Zeit auf den Untersuchungsbericht antworten und dementsprechend Schritte angeben, die als Reaktion unternommen werden.

83. Medizinische Experten, die an der Untersuchung von Folter oder Misshandlung beteiligt sind, sollten sich jederzeit in Übereinstimmung mit

---

69   Siehe Anmerkung 68.

den höchsten ethischen Standards verhalten. Insbesondere müssen sie die Einwilligung nach Aufklärung (informed consent) einholen, bevor irgendeine Untersuchung durchgeführt wird. Die Untersuchung muss mit den bestehenden Standards medizinischen Handelns übereinstimmen. Insbesondere müssen Untersuchungen unter vier Augen unter der Aufsicht des medizinischen Experten und ohne die Anwesenheit von Sicherheitspersonal und anderen Regierungsbeamten stattfinden. Der medizinische Experte sollte umgehend einen genauen schriftlichen Bericht verfassen. Dieser Bericht sollte mindestens das Folgende enthalten:

(a) Umstände des Gespräches. Den Namen der untersuchten Person sowie Namen und Zugehörigkeit der bei der Untersuchung Anwesenden. Die genaue Uhrzeit und das Datum sowie den Ort, Art und Anschrift der Institution (falls erforderlich einschließlich des Raumes), in der die Untersuchung durchgeführt wird (z. B. Internierungslager, Klinik, Haus usw.); alle einschlägigen Umstände zum Untersuchungszeitpunkt (z. B. die Art von jeglicher Fesselung bei der Ankunft oder während der Untersuchung, die Anwesenheit von Sicherheitskräften während der Untersuchung, das Verhalten derjenigen, die den Gefangenen begleiten, an den Untersuchenden gerichtete drohende Äußerungen usw.); und jeden weiteren relevanten Umstand.

(b) Hintergrund. Ein detailliertes Protokoll der berichteten Erlebnisse der Person, wie sie während des Gespräches dargestellt wurden, einschließlich angegebener Folter- oder Misshandlungsmethoden, der Zeit, zu der die Folter oder Misshandlung der Behauptung nach stattfand und alle Klagen über körperliche und psychische Symptome.

(c) Körperliche und psychologische Untersuchung. Ein Protokoll über alle physischen und psychologischen Befunde aus der klinischen Untersuchung, einschließlich der entsprechenden diagnostischen Tests und, wo es möglich ist, Farbfotografien aller Verletzungen.

(d) Stellungnahme. Eine Interpretation der wahrscheinlichen Beziehung zwischen körperlichen und psychologischen Befunden und möglicher Folter oder Misshandlung. Auch sollte eine Empfehlung für jede notwendige medizinische und psychologische Behandlung oder weitere Untersuchung gegeben werden.

(e) Protokollierung der Verfasserschaft. Der Bericht sollte die Personen, die die Untersuchung durchführen, eindeutig bezeichnen und er sollte unterschrieben werden.

84. Der Bericht sollte vertraulich sein und der betroffenen Person oder ihrem benannten Vertreter zugestellt werden. Es sollte um eine Stellungnahme der betroffenen Person und ihres benannten Vertreters über die Durchführung der Untersuchung nachgesucht und diese sollte im Bericht festgehalten werden. Der Bericht sollte, wo dies angebracht ist, in schriftlicher Form der Behörde zugestellt werden, die für die Untersuchung des Verdachts auf Folter oder Misshandlung verantwortlich ist. Es liegt in der Verantwortung des Staates, zu gewährleisten, dass der Bericht sicher an diese Personen zugestellt wird. Der Bericht sollte keiner anderen Person zugänglich gemacht werden, außer mit der Zustimmung des Betroffenen oder mit Genehmigung eines Gerichts, das berechtigt ist, die Zustellung anzuordnen. Für allgemeine Hinweise zu schriftlichen Berichten in der Folge des Verdachts auf Folter siehe Kapitel IV. Kapitel V und VI beschreiben jeweils detailliert die physische bzw. psychologische Begutachtung.

C. Verfahren einer Folteruntersuchung

1. Festlegung des geeigneten Ermittlungsorgans

85. In Fällen, bei denen der Verdacht besteht, dass Träger eines öffentlichen Amtes an Folter beteiligt sind, kann es sein, dass eine objektive und unparteiische Untersuchung nicht möglich ist, außer wenn eine besondere Untersuchungskommission gebildet wird. Die erwähnte Beteiligung an Folter schließt mögliche Anordnungen zur Anwendung von Folter durch Minister, ministerielle Berater, Beamte, die mit der Kenntnis von Ministern handeln, leitende Beamte in staatlichen Ministerien oder führende militärische Vorgesetzte oder das Tolerieren von Folter durch solche Personen ein. Eine Untersuchungskommission kann auch notwendig sein, wenn die Erfahrung oder Unparteilichkeit der Untersuchenden in Frage gestellt wird.

86. Umstände, welche die Vermutung stützen, dass der Staat an der Folter beteiligt war oder dass ein spezieller Sachverhalt vorliegt, der die Bildung eines außerordentlichen unparteiischen Untersuchungsmechanismus auslösen sollte, umfassen:

(a) Das Opfer wurde zuletzt in Polizeigewahrsam oder in Haft in unverletztem Zustand gesehen;

(b) die Vorgehensweise ist erkennbar einer staatlich protegierten Folter zuzuordnen;

(c) offizielle Personen oder solche, die dem Staat nahestehen, haben versucht, die Untersuchung der Folter zu behindern oder zu verzögern;

(d)   durch eine unabhängige Untersuchung würde dem öffentlichen In-
      teresse gedient;

(e)   eine Untersuchung durch reguläre Ermittlungsbehörden ist auf-
      grund eines Mangels an Fachkenntnis oder Unparteilichkeit oder
      aus anderen Gründen, einschließlich der Wichtigkeit der Angele-
      genheit, des offensichtlichen Vorhandenseins eines Misshand-
      lungsmusters, Beschwerden vonseiten der betroffenen Person oder
      der oben genannten Unzulänglichkeiten oder aus anderen wesent-
      lichen Gründen unwahrscheinlich.

87. Verschiedene Erwägungen sollten berücksichtigt werden, wenn ein
Staat beschließt, eine unabhängige Untersuchungskommission zu bilden.
Erstens sollten die einer Untersuchung unterzogenen Personen auf allen Stu-
fen der Ermittlung die Garantie eines verfahrensorientierten Mindestschutzes
erhalten, wie er durch das Völkerrecht gesichert wird. Zweitens sollten die
Ermittler Unterstützung durch angemessenes technisches und administratives
Personal haben sowie Zugang zu objektiver, unparteiischer Rechtsberatung,
um zu gewährleisten, dass die Ermittlung zulässiges Beweismaterial für ein
strafrechtliches Verfahren erbringt. Drittens sollten Ermittelnde die ganze
Bandbreite der staatlichen Ressourcen und Vollmachten erhalten. Schließlich
sollten die Ermittler die Vollmacht besitzen, bei der internationalen Gemeinschaft juristischer und medizinischer Experten um Unterstützung zu bitten.

2.   Befragung des mutmaßlichen Opfers und anderer Zeugen

88. Aufgrund des Wesens von Folterfällen und des Traumas, das Menschen infolgedessen erleiden – oft gehört ein vernichtendes Gefühl von
Machtlosigkeit dazu – ist es besonders wichtig, dem mutmaßlichen Folteropfer und anderen Zeugen Einfühlungsvermögen entgegenzubringen. Der Staat
muss mutmaßliche Folteropfer, Zeugen und ihre Familien vor Gewalt, Gewaltandrohungen oder jeder anderen Form von Einschüchterung, die infolge
der Ermittlung auftreten könnten, schützen. Die Ermittler müssen Zeugen
über die Folgen ihrer Beteiligung an der Ermittlung und über jegliche späteren Entwicklungen in dem Fall, die sie betreffen könnten, informieren.

(a)   Einwilligung nach Aufklärung (informed consent) und weitere Formen
des Schutzes für das mutmaßliche Opfer

89. Von Anfang an sollte das mutmaßliche Opfer, wo immer möglich,
über die Art der Vorgehensweise informiert werden, warum seine Bekundung
gesucht wird, ob und wie von dem mutmaßlichen Opfer gegebene Bekun-

dungen benutzt werden könnten. Die Ermittler sollten der betreffenden Person erklären, welche Teile der Ermittlung öffentliche Information und welche Teile vertraulich sein werden. Die Person hat das Recht, eine Zusammenarbeit bei der Ermittlung insgesamt oder partiell zu verweigern. Es sollte jede Anstrengung unternommen werden, ihrem Zeitplan und ihren Wünschen nachzukommen. Das mutmaßliche Folteropfer sollte regelmäßig über die Entwicklung der Ermittlungen informiert werden. Es sollte auch über alle Hauptanhörungen in der Ermittlung und über die strafrechtliche Verfolgung des Falles benachrichtigt werden. Die Ermittler sollten das mutmaßliche Opfer über die Festnahme des mutmaßlichen Täters informieren. Mutmaßlichen Folteropfern sollten Kontaktinformationen von Fürsprache- und Behandlungsgruppen gegeben werden, die ihnen eine Hilfe sein könnten. Die Ermittler sollten mit Fürsprachegruppen innerhalb ihres Zuständigkeitsbereichs arbeiten, um zu gewährleisten, dass es einen gegenseitigen Informationsaustausch und eine gegenseitige Schulung im Umgang mit Folter gibt.

(b) Auswahl des Ermittlers

90. Die Behörden, die den Fall untersuchen, müssen eine Person bestimmen, die für die Befragung des mutmaßlichen Opfers hauptverantwortlich ist. Obwohl es möglicherweise notwendig ist, dass das mutmaßliche Opfer seinen Fall sowohl mit Vertretern aus dem rechtlichen als auch aus dem medizinischen Bereich erörtert, sollte das Ermittlungsteam doch alle Anstrengungen unternehmen, um unnötige Wiederholungen des Berichts der Ereignisse durch die betreffende Person zu minimieren. Bei der Auswahl einer Person als Hauptermittler mit Verantwortung für das mutmaßliche Folteropfer sollte dem Wunsch des Opfers nach einer Person mit dem gleichen Geschlecht, dem gleichen kulturellen Hintergrund oder mit der das Opfer in seiner Muttersprache kommunizieren kann, besondere Beachtung geschenkt werden. Der Hauptermittler sollte eine vorausgehende Ausbildung oder Erfahrung bei der Dokumentation von Folter und bei der Arbeit mit Traumaopfern einschließlich Folteropfern haben. In Situationen, in denen ein Ermittler mit vorausgehender Ausbildung oder Erfahrung nicht zur Verfügung steht, sollte der Hauptermittler keine Mühe scheuen, um sich über Folter und ihre physischen und psychischen Folgen in Kenntnis zu setzen, bevor er die betreffende Person befragt. Informationen über Folter können aus verschiedenen Quellen bezogen werden, einschließlich dieses Handbuchs, verschiedener Berufs- und Ausbildungspublikationen, Trainingskursen und Fachkonferenzen. Während der ganzen Untersuchung sollte der Ermittler auch Zugang zu Rat und Unterstützung durch internationale Experten haben.

(c)   Rahmenbedingungen der Ermittlung

91. Ermittler sollten die Rahmenbedingungen, unter denen sie arbeiten, sorgfältig berücksichtigen, notwendige Vorsichtsmaßnahmen treffen und für entsprechende Schutzmaßnahmen sorgen. Wenn sie Personen befragen, die sich noch in Haft oder in ähnlichen Situationen befinden, in denen Repressalien möglich sind, sollte der Ermittler Vorsicht walten lassen, um sie keiner Gefahr auszusetzen. In Situationen, in denen es jemanden in Gefahr bringen könnte, mit einem Ermittler zu sprechen, kann eine »Gruppenbefragung« einem individuellen Interview vorzuziehen sein. In anderen Fällen muss der Ermittler einen Ort für die persönliche Befragung wählen, an dem sich der Zeuge sicher genug fühlt, um frei zu sprechen.

92. Auswertungen finden unter einer Vielzahl politischer Rahmenbedingungen statt. Das hat wichtige Unterschiede in der Art zur Folge, in der Auswertungen durchgeführt werden sollten. Die rechtlichen Standards, unter denen die Ermittlung ausgeführt wird, werden ebenfalls durch die Rahmenbedingungen beeinflusst. Eine Ermittlung zum Beispiel, die zu einem Gerichtsverfahren gegen einen mutmaßlichen Täter führt, wird ein Höchstmaß an Beweiskraft erfordern, während ein Bericht, der einen Antrag auf politisches Asyl in einem Drittland unterstützt, nur ein relativ niedriges Maß an Beweiskraft für Folter zu liefern braucht. Der Ermittler muss die folgenden Richtlinien entsprechend der besonderen Situation und dem Zweck der Auswertung anpassen. Die folgenden Fälle sind Beispiele für verschiedene Kontextsituationen, ohne hierauf beschränkt zu sein:

(i)   in einer Strafanstalt oder in Haft im Heimatland der betroffenen Person;

(ii)   in einer Strafanstalt oder in Haft in einem anderen Land;

(iii)   nicht in Haft im Heimatland, aber in einem feindseligen, repressiven Klima;

(iv)   nicht in Haft im Heimatland während eines Zeitraums von Frieden und Sicherheit;

(v)   in einem anderen Land, das freundlich oder feindselig sein kann;

(vi)   in einem Flüchtlingslager;

(vii)   in einem Kriegsverbrechertribunal oder einer Wahrheitskommission (Truth Commission).

93. Die politischen Rahmenbedingungen können gegenüber dem Opfer und den Untersuchenden feindselig sein, zum Beispiel wenn Häftlinge befragt werden, während sie durch ihre Regierung in einer Strafanstalt festgehalten werden oder während sie von einer fremden Regierung inhaftiert sind, um abgeschoben zu werden. In Ländern, in denen Asylsuchende untersucht werden, um Beweise für Folter festzustellen, kann das Widerstreben, Trauma- und Folterbehauptungen anzuerkennen, politisch motiviert sein. Die Möglichkeit einer weiteren Gefährdung der Sicherheit des Häftlings ist sehr real und muss während jeder Auswertung berücksichtigt werden. Auch in Fällen, in denen Personen, die behaupten gefoltert worden zu sein, nicht unmittelbar gefährdet sind, sollten Ermittler in ihrem Kontakt mit ihnen große Vorsicht walten lassen. Die Wahl der Sprache und die Haltung des Untersuchenden werden die Fähigkeit und Bereitschaft des mutmaßlichen Opfers, sich befragen zu lassen, in hohem Maß beeinflussen. Der Ort des Interviews sollte so sicher und komfortabel wie möglich sein und den Zugang zu Toiletten und Erfrischungen einschließen. Für das Interview mit dem mutmaßlichen Folteropfer sollte ausreichend Zeit zur Verfügung gestellt werden. Die Ermittler sollten nicht davon ausgehen, dass sie schon beim ersten Interview die ganze Geschichte zu hören bekommen. Fragen persönlicher Art werden für das mutmaßliche Opfer traumatisch sein. Der Untersuchende muss angesichts der traumatischen Natur der Aussage des mutmaßlichen Opfers im Ton, in der Formulierung und in der Reihenfolge der Fragen feinfühlig sein. Dem Zeugen muss gesagt werden, dass er das Recht hat, die Befragung jederzeit zu beenden, wenn erforderlich eine Pause zu machen oder frei zu sein, nicht auf jede Frage zu antworten.

94. Wenn möglich, sollten für das mutmaßliche Folteropfer, die Zeugen und die Angehörigen des Ermittlungsteams psychologische Dienste oder Beratungsdienste zugänglich sein, die in der Arbeit mit Folteropfern geschult sind. Das Foltergeschehen von neuem zu erzählen, kann für die betroffene Person zur Ursache dafür werden, das Ereignis noch einmal zu durchleben oder andere auf das Trauma bezogene Symptome zu erleiden (siehe Kapitel IV, Abschnitt H.). Sich Einzelheiten der Folter anzuhören, kann bei den Interviewern zu indirekter Traumatisierung führen und sie müssen darin bestärkt werden, ihre Reaktionen unter Beachtung des berufsethischen Erfordernisses der Verschwiegenheit untereinander zu besprechen. Wenn irgend möglich, sollte dies mit der Hilfe eines erfahrenen Supervisors geschehen. Es gibt zwei besondere Risiken, deren man sich bewusst sein muss: Erstens besteht die Gefahr, dass der Interviewer sich mit denjenigen, die Foltervorwürfe erheben, identifiziert und die berichteten Ereignisse nicht genug hinterfragt. Zweitens könnte der Interviewer sich so sehr daran gewöhnen, den Verlauf von Folterfällen anzuhören, dass er in seiner eigenen Wahrnehmung die Erfahrungen der befragten Person herunterspielt.

(d) Sicherheit von Zeugen

95. Der Staat ist verantwortlich dafür, mutmaßliche Opfer, Zeugen und ihre Familien vor Gewalt, Gewaltandrohungen oder jeder anderen Form von Einschüchterung, die infolge der Ermittlung auftreten könnten, zu schützen. Diejenigen, die potenziell in Folter verwickelt sind, sollten aus jeglicher Position entfernt werden, in der sie direkte oder indirekte Kontrolle oder Macht über Kläger, Zeugen und deren Familien sowie über diejenigen, welche die Ermittlung durchführen, ausüben können. Die Ermittler müssen immer die Auswirkungen berücksichtigen, die die Untersuchung auf die Sicherheit der Person, die Foltervorwürfe erhebt, und andere Zeugen hat.

96. Eine mögliche Strategie, um befragte Personen, einschließlich Gefangenen in Ländern, die sich in einem Konflikt befinden, zu schützen, besteht darin, die Identitätsangaben der aufgesuchten Personen niederzuschreiben und an einem sicheren Ort zu dokumentieren, damit Ermittler die Sicherheit dieser Personen bei einem späteren Besuch nachverfolgen können. Den Ermittlern muss gestattet werden, mit jedem Einzelnen frei und unter vier Augen zu sprechen und den Besuch bei denselben Personen zu wiederholen (daher die Notwendigkeit von nachvollziehbaren Identitätsangaben der Befragten), sobald es nötig ist. Nicht alle Länder akzeptieren diese Bedingungen, und für die Ermittelnden kann es schwierig sein, vergleichbare Garantien zu erhalten. In Fällen, in denen die Wahrscheinlichkeit besteht, dass Zeugen wegen ihrer Aussage in Gefahr geraten, sollte der Untersuchende sich um andere Formen der Beweiserhebung bemühen.

97. Gefangene sind in größerer potenzieller Gefahr als Personen, die sich nicht in Haft befinden. Es kann sein, dass Gefangene auf verschiedene Situationen unterschiedlich reagieren. In einigen Situationen können Gefangene sich dadurch unwissentlich in Gefahr bringen, dass sie sich zu unbedacht äußern und meinen, sie seien durch die reine Anwesenheit des »außenstehenden« Ermittlers geschützt. Möglicherweise ist dies nicht der Fall. In anderen Situationen können die Ermittler auf eine »Mauer des Schweigens« stoßen, weil die Gefangenen viel zu eingeschüchtert sind, um irgendjemandem Vertrauen zu schenken, auch wenn ihnen Gespräche unter vier Augen angeboten werden. In letzterem Fall kann es nötig sein, mit »Gruppenbefragungen« zu beginnen, um den Umfang und Zweck der Untersuchung deutlich erklären zu können und anschließend denen, die sprechen möchten, Gespräche unter vier Augen anzubieten. Wenn die Angst vor Repressalien, ob zu Recht oder nicht, zu groß ist, kann es nötig sein, alle Gefangenen an einem gegebenen Haftort zu interviewen, um nicht eine bestimmte Person herauszuheben. Wo eine Ermittlung zu einer strafrechtlichen Verfolgung oder einem anderen öffentlichen Wahrheitsforum (public truth-telling forum) führt,

sollte der Ermittelnde Maßnahmen empfehlen, um Schaden für das mutmaßliche Folteropfer zu verhindern, zum Beispiel durch Mittel wie das Löschen
von Namen und anderen Angaben, die die Person aus den öffentlich zugäng-
lichen Protokollen identifizierbar machen, oder indem der Person eine Gelegenheit zur Aussage mithilfe von bild- oder stimmverändernden Geräten oder
in einem geschlossenen Übertragungssystem (Closed-Circuit-TV/CCTV)
geboten wird. Diese Maßnahmen müssen im Einklang mit den Rechten der
Angeklagten stehen.

(e) Einsatz von Dolmetschern

98. Bei der Untersuchung von Folter über einen Dolmetscher zu arbeiten ist nicht leicht, auch wenn es sich um einen Berufsdolmetscher handelt.
Nicht immer wird es möglich sein, für alle verschiedenen Dialekte und Sprachen Dolmetscher zur Hand zu haben und manchmal kann es notwendig sein,
Dolmetscher aus der Familie oder der kulturellen Gruppe der betreffenden
Person einzusetzen. Das ist nicht ideal, weil es die Person möglicherweise
belastet, über Foltererlebnisse unter Beiziehung ihr bekannter Menschen zu
sprechen. Im Idealfall sollte der Dolmetscher zum Ermittlungsteam gehören
und über Kenntnisse bezüglich des Themas Folter verfügen (siehe Kapitel
IV, Abschnitt I. und Kapitel VI, Abschnitt C.2.).

(f) Angaben, die man vom mutmaßlichen Folteropfer einholen muss

99. Der Ermittler sollte versuchen, so viele der folgenden Angaben wie
möglich durch die Aussage des mutmaßlichen Folteropfers zu erhalten (siehe
Kapitel IV, Abschnitt E.):

(i) die Umstände, die bis zur Folter geführt haben, einschließlich der
Festnahme oder Entführung und der Haft;

(ii) ungefähre Daten und Zeiten der Folter, einschließlich des Zeit-
punkts, an dem die letzte Folter stattfand. Es kann sein, dass es
nicht einfach ist, diese Angaben festzustellen, weil verschiedene
Örtlichkeiten und Täter (oder Tätergruppen) beteiligt sein können.
Möglicherweise müssen separate Berichte der Ereignisse zu den
verschiedenen Tatorten aufgenommen werden. Es muss damit gerechnet werden, dass die Chronologie ungenau und manchmal sogar verwirrend ist. Für jemanden, der gefoltert wurde, ist es oft
schwer, sich auf einen Zeitrahmen zu beziehen. Separate Berichte
der Ereignisse für verschiedene Orte können von Nutzen sein,
wenn man versucht, ein umfassendes Bild der Situation zu bekommen. Überlebende werden oft nicht genau wissen, wohin man

sie gebracht hat, da man ihnen die Augen verbunden hatte oder sie halb bewusstlos waren. Durch das Zusammenstellen konvergierender Aussagen kann es möglich sein, bestimmte Örtlichkeiten, Methoden und sogar Täter »herauszuarbeiten«;

(iii) eine detaillierte Beschreibung der Personen, die an der Festnahme, Haft und Folter beteiligt waren, einschließlich der Information, ob das Folteropfer jemanden von ihnen vor den Ereignissen, die in Verbindung mit der behaupteten Folter stehen, kannte; deren Kleidung, Narben, Muttermale, Tätowierungen, Größe, Gewicht (die betroffene Person kann in der Lage sein, den Folterer in Bezug auf ihre eigenen Maße zu beschreiben), Ungewöhnliches an der körperlichen Erscheinung des Täters, seiner Sprache oder seinem Akzent und ob die Täter zu irgendeiner Zeit unter dem Einfluss berauschender Substanzen standen;

(iv) den Inhalt dessen, was der Person erzählt oder wonach sie gefragt wurde. Das kann wichtige Informationen bei dem Versuch liefern, geheime oder inoffizielle Haftanstalten zu identifizieren;

(v) eine Beschreibung der üblichen Routine in der Haftanstalt und das Misshandlungsmuster;

(vi) eine Beschreibung des Foltergeschehens, einschließlich der angewandten Foltermethoden. Verständlicherweise ist dies oft schwierig, und Untersuchende sollten nicht erwarten, im Verlauf eines einzigen Interviews einen vollständigen Bericht der Ereignisse zu erhalten. Es ist wichtig, genaue Informationen einzuholen, aber Fragen in Bezug auf intime Erniedrigungen und Übergriffe werden traumatisch sein, und dies oft auf schwerwiegende Weise;

(vii) ob ein sexueller Übergriff auf die betroffene Person stattfand. Die meisten Menschen werden dazu neigen, die Frage nach einem sexuellen Übergriff so zu beantworten, als ob eine tatsächliche Vergewaltigung oder erzwungener Anal- oder Oralverkehr gemeint sei. Die Ermittler sollten die Tatsache im Auge behalten, dass verbale Übergriffe, eine Entblößung, unerwünschtes körperliches Berühren, anzügliche oder erniedrigende Handlungen und Schläge oder Elektroschocks an den Genitalien von dem Opfer oft nicht als sexueller Übergriff wahrgenommen werden. Alle diese Handlungen verletzen die Intimsphäre der betroffenen Person und sollten als wesentliche Aspekte eines sexuellen Übergriffs gewertet werden. Sehr häufig werden Opfer sexueller Übergriffe schweigen oder einen sexuellen Übergriff sogar leugnen. Oft wird es erst beim zweiten oder sogar dritten Besuch, wenn der hergestellte

Kontakt einfühlsam und sensibel für die Kultur und Persönlichkeit der betroffenen Person war, dazu kommen, dass mehr von den Ereignissen mitgeteilt wird;

(viii) im Verlauf der Folter erlittene körperliche Verletzungen;

(ix) eine Beschreibung der Waffen oder anderer verwendeter Gegenstände;

(x)   die Identität von Zeugen derjenigen Ereignisse, deren Bestandteil die Folter war. Der Untersuchende muss sorgfältig darauf achten, die Sicherheit von Zeugen zu schützen und sollte in Erwägung ziehen, die Identitätsangaben von Zeugen zu verschlüsseln oder deren Namen getrennt von den eigentlichen Aufzeichnungen des Interviews zu verwahren.

(g)   Aussage der Person, die Foltervorwürfe erhebt

100. Der Ermittler sollte eine detaillierte Aussage der betreffenden Person auf Band aufnehmen und dieses transkribieren lassen. Die Aussage sollte auf Antworten basieren, die auf offene (nicht-suggestive) Fragen gegeben wurden. Offene Fragen enthalten keine Unterstellungen oder Schlussfolgerungen und erlauben es der betroffenen Person, eine möglichst vollständige und unvoreingenommene Aussage zu machen. Beispiele für offene Fragen sind: »Was ist Ihnen zugestoßen und wo?« – dies ist besser als: »Wurden Sie im Gefängnis gefoltert?« Die zweite Frage unterstellt, dass das, was dem Zeugen widerfahren ist, Folter war, und sie engt den Ort der Handlungen auf ein Gefängnis ein. Es ist zu vermeiden, die Fragen anhand von Listen zu stellen, da dies die Person dazu zwingen kann, ungenaue Antworten zu geben, wenn das, was geschehen ist, nicht exakt zu einer der Optionen passt. Die betroffene Person sollte ihren eigenen Bericht der Ereignisse erzählen, aber sie sollte darin unterstützt werden, indem Fragen gestellt werden, die an Genauigkeit zunehmen. Die Person sollte ermutigt werden, bei der Beschreibung dessen, was ihr widerfahren ist, alle Sinne zu verwenden. Es sollte danach gefragt werden, was sie sah, roch, hörte und fühlte. Das ist zum Beispiel in Situationen wichtig, in denen der Person die Augen verbunden worden sein könnten oder sie den Übergriff im Dunkeln erlebte.

(h)   Aussage des mutmaßlichen Täters

101. Wenn möglich, sollten die Ermittler die mutmaßlichen Täter befragen. Die Ermittelnden müssen für deren rechtlichen Schutz sorgen, wie er nach dem Völkerrecht und nationalem Recht garantiert wird.

3. Sichern und Einholen von Beweismaterial

102. Der Ermittelnde sollte so viel Beweismaterial wie möglich sammeln, um einen Einzelfall oder ein Foltermuster zu dokumentieren. Das Sammeln und die Analyse von Beweismaterial ist einer der wichtigsten Aspekte einer sorgfältigen und unparteiischen Untersuchung von Folter. Die Ermittler sollten die Beweissicherungskette bei der Auffindung und Sicherstellung von Beweismaterial dokumentieren, um solche Beweise in späteren Prozessen, einschließlich einer möglichen strafrechtlichen Verfolgung, verwerten zu können. Größtenteils findet Folter an Orten statt, an denen Menschen in irgendeiner Art von Haft gehalten werden und wo die Sicherstellung von Beweismaterial oder ungehinderter Zugang zunächst schwierig oder sogar unmöglich sein kann. Ermittlern muss durch den Staat die Befugnis gegeben werden, ungehinderten Zugang zu jeder Örtlichkeit oder jedem Gelände zu bekommen und sie müssen in der Lage sein, den Schauplatz zu sichern, an dem die Folter mutmaßlich stattfand. Das mit der Untersuchung befasste Personal und weitere Ermittler sollten ihre Bemühungen koordinieren, um eine sorgfältige Untersuchung der Örtlichkeit, wo angeblich Folter stattfand, durchzuführen. Die Ermittler müssen ungehinderten Zugang zu dem mutmaßlichen Schauplatz der Folter haben. Ihr Zugang muss offene oder gesperrte Gebiete, einschließlich von Gebäuden, Fahrzeugen, Büros, Gefängniszellen oder anderen Räumlichkeiten, von denen behauptet wird, dass dort Folter stattgefunden habe, umfassen, darf aber nicht auf diese beschränkt werden.

103. Jedes Gebäude oder Gebiet unter Ermittlung muss gesperrt werden, um keine möglichen Beweise zu verlieren. Nur Ermittlern und ihren Mitarbeitern sollte der Zugang zu dem Gebiet gestattet werden, nachdem es unter Ermittlung gestellt wurde. Es sollte eine Überprüfung des Schauplatzes auf Beweisgegenstände hin stattfinden. Alles Beweismaterial muss sorgfältig gesammelt, behandelt, verpackt, gekennzeichnet und in sichere Verwahrung genommen werden, um eine Verunreinigung, Manipulation oder den Verlust von Beweisen zu verhindern. Falls die Folter der Behauptung nach erst so kurz zurückliegt, dass solche Beweise relevant sein können, sollten alle aufgefundenen Proben von Körperflüssigkeiten (wie Blut oder Sperma), Haare, Fasern und Fäden gesammelt, gekennzeichnet und sorgfältig gesichert werden. Jedes Gerät, das dazu verwendet werden könnte, Folter zuzufügen, ganz gleich, ob es zu diesem Zweck bestimmt war oder entsprechend den Umständen dazu benutzt wurde, sollte mitgenommen und gesichert werden. Jegliche vorgefundenen Fingerabdrücke müssen, falls sie frisch genug sind, um relevant zu sein, abgenommen und gesichert werden. Eine beschriftete und maßstabsgerechte Skizze des Geländes oder des Ortes, an dem die Folter mutmaßlich stattgefunden hat, muss angefertigt werden. Sie muss alle relevanten

Details zeigen, wie die Lage der Stockwerke in einem Gebäude, die Räume, Eingänge, Fenster, Möbel und das umgebende Gelände. Auch Farbfotos müssen aufgenommen werden, um dasselbe zu erfassen. Die Identität aller Personen an dem mutmaßlichen Schauplatz der Folter muss aufgenommen werden, einschließlich vollständiger Namen, Anschriften und Telefonnummern oder anderer Kontaktangaben. Wenn der Zeitpunkt der Folter kurz genug zurückliegt, dass es noch relevant ist, sollte ein Bestandsverzeichnis der Kleidung der Person, die Foltervorwürfe erhebt, aufgenommen werden und diese in einem Labor, falls vorhanden, auf Körperflüssigkeiten und anderes Beweismaterial getestet werden. Von jedem, der in dem unter Ermittlung stehenden Gelände anwesend ist, müssen Informationen eingeholt werden, um zu bestimmen, ob er Zeuge bei den Vorfällen mutmaßlicher Folter war. Alle relevanten Schriftstücke, Berichte oder Dokumente sollten für Beweiszwecke und für eine Handschriftenanalyse aufbewahrt werden.

4. Medizinische Nachweise

104. Der Ermittler sollte eine ärztliche Untersuchung des mutmaßlichen Opfers veranlassen. Die Rechtzeitigkeit einer solchen medizinischen Untersuchung ist besonders wichtig. Eine ärztliche Untersuchung sollte unabhängig davon, wie lange die Folter schon zurückliegt, durchgeführt werden, aber wenn die Folter gemäß der Behauptung innerhalb der letzten sechs Wochen stattgefunden hat, sollte solch eine Untersuchung dringend veranlasst werden, bevor frische Spuren verblassen. Die Untersuchung sollte eine Einschätzung der Notwendigkeit einer Behandlung von Verletzungen und Krankheiten, von psychologischer Hilfe, Beratung oder einer Folgeuntersuchung beinhalten (siehe Kapitel V für die Beschreibung der körperlichen Untersuchung und der forensischen Beurteilung). Eine psychologische Begutachtung des mutmaßlichen Folteropfers ist immer erforderlich und kann Bestandteil der körperlichen Untersuchung sein oder, wo es keine körperlichen Spuren gibt, davon unabhängig durchgeführt werden (siehe Kapitel VI für eine Beschreibung der psychologischen Beurteilung).

105. Um einen Befundbericht zum körperlichen und psychologischen Nachweis von Folter erstellen zu können, müssen sechs wichtige Fragen gestellt werden:

(a)   Passen die physischen und psychischen Befunde zur Beschreibung der angeblichen Folter?

(b)   Welche Krankheitszustände tragen zu dem klinischen Bild bei?

(c) Sind die psychologischen Befunde im Rahmen des kulturellen und sozialen Kontexts der betroffenen Person erwartete oder typische Reaktionen auf extremen Stress?

(d) Wie ist der Zeitrahmen in Bezug auf die Folterereignisse angesichts des schwankenden Verlaufes von traumabedingten psychischen Störungen? An welcher Stelle im Heilungsprozess befindet sich die Person?

(e) Welche anderen Belastungsfaktoren beeinträchtigen die Person (zum Beispiel anhaltende Verfolgung, erzwungene Migration, Exil, Verlust der Familie und sozialen Rolle usw.)? Welche Auswirkung haben diese Probleme auf das Opfer?

(f) Legt das klinische Bild eine falsche Behauptung von Folter nahe?

5. Fotografie

106. Von den Verletzungen der Personen, die behaupten, gefoltert worden zu sein, von dem Gelände, auf dem angeblich Folter stattgefunden hat (Innen- und Außenaufnahmen) und von jeglichem anderen dort gefundenen Beweisgegenständen sollten Farbfotografien aufgenommen werden. Unerlässlich sind ein Maßband oder irgendein anderes Mittel, das den Maßstab auf der Fotografie verdeutlicht. Fotografien müssen so zeitnah wie möglich aufgenommen werden, auch mit einer einfachen Kamera, weil einige physische Indizien schnell schwächer und Orte störend beeinflusst werden können. Sofortbilder verlieren im Lauf der Zeit ihre Qualität. Professionellere Fotos sind zu bevorzugen und sollten aufgenommen werden, sobald die Ausrüstung zur Verfügung steht. Wenn möglich, sollten Fotos mit einer Kleinbildkamera mit automatischer Datumseinblendung gemacht werden. Die Beweissicherungskette für den Film, die Negative und Abzüge muss vollständig dokumentiert werden.

D. Die Untersuchungskommission

1. Festlegung des Umfangs der Untersuchung

107. Staaten und Organisationen, die Untersuchungskommissionen bilden, müssen den Umfang der Untersuchung definieren, indem sie den Aufgabenbereich in deren Befugnisse mit aufnehmen. Den Aufgabenbereich der Kommission zu definieren, kann ihren Erfolg sehr erhöhen. Es verschafft dem Verfahren Legitimität, es unterstützt die Mitglieder der Kommission beim Erreichen eines Konsenses über den Umfang der Untersuchung und es

stellt einen Maßstab zur Verfügung, nach dem der Schlussbericht der Kommission beurteilt werden kann. Folgende Empfehlungen für das Definieren von Aufgabenbereichen seien genannt:

(a) Sie sollten neutral gefasst sein, so dass sie nicht ein im Vorhinein festgelegtes Ergebnis nahelegen. Um neutral zu sein, dürfen die Aufgabenbereiche die Ermittlungen in Gebieten, in denen eine Verantwortung des Staates für Folter aufdeckt werden könnt, nicht begrenzen.

(b) Sie sollten genau angeben, welche Ereignisse und Aspekte untersucht und in dem Schlussbericht der Kommission angesprochen werden sollen.

(c) Sie sollten Flexibilität bezüglich des Umfangs der Untersuchung bieten, um zu gewährleisten, dass eine gewissenhafte Ermittlung durch die Kommission nicht durch übermäßig restriktive oder allzu breit gefasste Aufgabenbereiche behindert wird. Die notwendige Flexibilität kann zum Beispiel dadurch erreicht werden, dass die Kommission die Erlaubnis erhält, ihre Aufgaben je nach Notwendigkeit anzupassen. Es ist jedoch wichtig, dass die Kommission die Öffentlichkeit über jegliche Änderungen ihres Mandats auf dem Laufenden hält.

2. Vollmacht der Kommission

108. Richtlinien sollten die Vollmachten der Kommission auf eine allgemeine Weise abstecken. Die Kommission benötigt speziell Folgendes:

(a) die Befugnis, alle für die Untersuchung nötigen Informationen einzuholen, einschließlich der Befugnis, eine Aussage mit rechtlicher Genehmigung zu erzwingen, die Vorlage von Dokumenten, einschließlich staatlicher und medizinischer Protokolle, anzuordnen sowie Zeugen, die Familie des Opfers und andere Quellen zu schützen;

(b) die Befugnis, einen öffentlichen Bericht herauszugeben;

(c) die Befugnis, Besuche vor Ort durchzuführen, einschließlich an der Örtlichkeit, an der die Folter vermutlich stattgefunden hat;

(d) die Befugnis, Beweise von Zeugen und Organisationen mit Sitz außerhalb des Landes entgegenzunehmen.

3. Mitgliedschaftskriterien

109. Kommissionsmitglieder sollten aufgrund ihrer anerkannten Unparteilichkeit, Kompetenz und Unabhängigkeit als Individuen ausgewählt werden, wie sie im Folgenden definiert sind:

(a) Unparteilichkeit. Kommissionsmitglieder sollten mit keiner Person, staatlichen Stelle, politischen Partei oder anderen Organisation eng verbunden sein, die potenziell an der Folter beteiligt sein könnten. Sie sollten nicht zu eng mit einer Organisation oder Gruppe, denen das Opfer als Mitglied angehört, in Verbindung stehen, da dies der Glaubwürdigkeit der Kommission schaden kann. Dies sollte jedoch keine Rechtfertigung für einen pauschalen Ausschluss von der Kommission sein, beispielsweise von Mitgliedern großer Organisationen, in denen das Opfer ebenfalls Mitglied ist oder von Personen, die mit Organisationen in Verbindung stehen, die sich für die Behandlung und Rehabilitation von Folteropfern engagieren.

(b) Kompetenz. Kommissionsmitglieder müssen imstande sein, Beweise auszuwerten und abzuwägen und über ein gutes Urteilsvermögen verfügen. Wenn möglich, sollten Personen mit juristischen, medizinischen und Fachkenntnissen aus weiteren einschlägigen Spezialgebieten zu einer Untersuchungskommission gehören.

(c) Unabhängigkeit. Kommissionsmitglieder sollten in ihrer Gesellschaft den Ruf von Aufrichtigkeit und Fairness genießen.

110. Die Objektivität der Ermittlung und der Ergebnisse der Kommission können unter anderem davon abhängen, ob sie drei oder mehr statt nur ein oder zwei Mitglieder hat. Ein einzelner Untersuchungsbeauftragter sollte im Allgemeinen keine Foltererermittlungen durchführen. Ein einzelner, isolierter Untersuchungsbeauftragter wird im Allgemeinen in der Gründlichkeit seiner Ermittlung, die er alleine bewältigen kann, eingeschränkt sein. Darüber hinaus wird ein einzelner Untersuchungsbeauftragter strittige und wichtige Entscheidungen ohne Aussprache treffen müssen und er wird für Druck seitens des Staates und für anderen äußeren Druck besonders anfällig sein.

4. Mitarbeiter der Kommission

111. Untersuchungskommissionen sollten über einen unparteiischen, fachkundigen Rechtsbeistand verfügen. In Fällen, in denen die Kommission Anschuldigungen wegen staatlichen Fehlverhaltens untersucht, wäre es ratsam, einen Rechtsbeistand von außerhalb des Justizministeriums zu ernen-

nen. Der leitende Rechtsbeistand der Kommission sollte durch eine Festanstellung im öffentlichen Dienst oder als ein völlig unabhängiges Mitglied des Gerichts vor politischem Einfluss abgeschirmt sein. Die Ermittlung wird oft Fachberater erfordern. Technische Expertise sollte der Kommission auf Gebieten wie der Pathologie, der Gerichtsmedizin, der Psychiatrie, der Psychologie, der Gynäkologie und der Pädiatrie zur Verfügung stehen. Um eine vollständig unparteiische und gründliche Ermittlung durchzuführen, wird die Kommission fast immer ihre eigenen Ermittler benötigen, um Anhaltspunkte zu verfolgen und Beweise zu entwickeln. In dem Maß, in dem die Kommission sich auf ihre eigenen Ermittler verlassen kann, wird sich die Glaubwürdigkeit einer Untersuchung deutlich erhöhen.

5. Schutz von Zeugen

112. Der Staat soll Kläger, Zeugen, diejenigen, die die Ermittlung durchführen und ihre Familien vor Gewalt, Gewaltandrohungen oder jeder anderen Form von Einschüchterung schützen (siehe oben Abschnitt C.2.d.). Wenn die Kommission zu dem Schluss kommt, dass es begründete Furcht vor Verfolgung, Belästigung oder Schaden für irgendeinen Zeugen oder voraussichtlichen Zeugen gibt, kann sie es für angebracht halten, die Beweisaufnahme unter Ausschluss der Öffentlichkeit anzuhören, die Identität eines Informanten oder Zeugen vertraulich zu behandeln, nur Beweise zu verwerten, bei denen keine Gefahr besteht, dass die Identität des Zeugen preisgegeben wird und weitere geeignete Maßnahmen zu ergreifen.

6. Gerichtsverfahren

113. Aus den allgemeinen Grundsätzen von Strafverfahren folgt, dass Anhörungen öffentlich stattfinden sollten, außer wenn ein Gerichtsverfahren unter Ausschluss der Öffentlichkeit nötig ist, um die Sicherheit eines Zeugen zu gewährleisten. Gerichtsverfahren unter Ausschluss der Öffentlichkeit sollten aufgezeichnet und die versiegelte, unveröffentlichte Aufzeichnung an einer bekannten Stelle aufbewahrt werden. Gelegentlich kann eine vollständige Geheimhaltung erforderlich sein, um zu einer Aussage zu ermutigen, und die Kommission wird möglicherweise Zeugen unter vier Augen, informell oder ohne die Aussage aufzunehmen, anhören wollen.

7. Ankündigung einer Untersuchung

114. Die Bildung einer Kommission und der Gegenstand der Untersuchung sollten breit angekündigt werden. Die Ankündigung sollte eine Einla-

dung enthalten, der Kommission relevante Informationen und schriftliche Erklärungen vorzulegen und sie sollte Anleitungen für Personen enthalten, die bereit sind auszusagen. Die Ankündigung kann durch Zeitungen, Zeitschriften, Radio, Fernsehen, Broschüren und Plakate verbreitet werden.

8. *Eingang von Beweisen*

115. Untersuchungskommissionen sollten die Vollmacht haben, eine Aussage zu erzwingen und Dokumente vorzubringen. Dazu sollten sie die Befugnis besitzen, von Amtspersonen, die mutmaßlich an Folter beteiligt waren, eine Aussage zu erzwingen. In der Praxis kann diese Befugnis die Vollmacht mit einschließen, Strafen oder Urteile zu verhängen, wenn Regierungsbeamte oder andere Personen sich weigern, dem Folge zu leisten. Untersuchungskommissionen sollten Personen dazu auffordern, als Zeugen auszusagen oder als einen ersten Schritt bei der Sammlung von Beweisen schriftliche Erklärungen einzureichen. Schriftliche Erklärungen können eine wichtige Beweisquelle werden, wenn ihre Verfasser Angst haben, als Zeugen auszusagen, nicht zu Verhandlungen reisen können oder anderweitig nicht verfügbar sind. Untersuchungskommissionen sollten weitere Verfahren überdenken, die wertvolle Informationen liefern könnten.

9. *Rechte der Parteien*

116. Diejenigen, die den Vorwurf erheben, gefoltert worden zu sein, und ihre rechtlichen Vertreter sollten über jede Anhörung benachrichtigt werden und Zugang hierzu sowie zu allen für die Ermittlung relevanten Informationen haben und sie müssen berechtigt sein, Beweise vorzulegen. Diese besondere Betonung der Rolle der Überlebenden als eine Partei bei den Verhandlungen spiegelt die besonders wichtige Rolle wider, die deren Interessen bei der Durchführung der Ermittlung spielen. Jedoch sollten alle anderen interessierten Parteien ebenfalls die Möglichkeit erhalten, gehört zu werden. Das Ermittlungsorgan muss dazu berechtigt sein, Vorladungen an Zeugen, einschließlich der mutmaßlich beteiligten Amtspersonen, auszustellen und den Beweisantritt zu verlangen. Allen diesen Zeugen sollte ein Rechtsbeistand zugestanden werden, wenn die Wahrscheinlichkeit besteht, dass sie durch die Untersuchung geschädigt werden könnten, zum Beispiel wenn ihre Aussage sie einer strafrechtlichen Anklage oder zivilrechtlicher Haftung aussetzen würde. Zeugen dürfen nicht gezwungen werden, gegen sich selbst auszusagen. Es sollte eine Gelegenheit für die wirksame Befragung von Zeugen durch die Kommission geben. Den an der Untersuchung beteiligten Parteien sollte es gestattet sein, schriftliche Fragen bei der Kommission einzureichen.

10. Beweiswürdigung

117. Die Kommission muss alle Informationen und Beweise, die sie erhält, bewerten, um deren Zuverlässigkeit und Richtigkeit zu beurteilen. Die Kommission sollte mündliche Aussagen beurteilen und dabei das Verhalten und die Glaubwürdigkeit des Zeugen insgesamt berücksichtigen. Die Kommission muss sensibel in Bezug auf soziale, kulturelle und geschlechtsspezifische Aspekte sein, die das Verhalten beeinflussen. Durch eine Bestätigung der Beweise aus verschiedenen Quellen werden sich der Beweiswert solcher Beweise und die Zuverlässigkeit von Beweisen aus dem Hörensagen erhöhen. Die Zuverlässigkeit von Beweisen aus dem Hörensagen muss sorgfältig überdacht werden, bevor die Kommission sie als Tatsache akzeptiert. Zeugenaussagen, die nicht durch ein Kreuzverhör überprüft wurden, müssen ebenfalls mit Vorsicht betrachtet werden. Eine Zeugenaussage unter Ausschluss der Öffentlichkeit, die in einer nichtöffentlichen Aufzeichnung aufbewahrt wird oder überhaupt nicht aufgezeichnet wurde, wird oft nicht durch ein Kreuzverhör überprüft, so dass ihr deshalb möglicherweise nur geringeres Gewicht gegeben wird.

11. Bericht der Kommission

118. Die Kommission sollte innerhalb einer angemessenen Zeit einen öffentlichen Bericht herausgeben. Außerdem sollten in dem Fall, dass die Kommission in ihren Ergebnissen nicht einstimmig ist, diejenigen Kommissionsmitglieder, die sich in der Minderheit befinden, ein Minderheitenvotum abgeben. Der Bericht einer Untersuchungskommission sollte mindestens die folgenden Informationen enthalten:

(a)   den Umfang der Untersuchung und den Aufgabenbereich;

(b)   das Vorgehen und die Methoden der Beweiswürdigung;

(c)   eine Liste aller Zeugen, die ausgesagt haben, einschließlich deren Alter und Geschlecht, mit Ausnahme derjenigen, deren Identität aus Gründen des Schutzes geheim gehalten wird oder die unter Ausschluss der Öffentlichkeit ausgesagt haben, sowie eine Liste erhaltener Beweisstücke;

(d)   Zeit und Ort jeder Sitzung (dies kann dem Bericht als Anhang hinzugefügt werden);

(e)   Hintergrund der Untersuchung, wie etwa wesentliche soziale, politische und ökonomische Bedingungen;

(f)   die konkreten Ereignisse, die stattfanden, und die Beweise, auf die sich solche Untersuchungsergebnisse gründen;

(g)   das Gesetz, auf das die Kommission sich stützte;

(h)   die auf geltendem Recht und Tatsachenfeststellungen basierenden Schlussfolgerungen der Kommission;

(i)   auf den Ergebnissen der Kommission basierende Empfehlungen.

119. Der Staat sollte öffentlich auf den Bericht der Kommission antworten und, wo angebracht, angeben, welche Schritte er als Antwort auf den Bericht zu unternehmen beabsichtigt.

Kapitel IV

Allgemeine Hinweise für Befragungen

120. Wenn eine Person, die angeblich gefoltert wurde, befragt wird, gibt es eine Anzahl von Aspekten und praktischen Umständen, die berücksichtigt werden müssen. Diese Hinweise gelten für alle, die Befragungen durchführen, für Rechtsanwälte, Ärzte, Psychologen, Psychiater, Menschenrechtsbeobachter oder Angehörige irgendeines anderen Berufes. Der folgende Abschnitt knüpft an deren ›gemeinsame Basis‹ an und versucht sie in Zusammenhänge zu stellen, denen man bei der Untersuchung von Folter und bei Befragungen von Folteropfern begegnen kann.

A.   Ziele der Ermittlung, Untersuchung und Dokumentation

121. Das allgemeine Ziel der Ermittlungen ist es, die Fakten in Bezug auf behauptete Fälle von Folter festzustellen (siehe Kapitel III, Abschnitt D.). Ärztliche Gutachten in Bezug auf Folter können einen wertvollen Beweis im juristischen Kontext darstellen, wie zum Beispiel:

(a)   um die für die Folter verantwortlichen Täter zu identifizieren und vor Gericht zu stellen;

(b)   um Anträge auf politisches Asyl zu unterstützen;

(c)   um Umstände festzustellen, unter denen falsche Geständnisse durch Staatsbeamte gewonnen worden sein könnten;

(d)   um regionale Foltermethoden zu ermitteln. Ärztliche Gutachten können auch zur Feststellung der therapeutischen Bedürfnisse von Überlebenden und als Zeugenaussage bei Menschenrechtsuntersuchungen benutzt werden.

122. Ziel der schriftlichen oder mündlichen Aussage des Arztes ist es, ein Gutachten über das Ausmaß der Übereinstimmung medizinischer Befunde mit der Behauptung der Misshandlung vonseiten des Patienten zu erstellen und auf wirksame Weise die medizinischen Befunde samt ihrer Interpretation dem Richter oder anderen entsprechenden Behörden mitzuteilen. Darüber hinaus dient eine ärztliche Aussage oft dazu, den Richter, andere Staatsbeam-

te und die lokale und internationale Gemeinschaft über die körperlichen und psychischen Spätfolgen von Folter zu unterrichten. Der Untersuchende sollte darauf vorbereitet sein, folgendes zu tun:

(a) Mögliche Verletzungen und Misshandlungen zu begutachten, auch beim Fehlen von spezifischen Anschuldigungen durch Einzelpersonen, Beamte des Gesetzesvollzugs oder der Justiz;

(b) physische und psychologische Beweise von Verletzung und Misshandlung zu dokumentieren;

(c) die Untersuchungsbefunde und die spezifischen Behauptungen wegen Misshandlung vonseiten des Patienten zueinander in Beziehung zu setzen und das Maß an Übereinstimmung festzustellen;

(d) einzelne Untersuchungsbefunde und die Kenntnis von Foltermethoden, die in einer bestimmten Region angewandt werden, sowie deren üblichen Folgeerscheinungen zueinander in Beziehung zu setzen und das Maß an Übereinstimmung festzustellen;

(e) eine Erklärung als Sachverständiger zu den Befunden der medizinisch-rechtlichen Beurteilung und bei Asylanhörungen, Straf- und Zivilprozessen ein Gutachten über die möglichen Gründe einer Misshandlung abzugeben;

(f) erlangte Informationen in angemessener Weise zu nutzen, um die Tatsachenermittlung und die weitere Dokumentation über Folter zu verbessern.

B. Verfahrensorientierte Schutzmaßnahmen im Hinblick auf Häftlinge

123. Eine gerichtsmedizinische Begutachtung von Häftlingen sollte auf offizielles schriftliches Ersuchen von Staatsanwälten oder anderen entsprechenden Amtsträgern hin durchgeführt werden. Ersuche um ärztliche Begutachtung durch Beamte mit Polizeibefugnissen müssen als ungültig angesehen werden, sofern sie nicht auf schriftliche Anordnung eines Staatsanwalts angefordert werden. Häftlinge selbst, deren Rechtsanwalt oder ihre Verwandten haben jedoch das Recht, eine ärztliche Untersuchung zu beantragen, um nach Beweisen für Folter und Misshandlung zu suchen. Der Häftling sollte von anderen Amtsträgern, nicht von Soldaten oder der Polizei, zur gerichtsmedizinischen Untersuchung gebracht werden, da Folter und Misshandlung gerade in deren Gewahrsam vorgekommen sein könnten und dies somit einen unzumutbaren Druck auf den Häftling oder den Arzt ausüben würde, Folter oder Misshandlung nicht in wirksamer Weise zu dokumentieren. Diejenigen

Amtsträger, die den Transport des Häftlings beaufsichtigen, sollten der Staatsanwaltschaft gegenüber verantwortlich sein, nicht gegenüber anderen Beamten mit Polizeibefugnissen. Der Rechtsanwalt des Häftlings sollte während des Antrags auf Untersuchung und beim Transport nach der Untersuchung des Häftlings anwesend sein. Häftlinge haben während und nach der Haftzeit das Recht auf eine zweite oder alternative ärztliche Untersuchung durch einen qualifizierten Arzt.

124. Die Untersuchung eines jeden Häftlings muss unter vier Augen erfolgen. Niemals sollten Polizei oder andere Beamte mit Polizeibefugnissen im Untersuchungsraum anwesend sein. Von dieser verfahrensorientierten Schutzmaßnahme kann nur abgesehen werden, wenn nach Ansicht des untersuchenden Arztes ein zwingender Hinweis darauf vorliegt, dass der Häftling ein ernsthaftes Sicherheitsrisiko für das medizinische Personal darstellt. Unter solchen Umständen sollte auf Wunsch des ärztlichen Untersuchenden Sicherheitspersonal der Gesundheitseinrichtung, nicht die Polizei oder andere Beamte mit Polizeibefugnis, zur Verfügung stehen. In solchen Fällen sollte das Sicherheitspersonal immer noch außer Hörweite des Patienten bleiben (d. h. nur Sichtkontakt haben). Die ärztliche Untersuchung von Häftlingen sollte an einem Ort stattfinden, den der Arzt für am besten geeignet hält. In manchen Fällen kann es das Beste sein, auf einer Untersuchung in einer offiziellen medizinischen Einrichtung und nicht in der Strafanstalt oder dem Gefängnis zu bestehen. In anderen Fällen können Gefangene es vorziehen, in der relativen Sicherheit ihrer Zelle untersucht zu werden, wenn sie zum Beispiel das Gefühl haben, dass die medizinischen Räumlichkeiten unter Überwachung stehen. Welcher der beste Ort ist wird durch viele Umstände bestimmt, aber in allen Fällen sollten die Ermittler gewährleisten, dass Gefangene nicht dazu gezwungen werden, einem Ort zuzustimmen, an dem sie sich nicht wohlfühlen.

125. Die Anwesenheit von Polizeibeamten, Soldaten, Gefängnisbeamten oder anderen Beamten mit Polizeibefugnissen im Untersuchungsraum, ganz gleich aus welchem Grund, sollte in dem offiziellen medizinischen Bericht des Arztes vermerkt werden. Deren Anwesenheit während der Untersuchung kann ein Grund für die Nichtberücksichtigung eines negativen medizinischen Berichts sein. Die Identität und die Dienstbezeichnung weiterer, während der ärztlichen Untersuchung im Untersuchungsraum anwesender Personen sollten in dem Bericht angegeben werden. Medizinisch-rechtliche Begutachtungen von Häftlingen sollten die Verwendung eines Standardformulars für den Arztbericht beinhalten (zu den Richtlinien, die zur Erstellung von Standardformularen für den Arztbericht benutzt werden können, siehe Anhang IV).

126. Das Original der abgeschlossene Begutachtung sollte direkt der Person zugestellt werden, die den Bericht angefordert hat, im Allgemeinen dem Staatsanwalt. Wenn ein Häftling oder ein Rechtsanwalt, der in dessen Auftrag handelt, einen Arztbericht anfordert, muss der Bericht zur Verfügung gestellt werden. Kopien aller Arztberichte sollten von dem untersuchenden Arzt einbehalten werden. Ein nationaler Ärzteverband oder eine Untersuchungskommission können sich dazu entscheiden, Arztberichte zu überprüfen, um zu gewährleisten, dass angemessene verfahrensorientierte Schutzmaßnahmen und Standards bei der Dokumentation eingehalten werden, insbesondere bei Ärzten, die im Staatsdienst stehen. Die Berichte sollten an eine solche Organisation geschickt werden, vorausgesetzt, Fragen der Unabhängigkeit und Vertraulichkeit sind angesprochen worden. Unter keinen Umständen sollte eine Kopie des Arztberichts an Beamte mit Polizeibefugnis übermittelt werden. Es ist vorgeschrieben, dass ein Häftling sich zum Zeitpunkt seines Haftantritts einer ärztlichen Untersuchung und bei der Entlassung einer Untersuchung und Beurteilung unterzieht.[70] Zum Zeitpunkt der ärztlichen Untersuchung sollte der Zugang zu einem Rechtsanwalt ermöglicht werden. Die Anwesenheit eines Außenstehenden während der Untersuchung kann in den meisten Haftsituationen unmöglich sein. In solchen Fällen sollte vorgeschrieben sein, dass Gefängnisärzte die medizinische Ethik achten, wenn sie mit Gefangenen arbeiten, und sie sollten in der Lage sein, unabhängig vom Einfluss irgendeiner dritten Partei ihre beruflichen Pflichten auszuüben. Wenn die gerichtsmedizinische Untersuchung den Verdacht auf Folter bestätigt, sollte der Häftling nicht in die Haftanstalt zurückgebracht werden, sondern vielmehr vor dem Staatsanwalt oder Richter erscheinen, um den Rechtsstatus des Häftlings zu bestimmen.[71]

C. Offizielle Besuche in Haftzentren

127. Besuche bei Gefangenen dürfen nicht leicht genommen werden. In einigen Fällen kann es bekanntermaßen schwierig sein, sie auf sachliche und professionelle Weise durchzuführen, besonders in Ländern, in denen Folter noch praktiziert wird. Einmalige Besuche ohne einen Folgebesuch, der dazu dient, die Sicherheit der Befragten nach dem Besuch zu gewährleisten, können gefährlich sein. In manchen Fällen kann ein einziger Besuch ohne Wie-

---

70 Siehe die Mindestgrundsätze der Vereinten Nationen für die Behandlung von Gefangenen (Kapitel I, Abschnitt B.).

71 »Health care for prisoners: implications of Kalk's refusal«, The Lancet, Bd. 337 (1991), S. 647-648.

derholung schlechter sein, als überhaupt kein Besuch. Wohlmeinende Ermittler können in eine Falle gehen, wenn sie ein Gefängnis oder eine Polizeistation besuchen, ohne genau zu wissen, was sie tun. Sie können ein unvollständiges oder falsches Bild der Wirklichkeit gewinnen. Ohne Absicht können sie Gefangene, die sie nie wieder besuchen können, in Gefahr bringen. Sie können den Tätern, die gefoltert haben, ein Alibi verschaffen, indem diese die Tatsache, dass Außenstehende ihr Gefängnis besuchten und nichts gesehen haben, ausnutzen.

128. Besuche sollten am besten Ermittlern überlassen werden, die sie in einer professionellen Weise durchführen und weiterverfolgen können und die über gewisse erprobte verfahrensorientierte Schutzmaßnahmen für ihre Arbeit verfügen. Die Auffassung, dass irgendetwas an Beweisen besser sei als gar kein Beweis, gilt nicht, wenn man mit Gefangenen arbeitet, die in Gefahr geraten könnten, weil sie eine Aussage gemacht haben. Besuche in Hafteinrichtungen durch wohlmeinende Leute, die offizielle und Nicht-Regierungs-Institutionen vertreten, können schwierig und – schlimmer noch – kontraproduktiv sein. In dem hier diskutierten Fall sollte unterschieden werden zwischen einem für die Untersuchung notwendigen Besuch in gutem Glauben, der hier nicht in Frage gestellt wird, und einem darüber hinausgehenden unwesentlichen Besuch, der – wenn er durch Nicht-Fachleute ausgeführt wird – in einem Land, das Folter praktiziert, mehr Schaden als Nutzen anrichten könnte. Unabhängigen Kommissionen, die sich aus Juristen und Ärzten zusammensetzen, sollte ein gesicherter, regelmäßiger Zugang gewährt werden, um Haftanstalten und Gefängnisse zu besuchen.

129. Befragungen von Personen, die noch in Haft und möglicherweise sogar in der Hand von Folterern sind, werden sich offensichtlich stark von Befragungen in der Ungestörtheit und Sicherheit einer außerhalb befindlichen und geschützten medizinischen Einrichtung unterscheiden. Es kann nicht genug betont werden, wie wichtig es ist, in solchen Situationen das Vertrauen der betroffenen Person zu gewinnen. Jedoch ist es noch wichtiger, dieses Vertrauen nicht – auch nicht unwissentlich – zu enttäuschen. Es sollten alle Vorsichtsmaßnahmen getroffen werden, damit Häftlinge sich nicht selbst in Gefahr bringen. Häftlinge, die gefoltert wurden, sollten gefragt werden, ob und in welcher Weise die Informationen benutzt werden können. Es kann möglich sein, dass sie zu verängstigt sind, um der Verwendung ihres Namens zuzustimmen, zum Beispiel aus Furcht vor Repressalien. Ermittler, Untersuchende und Dolmetscher sind dazu verpflichtet, das zu respektieren, was dem Häftling versprochen worden ist.

130. Ein deutliches Dilemma kann zum Beispiel entstehen, wenn es offenkundig ist, dass an einem bestimmten Ort eine große Zahl von Gefange-

nen gefoltert worden ist, aber sie alle sich aus Furcht weigern, den Ermittlern zu gestatten, ihre Geschichte zu verwenden. Vor die Alternative gestellt, entweder das Vertrauen der Gefangenen bei der Bemühung um eine Beendigung der Folter zu enttäuschen oder das Vertrauen zu achten und wegzugehen und zu schweigen, ist es unerlässlich, einen gangbaren Weg aus diesem Dilemma zu finden. Wenn man mit einer Anzahl von Gefangenen konfrontiert ist, die an ihren Körpern deutliche Spuren von Auspeitschungen, Schlägen, Platzwunden durch Stockschläge usw. aufweisen, die sich aber aus Furcht vor Repressalien alle weigern, über ihre Fälle zu reden, ist es hilfreich, vor aller Augen eine ›Gesundheitsinspektion‹ der ganzen Abteilung im Hof zu organisieren. Auf diese Weise kann der ärztliche Ermittler im Rahmen seines Besuches durch die Reihen gehen und direkt die deutlich sichtbaren Spuren der Folter auf den Rücken der Gefangenen beobachten. Er kann so einen Bericht über das erstellen, was er gesehen hat, ohne sagen zu müssen, dass Gefangene über Folter geklagt haben. Dieser erste Schritt sichert das Vertrauen der Gefangenen bei künftigen Folgebesuchen.

131. Mit anderen, subtileren Arten von Folter, z. B. psychischer oder sexueller Folter, kann man offensichtlich nicht auf die gleiche Weise verfahren. In diesen Fällen kann es sich für die Ermittler als notwendig erweisen, bei einem oder mehreren Besuchen eine Bemerkung zu unterlassen, bis die Umstände es den Gefangenen erlauben – oder sie dazu ermutigen – weniger Furcht zu haben und der Verwendung ihrer Geschichte zuzustimmen. Der Arzt und der Dolmetscher sollten ihre Namen nennen und ihre Rolle bei der Durchführung der Untersuchung erklären. Die Dokumentation von medizinischen Beweisen für Folter erfordert eine besondere Fachkenntnis von approbierten Medizinern. Fachkenntnis über Folter und deren körperliche und psychische Folgen kann durch Publikationen, Fortbildungskurse, Fachkonferenzen und Erfahrung gewonnen werden. Darüber hinaus ist die Kenntnis von regionalen Folter- und Misshandlungspraktiken wichtig, weil solche Informationen die Berichte einer Person über Folter oder Misshandlung untermauern können. Die Erfahrung im Führen von Befragungen und in der Untersuchung einzelner Personen auf körperliche und psychologische Nachweise von Folter und im Dokumentieren von Befunden sollte unter der Aufsicht von erfahrenen Untersuchern erworben werden.

132. Diejenigen, die sich noch in Haft befinden, können manchmal in Situationen zu arglos sein, in denen der Untersuchende einfach nicht garantieren kann, dass es keine Repressalien geben wird. Das kann zum Beispiel der Fall sein, wenn noch kein Folgebesuch ausgehandelt und durch die Behörden vollständig zugelassen worden ist oder wenn die Identität der betroffenen Person nicht entsprechend protokolliert worden ist, um einen Folgebesuch zu sichern. Es sollten alle Vorsichtsmaßregeln getroffen werden, um

sicher zu gehen, dass Gefangene sich nicht unnötigerweise selbst einer Gefahr aussetzen, in dem naiven Vertrauen, ein Außenstehender werde sie schützen.

133. Wenn Personen besucht werden, die sich noch in Haft befinden, sollten die Dolmetscher im Idealfall Außenstehende sein und nicht vor Ort rekrutiert werden. Dies dient hauptsächlich dazu, um zu vermeiden, dass sie oder ihre Familien von wissbegierigen Behörden unter Druck gesetzt werden, die wissen wollen, welche Informationen den Ermittlern gegeben wurden. Das Problem kann komplexer sein, wenn die Häftlinge aus einer anderen ethnischen Gruppe als ihre Gefängnisaufseher stammen. Sollte der örtliche Dolmetscher aus derselben ethnischen Gruppe wie der Gefangene stammen, um dessen Vertrauen zu gewinnen, aber zur gleichen Zeit die Behörden veranlassen, misstrauisch zu sein und sie vielleicht versuchen lassen, den Dolmetscher einzuschüchtern? Außerdem kann der Dolmetscher abgeneigt sein, in einer feindseligen Umgebung zu arbeiten, die ihn möglicherweise einer Gefahr aussetzen würde. Oder sollte der Dolmetscher aus derselben ethnischen Gruppe wie die Wachleute kommen und damit deren Vertrauen gewinnen, aber das des Gefangenen verlieren, während er trotzdem angreifbar für Einschüchterungen durch die Behörden bleibt? Die Antwort liegt offensichtlich und idealerweise in keinem der obigen Fälle. Dolmetscher sollten von außerhalb der Region stammen und von allen als ebenso unabhängig betrachtet werden wie die Ermittler.

134. Wer um 20.00 Uhr befragt wird, verdient ebenso viel Aufmerksamkeit wie jemand, der um 8.00 Uhr besucht wird. Die Ermittler sollten es so einrichten, dass sie genug Zeit zur Verfügung haben und sich selbst nicht überlasten. Gegenüber der um 20.00 Uhr besuchten Person (die überdies den ganzen Tag gewartet hat, um ihre Geschichte zu erzählen) wäre es nicht fair, ihren Termin aus Zeitgründen abzukürzen. In gleicher Weise verdient die 19. Geschichte über *Falanga** ebenso viel Aufmerksamkeit wie die erste. Gefangene, die nicht oft Außenstehende zu Gesicht bekommen, haben vielleicht niemals die Gelegenheit gehabt, über ihre Folter zu sprechen. Es ist eine irrtümliche Annahme, zu denken, Gefangene sprächen untereinander ständig über Folter. Gefangene, die für die Untersuchung nichts Neues zu bieten haben, verdienen genauso viel Zeit wie die anderen Gefangenen.

---

*   Siehe Kapitel V, Abschnitt D. 2.

D.   Fragetechniken

135. Verschiedene Grundregeln müssen beachtet werden (siehe Kapitel III, Abschnitt C.2.(g)). Informationen sind sicher wichtig, aber die Person, die befragt wird, ist noch wichtiger, und zuzuhören ist wichtiger als Fragen zu stellen. Wenn man nur Fragen stellt, wird man nichts außer Antworten erhalten. Für den Häftling kann es wichtiger sein, über die Familie zu sprechen statt über Folter. Das sollte gebührend berücksichtigt und Zeit für ein Gespräch über persönliche Dinge zugebilligt werden. Folter, zumal sexuelle Folter, ist ein sehr intimer Gegenstand und es kann sein, dass sie vor einem Wiederholungsbesuch oder sogar noch später nicht zur Sprache kommt. Menschen sollten nicht gezwungen werden, über irgendeine Form von Folter zu sprechen, wenn es ihnen unangenehm ist.

E.   Dokumentation des Hintergrunds

1.   Psychosoziale Anamnese und Zeit vor der Verhaftung

136. Wenn ein mutmaßliches Folteropfer sich nicht mehr in Haft befindet, sollte der Untersuchende nach dem täglichen Leben der Person fragen, nach den Beziehungen zu Freunden und Familie, nach Arbeit oder Schule, Berufstätigkeit, Interessen, Zukunftsplänen und nach Alkohol- und Drogenkonsum. Es sollte auch Aufschluss über die psychosoziale Vorgeschichte der Person im Anschluss an die Haft gewonnen werden. Bei jemandem, der sich noch in Haft befindet, reicht eine auf Beruf und Bildung begrenzte Information aus. Man sollte sich nach verschreibungspflichtigen Medikamenten erkundigen, die der Patient nimmt. Dies ist besonders wichtig, weil solche Medikamente einer Person in Haft verweigert werden könnten – mit erheblichen gesundheitsschädigenden Folgen. Erkundigungen nach politischen Aktivitäten, Überzeugungen und Meinungen sind insofern relevant, als sie zu erklären helfen, warum eine Person inhaftiert oder gefoltert wurde. Allerdings werden solche Erkundigungen am besten indirekt eingeholt, indem man die Person fragt, welche Anschuldigungen erhoben wurden oder warum sie meint, dass sie inhaftiert und gefoltert wurde.

2.   Übersicht über Haft und Misshandlung

137. Bevor man eine detaillierte Darstellung der Ereignisse einholt, sollte man Überblicksinformationen in Erfahrung bringen. Diese umfassen Daten, Orte, Dauer der Haft, Häufigkeit und Dauer der Folterbehandlungen. Eine Übersicht wird dabei helfen, die Zeit effektiv zu nutzen. In manchen Fällen, in denen Überlebende bei mehrfachen Gelegenheiten gefoltert wur-

den, können sie zwar in der Lage sein, sich daran zu erinnern, was ihnen widerfahren ist, aber oft nicht genau, wo und wann jedes einzelne Ereignis stattgefunden hat. Unter solchen Umständen kann es ratsam sein, die Darstellung des Verlaufs eher anhand der verwendeten Arten von Misshandlung zu eruieren statt über eine zusammenhängende Folge von Ereignissen während bestimmter Inhaftierungen. In gleicher Weise kann es bei der Niederschrift der Ereignisse oft von Nutzen sein, so viel wie möglich zu dokumentieren »was geschah, und wo?« Haftorte werden von unterschiedlichen Sicherheits-, Polizei- oder Militärkräften unterhalten, so dass das, was an verschiedenen Orten geschah, für ein vollständiges Bild des Foltersystems von Nutzen sein kann. Sich eine Landkarte von dem Gebiet zu beschaffen, wo die Folter statt-fand, kann hilfreich sein, um die Geschichten verschiedener Menschen zu-sammenzusetzen. Dies wird sich oft für die gesamte Ermittlung als sehr wertvoll erweisen.

3. Umstände der Festnahme

138. Zu berücksichtigen sind die folgenden Fragen: Wie viel Uhr war es? Wo waren Sie? Was machten Sie gerade? Wer war da? Beschreiben Sie das äußere Erscheinungsbild derjenigen, die Sie festnahmen. Waren es Mili-tär- oder Zivilpersonen, in Uniform oder in Straßenbekleidung? Welche Art Waffen trugen sie? Was wurde gesprochen? Irgendwelche Zeugen? Handelte es sich um eine offizielle Verhaftung, eine administrative Festnahme oder um ein ›Verschwindenlassen‹? Wurde Gewalt angewendet, wurden Drohungen ausgesprochen? Waren Familienmitglieder auf irgendeine Weise beteiligt? Die Verwendung von Fesseln oder Augenbinden, die Transportmittel, das Ziel und die Namen von Amtspersonen, sofern bekannt, sind festzuhalten.

4. Ort und Bedingungen der Haft

139. Mit aufzunehmen sind: Zugang zu und Beschreibung von Essen und Trinken, sanitären Anlagen, Beleuchtung, Temperatur und Belüftung. Auch sind zu dokumentieren: Jeglicher Kontakt mit der Familie, Rechtsan-wälten oder Angehörigen des Gesundheitswesens, Zustände von Überfüllung oder Einzelhaft, Ausmaße des Haftortes und ob es andere Personen gibt, die die Festnahme bestätigen können. Die folgenden Fragen sind zu berücksich-tigen: Was geschah zuerst? Wohin wurden Sie gebracht? Gab es eine erken-nungsdienstliche Behandlung (Protokollierung von Angaben zur Person, Fingerabdrücke, Fotos)? Wurden Sie aufgefordert, etwas zu unterschreiben? Beschreiben Sie den Zustand der Zelle oder des Zimmers (die Größe, Anwe-senheit anderer Personen, Licht, Belüftung, Temperatur, das Vorkommen von Insekten, Nagetieren, das Vorhandensein einer Schlafstelle und Zugang zu

Nahrung, Wasser und Toilette sind zu notieren). Was hörten, sahen und rochen Sie? Hatten Sie irgendwelchen Kontakt mit Außenstehenden oder Zugang zu ärztlicher Versorgung? Wie war die räumliche Anordnung der Örtlichkeit, in der Sie festgehalten wurden?

5.   Folter- und Misshandlungsmethoden

140. Beim Erlangen von Hintergrundinformationen über Folter und Misshandlung sollte man vorsichtig damit sein, Arten von Misshandlungen nahezulegen, denen eine Person unterworfen gewesen sein könnte. Diese Vorsicht kann helfen, mögliche Ausschmückungen von echten Erfahrungen zu trennen. Andererseits kann es aber auch dazu beitragen, die Glaubwürdigkeit der betroffenen Person festzustellen, wenn man negative Antworten auf Fragen über verschiedene Arten von Folter hervorruft. Die Fragen sollten so angelegt sein, dass man vom Befragten eine zusammenhängende Schilderung erhält. Zu berücksichtigen sind die folgenden Fragen: Wo, wann und wie lange fand die Misshandlung statt? Wurden Ihnen die Augen verbunden? Vor dem Besprechen von Misshandlungsarten ist zu notieren, wer anwesend war (Namen, Stellungen angeben). Beschreiben Sie den Raum oder Ort. Welche Gegenstände haben Sie beobachtet? Wenn möglich, beschreiben Sie jedes Folterinstrument im Detail; bei einer Folter durch Elektroschocks die Stromstärke, das Gerät, Anzahl und Form der Elektroden. Fragen nach der Kleidung, einer Entblößung und Kleiderwechseln sind zu stellen. Zitate dessen, was während des Verhörs gesagt wurde, sind zu protokollieren, ebenso wie gegen das Opfer gerichtete Beleidigungen usw. Was wurde unter den Tätern geredet?

141. Für jede Art von Misshandlung ist festzuhalten: die Körperstellung, Fesselungen, Art des Kontakts einschließlich der Dauer, Häufigkeit, anatomischen Lokalisation und des in Mitleidenschaft gezogenen Körpergebiets. Gab es eine Blutung, Verletzung des Kopfes oder Verlust des Bewusstseins? Trat der Verlust des Bewusstseins infolge einer Verletzung des Kopfes, von Ersticken oder von Schmerz ein? Der Ermittelnde sollte auch danach fragen, wie es der Person am Ende der ›Behandlung‹ gegangen ist. Konnte sie gehen? War sie auf Hilfe angewiesen oder musste sie zur Zelle zurückgetragen werden? Konnte sie am nächsten Tag aufstehen? Wie lange blieben die Füße geschwollen? Dies alles trägt zu einer gewissen Vollständigkeit der Beschreibung bei, was bei einer Checkliste von Methoden nicht der Fall ist. Die Verlaufsgeschichte sollte das Datum der Folter durch Zwangsstellungen enthalten, wie viele Male und wie viele Tage die Folter andauerte, die Dauer jeden Vorfalls, Art und Weise des Aufhängens (umgedreht – gerade, bedeckt mit einer dicken Wolldecke oder direkt mit einem Strick angebunden, mit an

den Beinen angebrachten Gewichten oder mit Ziehen der Beine nach unten) oder der Stellung. Bei einer Folter durch Aufhängen ist danach zu fragen, welche Art von Material verwendet wurde (Strick, Draht und Stoff hinterlassen, wenn überhaupt, nach dem Aufhängen unterschiedliche Markierungen auf der Haut). Der Untersuchende muss daran denken, dass Aussagen über die Länge der Folterhandlung vonseiten dessen, der Folter überlebt hat, subjektiv und unter Umständen inkorrekt sind, da ein Orientierungsverlust in Bezug auf Zeit und Ort während der Folter eine allgemein beobachtete Tatsache ist. Hat man sich an der Person in irgendeiner Weise sexuell vergriffen? Man sollte in Erfahrung bringen, was während der Folter gesprochen wurde. Folterer erzählen ihren Opfern beispielsweise bei einer Elektroschockfolter an den Genitalien, dass sie keine normalen sexuellen Beziehungen mehr haben werden oder etwas in der Art. Zu einer detaillierten Diskussion über die Einschätzung eines Vorwurfs wegen sexueller Folter einschließlich Vergewaltigung, siehe Kapitel V, Abschnitt D.8.

F.   Bewertung des Hintergrunds

142. Überlebende von Folter können aus mehreren wichtigen Gründen Probleme haben, die spezifischen Einzelheiten der Folter wiederzugeben. Hierzu zählen:

(a)   Umstände während der Folter selbst, wie Verbinden der Augen, medikamentöse Behandlung, Ausfälle des Bewusstseins usw.;

(b)   Furcht, sich selbst oder andere in Gefahr zu bringen;

(c)   Mangel an Vertrauen in den untersuchenden Arzt oder Dolmetscher;

(d)   psychische Auswirkungen von Folter und Trauma, wie beispielsweise emotionale Erregung und Beeinträchtigung des Gedächtnisses, als Folge von traumabedingten psychischen Krankheiten wie Depression und Posttraumatischer Belastungsstörung (PTBS);

(e)   neuropsychiatrische Beeinträchtigung des Gedächtnisses infolge von Schlägen auf den Kopf, Erstickung, Beinahe-Ertränken oder Hunger (Mangelernährung);

(f)   schützende Bewältigungsmechanismen wie Verleugnung und Vermeidung;

(g) kulturbedingte Einschränkungen, die das Offenbaren traumatischer Erlebnisse nur in einem streng vertraulichen Umfeld erlauben.[72]

143. Unstimmigkeiten in der Geschichte einer Person können von jedem oder von allen diesen Faktoren herrühren. Wenn möglich, sollte der Untersuchende um eine weitergehende Erklärung bitten. Wenn dies nicht möglich ist, sollte der Untersuchende nach weiteren Beweisen suchen, die die Geschichte unterstützen oder widerlegen. Ein Netzwerk von übereinstimmenden unterstützenden Details kann die Schilderung der betroffenen Person untermauern und verdeutlichen. Obwohl jemand womöglich nicht in der Lage ist, die von dem Ermittler gewünschten Details, wie Daten, Zeiten, Häufigkeiten und genaue Identität von Tätern, anzugeben, wird sich im Laufe der Zeit ein grober Umriss der traumatischen Ereignisse und der Folter herausbilden.

G. Abklärung von Foltermethoden

144. Nachdem man eine detaillierte Schilderung der Ereignisse eruieren konnte, ist es zweckmäßig, andere mögliche Foltermethoden zu überprüfen. Unerlässlich ist, etwas über regionale Folterpraktiken zu erfahren und örtliche Richtlinien entsprechend zu modifizieren. Nach spezifischen Folterarten zu fragen ist hilfreich, wenn:

(a) psychische Symptome den Erinnerungsabruf beeinträchtigen;

(b) das Trauma unter Bedingungen einer beeinträchtigten sensorischen Wahrnehmung erlebt wurde;

(c) bei einer möglichen organischen Schädigung des Gehirns;

(d) wenn es beeinträchtigende Bildungs- und kulturelle Faktoren gibt.

145. Die Unterscheidung zwischen körperlichen und psychischen Methoden ist künstlich. Sexuelle Folter zum Beispiel verursacht sowohl körperliche als auch psychische Symptome, selbst wenn es keinen physischen Übergriff gegeben hat. Die folgende Liste von Foltermethoden wird hier wiedergegeben, um einige der Kategorien möglicher Misshandlung zu zeigen. Sie ist nicht dazu gedacht, von den Ermittlern als Checkliste oder als

---

72 R. F. Mollica, Y. Caspi-Yavin, »Overview: the assessment and diagnosis of torture events and symptoms«, *Torture and Its Consequences: Current Treatment Approaches*, M. Başoglu, Hg. (Cambridge, Cambridge University Press, 1992), S. 38-55.

Modell für die Auflistung von Foltermethoden in einem Bericht benutzt zu werden. Eine Herangehensweise unter Auflistung der Methoden kann kontraproduktiv sein, da das gesamte klinische Bild, das durch Folter hervorgerufen wird, wesentlich mehr umfasst als die einfache Summe von Verletzungen, wie sie durch aufgelistete Methoden herbeigeführt werden. Tatsächlich hat die Erfahrung gezeigt, dass Folterer, sobald sie mit solch einer ›Pauschal-Herangehensweise‹ an die Folter konfrontiert werden, sich oft auf eine der Methoden konzentrieren und darüber streiten, ob diese besondere Methode eine Art von Folter ist. Zu den Foltermethoden, die man erwägen muss, gehören die folgenden, ohne auf diese beschränkt zu sein:

(a) stumpfes Trauma, wie zum Beispiel ein Fausthieb, Tritt, Schlag, Auspeitschen, Schläge mit Drähten oder Knüppeln oder Zu-Boden-Stürzen;

(b) Folter durch Zwangsstellungen unter Anwendung von Aufhängen, Verdrehen von Gliedmaßen, anhaltender Bewegungseinschränkung, erzwungenem Verharren in einer Position;

(c) Verbrennungen mit Zigaretten, erhitzten Instrumenten, siedender Flüssigkeit oder einer ätzenden Substanz;

(d) Elektroschocks;

(e) Ersticken, wie zum Beispiel ›nasse‹ und ›trockene‹ Techniken, Ertränken, Ersticken durch Einhüllen des Kopfes, Strangulieren oder die Verwendung von Chemikalien;

(f) Quetschwunden, wie zum Beispiel durch das Zerschlagen von Fingern oder durch Verwendung einer schweren Walze, um die Oberschenkel oder den Rücken zu verletzen;

(g) perforierende Verletzungen, wie Stich- und Schusswunden, Applikation von Drähten unter die Nägel;

(h) Chemikalieneinwirkung durch Salz, Chilipfeffer, Benzin usw. (in Wunden oder Körperöffnungen);

(i) sexuelle Gewalt an Genitalien, Belästigung, sexuelle Handlungen mit Folterinstrumenten, Vergewaltigung;

(j) Quetschwunden oder traumatische Entfernung von Fingern und Gliedmaßen;

(k) medizinische Amputationen von Fingern oder Gliedmaßen, chirurgische Entfernung von Organen;

125

(l) pharmakologische Folter unter Verwendung von toxischen Dosen von Sedativa, Neuroleptika, Paralytika usw.;

(m) Haftbedingungen, wie zum Beispiel eine kleine oder überfüllte Zelle, Einzelhaft, unhygienische Bedingungen, kein Zugang zu einer Toilette, unregelmäßiges oder verschmutztes Essen und Wasser, extremen Temperaturen ausgesetzt sein, Verweigerung von Intimsphäre und erzwungene Nacktheit;

(n) Entzug normaler Sinnesreize, wie zum Beispiel von Geräuschen, des Lichts oder des Zeitgefühls, Isolation, Manipulation der Helligkeit der Zelle, Missbrauch von physiologischen Bedürfnissen, Einschränkung von Schlaf, Nahrung, Wasser, Toilettenanlagen, Baden, motorischen Aktivitäten, ärztlicher Behandlung und sozialen Kontakten, Isolation innerhalb des Gefängnisses sowie durch Kontaktverlust mit der Außenwelt (Opfer werden oft in Isolation gehalten, um das Schließen von Freundschaften und gegenseitige Identifikation zu verhindern und um eine traumatische Bindung an den Folterer zu fördern);

(o) Erniedrigungen, wie zum Beispiel verbale Misshandlungen, die Ausführung erniedrigender Handlungen;

(p) Todesdrohungen, Drohungen, der Familie zu schaden, die Androhung weiterer Folter und Gefangenschaft, Scheinhinrichtungen;

(q) Drohungen mit Angriffen durch Tiere, wie zum Beispiel Hunden, Katzen, Ratten oder Skorpionen;

(r) psychologische Techniken zur Zerstörung der Persönlichkeit, einschließlich erzwungenen Verrates, Betonung von Gefühlen der Hilflosigkeit, der Gefährdung durch mehrdeutige Situationen oder widersprüchliche Botschaften;

(s) Verletzung von Tabus;

(t) erzwungenes Verhalten, wie zum Beispiel erzwungene Teilnahme an Handlungen, die gegen die Religion des Opfers verstoßen (z. B. Muslime zum Essen von Schweinefleisch zu zwingen), erzwungene Schädigung anderer durch Folter oder andere Misshandlung, erzwungene Zerstörung von Eigentum, erzwungener Verrat eines anderen, den man damit einer Gefährdung aussetzt;

(u) erzwungenes Mitansehen von Folter oder Gewalttaten, die anderen zugefügt werden.

H.   Risiko einer Retraumatisierung der befragten Person

146. Berücksichtigt man, dass entsprechend den praktizierten Foltermethoden Verletzungen verschiedener Arten und Grade entstehen können, sollten die Daten, die im Anschluss an eine umfassende Anamnese und physische Untersuchung gesammelt wurden, zusammen mit einschlägigen Labor- und radiologischen Untersuchungen ausgewertet werden. Es ist von wesentlicher Bedeutung, dass zu jedem Verfahren, das während der ärztlichen Untersuchung angewandt werden soll, Informationen zur Verfügung gestellt und Erklärungen gegeben werden und dass eine gründliche Bekanntheit mit den Labormethoden gewährleistet wird (siehe Kapitel VI, Abschnitt B.2.(a)).

147. Das Vorhandensein psychischer Folgeerkrankungen bei Überlebenden von Folter, insbesondere die verschiedenen Erscheinungsformen der Posttraumatischen Belastungsstörung, kann dazu führen, dass der Folterüberlebende Angst hat, während des Gesprächs, der physischen Untersuchung oder den Laboruntersuchungen eine Wiederholung seines Foltererlebnisses zu durchleben. Dem Folterüberlebenden vor der ärztlichen Untersuchung zu erklären, was ihn erwartet, ist ein wichtiger Bestandteil dieses Prozesses. Diejenigen, die Folter überleben und in ihrem Land bleiben, können intensive Furcht und Argwohn verspüren, wieder verhaftet zu werden, und sind oft gezwungen in den Untergrund zu gehen, um eine erneute Verhaftung zu vermeiden. Bei denjenigen, die ins Exil geschickt werden oder die Flüchtlinge sind, kann es sein, dass sie ihre Muttersprache, Kultur, Familie, Freunde, Arbeit und alles, was ihnen vertraut ist, zurücklassen.

148. Die persönlichen Reaktionen des Folterüberlebenden auf den Untersuchenden (und den Dolmetscher, falls ein solcher eingesetzt wird) können Auswirkungen auf den Verlauf der Befragung und so wiederum auf das Ergebnis der Ermittlung haben. In gleicher Weise können auch die persönlichen Reaktionen des Ermittlers auf die betreffende Person den Verlauf der Befragung und das Ergebnis der Ermittlung beeinflussen. Es ist wichtig, die Hindernisse für eine wirksame Kommunikation zu prüfen und das Verständnis, das die persönlichen Reaktionen einer Ermittlung aufzwingen. Der Ermittelnde sollte durch die Beratung und Besprechung mit Kollegen, die mit dem Gebiet psychologischer Begutachtung und der Behandlung von Folterüberlebenden vertraut sind, eine permanente Überprüfung des Verlaufs der Befragungen und der Ermittlungen aufrecht erhalten. Diese Art von kollegialer Supervision (Intervision) kann ein effektives Mittel darstellen, um den Befragungs- und Ermittlungsprozess in Bezug auf Voreingenommenheiten und Hindernisse für eine wirksame Kommunikation zu beobachten und um genaue Informationen zu erhalten (siehe Kapitel VI, Abschnitt C.2.).

149. Trotz aller Vorsichtsmaßnahmen können körperliche und psychologische Untersuchungen allein aufgrund ihrer Natur den Patienten retraumatisieren, indem sie Symptome einer Posttraumatischen Belastungsstörung hervorrufen oder verschlimmern, weil schmerzhafte Wirkungen und Erinnerungen reaktiviert werden (siehe Kapitel VI, Abschnitt B.2.). Fragen zu psychischen Leiden und besonders zu sexuellen Angelegenheiten werden in den meisten traditionellen Gesellschaften als Tabu betrachtet und das Stellen entsprechender Fragen wird als respektlos oder beleidigend angesehen. Wenn sexuelle Folter ein Teil der erlittenen Verletzungen war, kann sich der Kläger in seiner moralischen, religiösen, sozialen oder psychischen Integrität hoffnungslos stigmatisiert und befleckt fühlen. Deshalb ist es für eine gut ausgeführte Befragung von höchster Bedeutung, dass man zum Ausdruck bringt, sich dieser Umstände in allem Respekt bewusst zu sein, genauso wie man die Schweigepflicht und ihre Grenzen erklärt. Durch den Gutachter muss eine subjektive Einschätzung über das Ausmaß vorgenommen werden, bis zu welchem es nötig ist, auf eine Mitteilung von Details zu drängen, damit der Bericht vor Gericht wirksam ist, insbesondere wenn der Kläger im Gespräch offenkundige Anzeichen von Belastung zeigt.

I.   Einsatz von Dolmetschern

150. Für viele Zwecke ist es erforderlich, einen Dolmetscher einzusetzen, um es dem Untersuchenden zu ermöglichen, dass er versteht, was gesagt wird. Obwohl der Untersuchende und der Befragte möglicherweise zu einem kleinen Teil eine gemeinsame Sprache sprechen, sind die Informationen, nach denen gesucht wird, oft zu wichtig, als dass man Irrtümer riskieren darf, die von einem unvollständigen gegenseitigen Verstehen herrühren. Dolmetscher müssen belehrt werden, dass alles, was sie während einer Befragung hören und übersetzen, streng vertraulich ist. Die Dolmetscher sind es, die alle Informationen aus erster Hand und unzensiert erhalten. Betroffenen Personen muss die Zusicherung gegeben werden, dass weder der Ermittler noch der Dolmetscher in irgendeiner Weise Informationen missbrauchen wird (siehe Kapitel VI, Abschnitt C.2.).

151. Wenn der Dolmetscher kein Berufsdolmetscher ist, besteht immer das Risiko, dass der Ermittelnde die Kontrolle über das Gespräch verliert. Jemand kann dazu verleitet werden, mit demjenigen zu reden, der seine Sprache spricht und die Befragung kann von den vorliegenden Themen abgelenkt werden. Es besteht auch die Gefahr, dass ein Dolmetscher mit einer Voreingenommenheit den Befragten führen könnte oder die Antworten entstellt. Ein Verlust von Informationen, manchmal relevant, manchmal nicht, ist unvermeidbar, wenn man mittels Dolmetschen arbeitet. In Extremfällen kann es für

die Ermittler sogar notwendig sein, das Anfertigen von Notizen während des Gesprächs zu unterlassen und Befragungen in mehreren, kurzen Abschnitten durchzuführen, um Zeit zu haben, die wichtigsten Punkte des Gesagten zwischen den einzelnen Abschnitten niederzuschreiben.

152. Die Ermittler sollten daran denken, mit der betreffenden Person direkt zu reden und Augenkontakt zu behalten, auch wenn sie natürlicherweise dazu neigt, in Richtung Dolmetscher zu sprechen. Es hilft, die direkte Form der Anrede zu benutzen, wenn man über einen Dolmetscher spricht; zum Beispiel eher »Was haben Sie dann getan?« als in der dritten Person: »Fragen Sie ihn, was dann geschah.« Allzu oft schreiben Ermittler ihre Notizen während der Zeit, in der entweder der Dolmetscher die Frage übersetzt oder der Befragte sie beantwortet. Manche Ermittler scheinen gar nicht zuzuhören, da das Gespräch in einer Sprache geführt wird, die sie nicht verstehen. Das sollte nicht passieren, da es unerlässlich ist, dass die Ermittelnden nicht nur die Worte, sondern auch Körpersprache, Gesichtsausdruck, Klang der Stimme und Gestik des Befragten aufmerksam verfolgen, wenn sie ein vollständiges Bild erhalten wollen. Die Ermittler sollten sich mit Begriffen aus dem Bereich der Folter in der Sprache der betroffenen Person vertraut machen, um zu zeigen, dass sie sich auf dem Gebiet auskennen. Es wird zur Glaubwürdigkeit des Ermittlers beitragen, wenn er, statt eine ausdruckslose Miene zu zeigen, reagiert, sobald er ein Wort hört, das mit Folter in Zusammenhang steht, wie z. B. *Submarino** oder *Darmashakra*.**

153. Bei einem Besuch von Gefangenen ist es am besten, niemals lokale Dolmetscher einzusetzen, wenn eine Möglichkeit besteht, dass sie von den Befragten als nicht vertrauenswürdig angesehen werden. Auch kann es gegenüber den lokalen Dolmetschern, die nach einem Besuch von den örtlichen Behörden einer ›Einsatznachbesprechung‹ unterzogen oder anderweitig unter Druck gesetzt werden könnten, unfair sein, sie bei politischen Gefangenen einzubeziehen. Optimal ist es, unabhängige Dolmetscher einzusetzen, bei denen man eindeutig sieht, dass sie aus einer anderen Gegend kommen. Die beste Lösung ist, die lokale Sprache selbst fließend zu sprechen. Die zweitbeste Lösung besteht darin, mit einem ausgebildeten und erfahrenen Dolmetscher zusammenzuarbeiten, der für das Problem der Folter und die regionale Kultur sensibel ist. In der Regel sollten Mithäftlinge nicht zum Dolmetschen herangezogen werden, außer wenn es offensichtlich ist, dass der Befragte

---

*   Siehe Kapitel V, Abschnitt D. 7.
**   Häufiger ist die Schreibweise *Dharmachakra*. Diese Foltermethode ist nach dem buddhistischen »Rad des Gesetzes« benannt und entspricht der so genannten »Papageienstange«. Siehe Kapitel V, Abschnitt D. 3.

jemanden gewählt hat, dem er vertraut. Im Fall von Personen, die sich nicht in Haft befinden, treffen viele dieser Regeln ebenfalls zu, aber es kann leichter sein, einen Außenstehenden (eine ortsansässige Person) hereinzubringen, was in Gefängnissituationen kaum möglich ist.

J.   Gender-Fragen

154. Im Idealfall sollte ein Ermittlungsteam Spezialisten aus beiden Geschlechtern umfassen, um es der Person, die angibt, sie sei gefoltert worden, zu ermöglichen das Geschlecht des Ermittlers und, falls erforderlich, des Dolmetschers zu wählen. Dies ist besonders wichtig, wenn eine Frau in einer Situation inhaftiert worden ist, wo bekanntermaßen Vergewaltigungen vorkommen, selbst wenn sie sich bisher noch nicht darüber beklagt hat. Auch wenn kein sexueller Übergriff stattfindet, gehören meistens sexuelle Aspekte zur Folter (siehe Kapitel V, Abschnitt D.8.). Oft kann die Retraumatisierung schlimmer sein, wenn sie merkt, dass sie das Geschehene einer Person beschreiben muss, die physisch ihren Peinigern ähnelt, die zwangsläufig hauptsächlich oder vollständig aus Männern bestanden haben. In manchen Kulturen wäre es für einen männlichen Ermittler unmöglich, ein weibliches Opfer zu befragen; das muss respektiert werden. Wenn nur ein männlicher Arzt zur Verfügung steht, würden es in den meisten Kulturen viele Frauen jedoch vorziehen, eher mit ihm als mit einer weiblichen Person eines anderen Berufes zu sprechen, so dass sie die medizinischen Informationen und die Beratung erhalten, die sie wünschen. In einem solchen Fall ist es notwendig, dass der Dolmetscher, wenn er eingesetzt wird, eine Frau ist. Manche Befragten können es auch vorziehen, dass der Dolmetscher von außerhalb ihrer unmittelbaren Umgebung stammt, einmal wegen der Gefahr, an ihre Folter erinnert zu werden, und zum anderen wegen einer vermeintlichen Bedrohung der Schweigepflicht (siehe Kapitel IV, Abschnitt I.). Wenn kein Dolmetscher erforderlich ist, sollte ein weibliches Mitglied des Ermittlungsteams zumindest während der körperlichen Untersuchung als Begleitperson anwesend sein und, falls die Patientin es wünscht, auch während der gesamten Befragung.

155. Ist das Opfer männlich und wurde es sexuell missbraucht, so ist die Situation komplexer, weil auch diese Person hauptsächlich oder vollständig von Männern sexuell missbraucht worden sein wird. Deshalb würden es manche Männer vorziehen, ihre Erlebnisse einer Frau zu beschreiben, weil ihre Furcht vor anderen Männern so groß ist, während andere es nicht wünschen würden, vor einer Frau solche persönlichen Dinge zu besprechen.

K.   Indikationen für eine ärztliche Überweisung

156. Wo immer es möglich ist, sollten Untersuchungen, die aus medizinisch-rechtlichen Gründen der Dokumentation von Folter dienen, mit einer Einschätzung weiterer Erfordernisse verbunden werden, sei es eine Überweisung an Fachärzte, Psychologen, Physiotherapeuten oder an diejenigen, die soziale Beratung und Unterstützung bieten können. Die Ermittler sollten über lokale Rehabilitations- und Unterstützungsdienste informiert sein. Der Arzt sollte nicht zögern, auf jedweder Beratung und Untersuchung zu bestehen, die er bei einer medizinischen Beurteilung als notwendig ansieht. Im Verlauf einer Dokumentation medizinischer Beweise für Folter und Misshandlung sind Ärzte nicht ihrer ethischen Verpflichtungen enthoben. Alle, die auf weitere medizinische oder psychologische Versorgung angewiesen zu sein scheinen, sollten an geeignete Dienste überwiesen werden.

L.   Interpretation von Befunden und Schlussfolgerungen

157. Physische Manifestationen von Folter können entsprechend der Intensität, Häufigkeit und Dauer der Misshandlung, entsprechend der Fähigkeit des Folterüberlebenden, sich selbst zu schützen und entsprechend der physischen Kondition des Häftlings vor der Folter variieren. Andere Formen von Folter erzeugen eventuell keine körperlichen Befunde, aber sie können mit weiteren Krankheitszuständen verbunden sein. Zum Beispiel können Schläge auf den Kopf, die zu einem Verlust des Bewusstseins führen, eine posttraumatische Epilepsie oder organische Hirntraumata verursachen. Genauso können eine mangelhafte Ernährung und Hygiene während der Haft ein Vitaminmangel-Syndrom verursachen.

158. Gewisse Formen von Folter sind stark mit bestimmten Spätfolgen verbunden. Zum Beispiel sind Schläge auf den Kopf, die zu einem Verlust des Bewusstseins führen, besonders maßgeblich für die klinische Diagnose eines Schädel-Hirn-Traumas. Eine Verletzung der Genitalien ist oft mit einer späteren Sexualstörung verbunden.

159. Es ist wichtig, sich bewusst zu machen, dass Folterer versuchen können, ihre Handlungen zu verschleiern. Um physische Beweise für Schläge zu vermeiden, wird die Folter oft mit breiten, stumpfen Gegenständen durchgeführt, und Folteropfer werden manchmal mit einem Teppich bedeckt oder haben, im Fall von *Falanga*, Schuhe an, um die Kraft einzelner Schläge zu verteilen. Verdrehen von Gliedmaßen, Quetschverletzungen und Ersticken sind ebenfalls Formen von Folter, denen die Absicht zugrunde liegt, maximalen Schmerz und maximales Leiden bei minimaler Nachweisbarkeit zu er-

zeugen. Aus dem gleichen Grund werden nasse Handtücher bei Elektroschocks verwendet.

160. Der Bericht muss die Qualifikationen und die Erfahrung des Ermittlers aufführen. Wenn möglich, sollte der Name des Zeugen oder Patienten angegeben werden. Falls dies die betroffene Person erheblich gefährdet, kann ein Identifizierungsmerkmal verwendet werden, das es dem Ermittlungsteam ermöglicht, sie zu dem Bericht in Beziehung zu setzen, das es aber niemandem sonst gestattet, die Person zu identifizieren. Der Bericht muss angeben, wer zur Zeit der Befragung oder irgendeines Teiles davon noch im Raum war. Er sollte ausführlich den relevanten Verlauf schildern, Gerüchte vermeiden und, wo es angebracht ist, die Ergebnisse nennen. Er muss mit Unterschrift und Datum versehen werden und jegliche notwendige Erklärung beinhalten, die von der Gerichtsbarkeit, für die er verfasst wurde, gefordert wird (siehe Anhang IV).

Kapitel V

Der Nachweis von physischen Folgen der Folter

161. Aussagen von Zeugen und Überlebenden sind notwendige Bestandteile bei der Dokumentation von Folter. In dem Maß, in dem medizinische Nachweise für Folter existieren, liefern sie eine wichtige Bestätigung und den Beweis, dass eine Person gefoltert wurde. Jedoch sollte das Fehlen solcher physischen Beweise nicht so ausgelegt werden, als ob dies nahelege, es habe keine Folter stattgefunden, da diese Art von Gewalthandlungen häufig keine Spuren oder bleibenden Narben hinterlassen.

162. Eine medizinische Begutachtung zu rechtlichen Zwecken sollte objektiv und unparteiisch durchgeführt werden. Die Beurteilung sollte auf der klinischen Fachkenntnis und Berufserfahrung des Arztes beruhen. Die ethische Verpflichtung zum Handeln im Interesse des Patienten fordert kompromisslose Sorgfalt und Unparteilichkeit, um berufliche Glaubwürdigkeit zu schaffen und sie aufrechtzuerhalten. Wenn möglich, sollten Ärzte, die Begutachtungen von Häftlingen durchführen, eine spezifische Grundlagenausbildung in der gerichtsmedizinischen Dokumentation von Folter und anderen Formen körperlicher und psychischer Misshandlung besitzen. Sie sollten die Haftbedingungen und Foltermethoden kennen, die in der jeweiligen Region, in welcher der Patient inhaftiert war, angewendet werden, und die üblichen Folgeerscheinungen der Folter. Der medizinische Befund sollte sachlich und sorgfältig formuliert sein. Fachjargon sollte vermieden werden. Sämtliche medizinische Terminologie sollte erklärt werden, damit der Bericht für Laien verständlich ist. Der Arzt sollte nicht davon ausgehen, dass der Beamte, der eine gerichtsmedizinische Begutachtung anfordert, alle wesentlichen Tatsachen offengelegt hat. Es liegt in der Verantwortung des Arztes, alle wesentlichen Befunde, die er für relevant ansieht, aufzudecken und in den Bericht aufzunehmen, auch wenn sie für die Sache der Partei, welche die medizinische Untersuchung anfordert, als irrelevant oder nachteilig angesehen werden. Befunde, die mit Folter oder anderen Formen von Misshandlung übereinstimmen, dürfen unter keinen Umständen aus einem gerichtsmedizinischen Bericht ausgeschlossen werden.

A.   Struktur der Anamneseerhebung

163. Die folgenden Erläuterungen gelten insbesondere für Anamnese-
gespräche, die mit Personen geführt werden, die sich nicht mehr in Haft befinden. Der Ort des Gespräches und der Untersuchung sollte so sicher und
angenehm wie möglich sein. Es sollte ausreichend Zeit vorgesehen werden,
um ein detailliertes Gespräch und eine detaillierte Untersuchung durchzuführen. Möglicherweise wird ein zwei- bis vierstündiges Gespräch nicht ausreichen, um eine Beurteilung der physischen oder psychologischen Beweise für
Folter durchzuführen. Weiterhin können zu jedem gegebenen Zeitpunkt einer
Untersuchung sich ändernde situationsspezifische Faktoren, wie die Dynamik
des Gesprächs, Ohnmachtsgefühle des Patienten angesichts dessen, dass die
eigene Intimsphäre verletzt wird, Furcht vor künftiger Verfolgung, Scham
über die Ereignisse und Schuldgefühle als Überlebender, an die Umstände
der Foltererfahrung erinnern. Dies kann die Angst des Patienten und seinen
Widerstand, relevante Informationen mitzuteilen, verstärken. Dann müssen
eventuell ein zweites und vielleicht ein drittes Gespräch vereinbart werden,
um die Begutachtung abzuschließen.

164. Vertrauen ist eine wesentliche Voraussetzung, um den Betroffenen
zu einer genauen Darstellung von Misshandlungen zu ermutigen. Das Vertrauen von jemandem zu gewinnen, der Folter oder andere Formen von Misshandlung erlebt hat, erfordert aktives Zuhören, große Sorgsamkeit in der
Kommunikation, Höflichkeit sowie echtes Mitgefühl und Ehrlichkeit. Ärzte
müssen die Fähigkeit besitzen, ein vertrauensvolles Klima herzustellen, in
dem die Offenlegung von entscheidenden, wenngleich vielleicht sehr
schmerzhaften oder mit Scham verbundenen Fakten stattfinden kann. Es ist
wichtig, sich bewusst zu sein, dass diese Fakten manchmal intime Geheim-
nisse sind, welche die Person in diesem Augenblick vielleicht zum ersten Mal
preisgibt. Zusätzlich zu der Bereitstellung einer angenehmen Umgebung, von
ausreichend Zeit für das Gespräch, von Erfrischungen und dem Zugang zu
Toiletten, sollten der Arzt oder die Ärztin erläutern, was auf den Patienten in
der Untersuchung zukommen kann. Der Arzt sollte auf den Tonfall, die Formulierung und die Reihenfolge der Fragen achten (sensible Fragen sollten
nur gestellt werden, nachdem sich die gegenseitige Beziehung zu einem gewissen Grad entwickelt hat), und er sollte einräumen, dass der Patient, wenn
nötig, eine Pause machen oder sich dafür entscheiden kann, nicht auf jede
Frage zu antworten.

165. Ärzte und Dolmetscher haben die Pflicht, die Vertraulichkeit von
Informationen zu wahren und Informationen nur mit dem Einverständnis des
Patienten mitzuteilen (siehe Kapitel III, Abschnitt C.). Jede Person sollte
einzeln und unter vier Augen untersucht werden. Sie sollte über jegliche

Einschränkung der Schweigepflicht in Bezug auf die Begutachtung informiert werden, die von den staatlichen Behörden oder den Justizbehörden auferlegt werden könnte. Der Zweck des Anamnesegesprächs muss der Person eindeutig erklärt werden. Ärzte müssen sicherstellen, dass die Einwilligung nach erfolgter Aufklärung (informed consent) auf einer angemessenen Offenlegung und einem angemessenen Verständnis des möglichen Nutzens und der nachteiligen Folgen einer ärztlichen Begutachtung beruht und dass eine Einwilligung freiwillig und ohne Zwang durch andere, insbesondere durch Behörden mit Polizeibefugnis oder Justizbehörden, gegeben wird. Die betroffene Person hat das Recht, die Begutachtung abzulehnen. Unter solchen Umständen sollte der Arzt den Grund für die Ablehnung einer Begutachtung dokumentieren. Wenn die Person ein Häftling ist, sollte der Bericht darüber hinaus von ihrem Rechtsanwalt und einem weiteren Beamten aus dem Gesundheitswesen unterschrieben werden.

166. Eventuell befürchten Patienten, dass Informationen, die im Zusammenhang mit einer Begutachtung enthüllt werden, nicht sicher vor dem Zugriff von verfolgenden Regierungen gehalten werden können. Furcht und Misstrauen können in Fällen, wo Ärzte oder andere Angehörige des Gesundheitswesens an der Folter mitgewirkt haben, besonders ausgeprägt sein. In vielen Fällen wird der Gutachter ein Mitglied der Mehrheitskultur und -ethnie sein, während der Patient in der Situation und am Ort des Gesprächs wahrscheinlich zu einer Minderheitengruppe oder -kultur gehört. Diese Dynamik der Ungleichheit kann das vermeintliche und wirkliche Machtungleichgewicht verstärken und das mögliche Gefühl von Furcht, Misstrauen und erzwungener Unterwerfung bei dem Patienten vergrößern.

167. Mitgefühl und menschlicher Kontakt können das Wichtigste sein, das Menschen, die noch in Haft sind, von dem Untersuchenden bekommen. Die Ermittlung selbst bringt der befragten Person möglicherweise keinerlei besonderen Nutzen, weil in den meisten Fällen deren Folter bereits beendet sein wird. Der schwache Trost, zu wissen, dass die Informationen einem in der Zukunft liegenden Zweck dienen können, wird sich jedoch stark erhöhen, wenn der Ermittler angemessenes Mitgefühl zeigt. Obwohl dies selbstverständlich erscheinen mag, sind Untersuchende bei Gefängnisbesuchen allzu oft so darauf konzentriert, Informationen zu erhalten, dass sie keine Empathie mehr für den Gefangenen aufbringen, der befragt wird.

B.   Krankengeschichte

168. Verschaffen Sie sich einen vollständigen Überblick über die Krankengeschichte, einschließlich Informationen über frühere medizinische, chirurgische oder psychiatrische Probleme. Vergewissern Sie sich, dass Sie jede
Anamnese von Verletzungen, die vor der Zeit der Haft lagen, samt möglichen
Spätfolgen aufnehmen. Vermeiden Sie Suggestivfragen. Strukturieren Sie
Befragungen, um eine ergebnisoffene, chronologische Schilderung der während der Haft erlebten Ereignisse herbeizuführen.

169. Spezifische anamnestische Informationen können dazu nützlich
sein, regionale Folterpraktiken mit individuellen Behauptungen von Misshandlung in Beziehung zu setzen. Zu den Beispielen für wertvolle Informationen gehören Beschreibungen von Foltergeräten, Körperstellungen, Methoden der Fesselung, Beschreibungen von frischen oder chronischen Wunden
sowie Behinderungen und die Informationen zur Identifizierung von Tätern
und Haftanstalten. Während es zwar entscheidend ist, genaue Informationen
über die Erlebnisse eines Folterüberlebenden zu erhalten, erfordern ergebnisoffene Methoden der Gesprächsführung, dass Patienten diese Erlebnisse in
ihren eigenen Worten aus dem freien Erinnern heraus mitteilen. Ein Mensch,
der Folter überlebt hat, kann Schwierigkeiten haben, seine Erlebnisse und
Symptome in Worten auszudrücken. In manchen Fällen kann es eine Hilfe
sein, Checklisten oder Fragebögen zu traumatischen Ereignissen und Symptomen zu verwenden. Wenn der Untersuchende der Meinung ist, dass deren
Verwendung hilfreich sein könne, so stehen dafür zahlreiche Fragebögen zur
Verfügung; jedoch gibt es keine für Folteropfer spezifischen. Alle von einem
Folterüberlebenden vorgebrachten Beschwerden sind relevant. Obwohl es
sein kann, dass kein Zusammenhang mit den physischen Befunden besteht,
sollten sie in den Bericht aufgenommen werden. Akute und chronische Symptome und Behinderungen, die mit speziellen Arten von Misshandlung in
Verbindung gebracht werden, und der anschließende Heilungsverlauf sollten
dokumentiert werden.

1.   Akute Symptome

170. Die untersuchte Person sollte gebeten werden, alle Verletzungen
zu beschreiben, die von den spezifischen Methoden der behaupteten Misshandlung herrühren könnten. Dies können beispielsweise Blutungen, Blutergüsse, Schwellungen, offene Wunden, Platzwunden, Knochenbrüche, Dislokationen, Gelenkschmerzen, Bluthusten, Pneumothorax, Trommelfellperf-
orationen, Verletzungen des Genital- und Harnsystems, Verbrennungen
(Farbe, Brandblasen oder Nekrose entsprechend dem Verbrennungsgrad),

Verletzungen durch Strom (Größe und Anzahl der Wunden, ihre Farbe und Oberflächenmerkmale), chemische Verletzungen (Farbe, Hinweise auf Nekrose), Schmerzen, Taubheitsgefühl, Verstopfung und Erbrechen sein. Die Intensität, Häufigkeit und Dauer eines jeden Symptoms sollte vermerkt werden. Die Entwicklung jeglicher in Folge beobachteter Hautverletzungen sollte beschrieben werden, auch ob sie Narben hinterließen oder nicht. Erkundigen Sie sich nach dem Gesundheitszustand bei der Entlassung. War der Patient imstande zu gehen oder bettlägerig? Falls bettlägerig, wie lange? Wie lange brauchten die Wunden, um zu heilen? Waren sie infiziert? Welche Behandlung gab es? Erfolgte sie durch einen Arzt oder einen traditionellen Heiler? Beachten Sie, dass die Fähigkeit des Häftlings, solche Beobachtungen zu machen, durch die Folter selbst oder ihre Nachwirkungen beeinträchtigt worden sein könnte und dokumentiert werden sollte.

2. Chronische Symptome

171. Informieren Sie sich über körperliche Beschwerden, die nach Meinung des Betreffenden mit Folter oder Misshandlung in Zusammenhang standen. Vermerken Sie die Schwere, Häufigkeit und Dauer jedes Symptoms und jede damit verbundene Behinderung oder Notwendigkeit medizinischer oder psychologischer Versorgung. Auch wenn die Nachwirkungen frischer Verletzungen Monate oder Jahre später nicht mehr zu sehen sind, können manche physischen Befunde doch bestehen bleiben, zum Beispiel Verbrennungsnarben von elektrischem Strom oder Hitze, Deformationen des Skeletts, fehlerhafte Heilung von Knochenbrüchen, Schädigungen der Zähne, Haarausfall und Myofibrose. Häufige körperliche Beschwerden umfassen Kopfschmerzen, Rückenschmerzen, Magen-Darm-Symptome, sexuelle Funktionsstörungen und Muskelschmerzen. Häufige psychische Symptome sind depressive Affekte, Angstgefühle, Schlaflosigkeit, Albträume, Flashbacks und Gedächtnisprobleme (siehe Kapitel VI, Abschnitt B.2.).

3. Zusammenfassung einer Anamneseerhebung

172. Folteropfer können Verletzungen haben, die sich wesentlich von anderen Formen von Traumata unterscheiden. Obwohl frische Wunden für die behaupteten Verletzungen charakteristisch sein können, heilen die meisten innerhalb von ungefähr sechs Wochen nach der Folter, ohne Narben – oder allenfalls nur unspezifische Narben – zu hinterlassen. Dies ist oft der Fall, wenn Folterer Techniken anwenden, die nachweisbare Spuren einer Verletzung verhindern oder begrenzen. Unter solchen Umständen kann das Ergebnis der körperlichen Untersuchung einen unauffälligen Befund ergeben, dies widerlegt aber keineswegs Behauptungen von Folter. Eine detaillierte

Schilderung von frischen Verletzungen und des nachfolgenden Heilungsprozesses durch den Patienten stellt oft eine wichtige Beweisquelle zur Untermauerung konkreter Anschuldigungen wegen Folter oder Misshandlung dar.

C.   Physische Untersuchung

173. Im Anschluss an die Erfassung der Hintergrundinformationen und nachdem die Einwilligung nach Aufklärung des Patienten eingeholt wurde, sollte eine vollständige Körperuntersuchung durch einen qualifizierten Arzt oder eine qualifizierte Ärztin durchgeführt werden. Wann immer es möglich ist, sollte der Patient zwischen einem Arzt oder einer Ärztin und, sofern ein Dolmetscher eingesetzt wird, auch zwischen einem Dolmetscher und einer Dolmetscherin wählen können. Wenn der Arzt nicht das gleiche Geschlecht wie der Patient hat, sollte eine gleichgeschlechtliche Begleitperson eingesetzt werden, außer der Patient lehnt dies ab. Der Patient muss verstehen, dass er die Kontrolle behält und das Recht hat, die Untersuchung jederzeit einzuschränken oder zu beenden (siehe Kapitel IV, Abschnitt J.).

174. In diesem Abschnitt gibt es viele Empfehlungen für eine Überweisung an Spezialisten und für weitere Untersuchungen. Außer wenn der Patient sich in Haft befindet, ist es wichtig, dass Ärzte Zugang zu medizinischen und psychologischen Behandlungseinrichtungen haben, damit jeder identifizierte Behandlungsbedarf erfüllt werden kann. In vielen Situationen werden bestimmte Arten diagnostischer Untersuchungstechnik nicht zur Verfügung stehen, und ihr Fehlen darf den Bericht nicht ungültig machen (zu weiteren Details möglicher diagnostischer Untersuchungen siehe Anhang II).

175. In Fällen von behaupteter Folter, die kurze Zeit vor der Untersuchung stattgefunden hat, und wenn die während der Folter getragene Kleidung noch von dem Folterüberlebenden getragen wird, sollte diese ungewaschen für die Untersuchung aufgehoben und neue Kleidung zur Verfügung gestellt werden. Wo immer es möglich ist, sollte der Untersuchungsraum mit ausreichender Beleuchtung und medizinischer Ausstattung für die Untersuchung versehen sein. Jede Unzulänglichkeit sollte in dem Bericht vermerkt werden. Der Untersuchende sollte alle einschlägigen positiven und negativen Befunde vermerken und dazu Körperdiagramme verwenden, um die Lokalisation und die Art aller Verletzungen festzuhalten (siehe Anhang III). Einige Arten von Folter, wie z. B. Elektroschocks oder stumpfes Trauma, sind anfangs unter Umständen nicht feststellbar, können aber möglicherweise während einer Nachuntersuchung festgestellt werden. Obwohl es selten möglich sein wird, Verletzungen von Gefangenen unter Bewachung ihrer Folterer zu fotografieren, sollte die Fotografie ein Routinebestandteil der Untersuchun-

gen sein. Wenn eine Kamera zur Verfügung steht, ist es immer besser, Fotos von schlechter Qualität aufzunehmen statt gar keine zu haben. Diesen sollten sobald wie möglich professionelle Aufnahmen folgen. (siehe Kapitel III, Abschnitt C.5.).

1. Haut

176. Die Untersuchung sollte die gesamte Körperoberfläche umfassen, um Indizien für generalisierte Hauterkrankungen, einschließlich Hinweisen auf einen Mangel an Vitamin A, B und C, sowie von vor der Folter oder durch die Folter erlittenen Verletzungen festzustellen, wie zum Beispiel Hautabschürfungen, Quetschungen, Platzwunden, Stichwunden, Verbrennungen durch Zigaretten oder erhitzte Instrumente, Verletzungen durch Strom, Haarausfall oder Entfernung der Nägel. Folterverletzungen sollten in Bezug auf ihre Lokalisation, Symmetrie, Form, Größe, Farbe und Oberflächenstruktur (z. B. schuppig, verkrustet, Geschwüre bildend) sowie in ihrer Abgrenzung und Höhe im Verhältnis zur umgebenden Haut beschrieben werden. Wann immer ein Fotografieren möglich ist, ist es unerlässlich. Zuletzt muss der Untersuchende eine Meinung zur Entstehung der Verletzungen äußern: zugefügt oder selbst-zugefügt, zufällig oder Folge eines Krankheitsprozesses.[73, 74]

2. Gesicht

177. Die Gewebe im Gesichtsbereich sollten zum Nachweis eines Bruches, Knirschens (Krepitation), einer Schwellung oder von Schmerz abgetastet werden. Die motorischen und sensorischen Komponenten aller Hirnnerven, einschließlich Geruchs- und Geschmackssinn, sollten untersucht werden. Computertomographie (CT) ist – viel eher als konventionelle Röntgenaufnahmen – die beste Weise, Knochenbrüche im Gesichtsbereich zu diagnostizieren und zu beschreiben, die Anordnung der Zähne festzustellen und damit verbundene Weichteilverletzungen und -komplikationen zu diagnostizieren.

---

73   O. V. Rasmussen, »Medical aspects of torture«, *Danish Medical Bulletin*, Bd. 37, Supplement Nr. 1 (1990), S. 1-88.

74   R. Bunting, »Clinical examinations in the police context«, *Clinical Forensic Medicine*, W. D. S. McLay, Hg. (London, Greenwich Medical Media, 1996), S. 59-73.

Verletzungen im Schädelinneren und an der Halswirbelsäule sind oft mit Traumata des Gesichtsschädels verbunden.

(a)   Augen

178. Es gibt viele Arten von Augenverletzungen, dazu gehören Bindehautblutung, Linsendislokation, subhyaloidale Blutung, Retrobulbärblutung, Netzhautblutung und Gesichtsfelddefekt. Angesichts der schweren Folgen von fehlender oder unsachgemäßer Behandlung sollte ophthalmologischer Rat eingeholt werden, wann immer ein Verdacht auf eine Augenverletzung oder -krankheit vorliegt. Eine Computertomographie (CT) ist die beste Vorgehensweise, um Augenhöhlenfrakturen und Weichteil-Verletzungen im bulbären und retrobulbären Bereich zu diagnostizieren. Die Magnetresonanztomographie (MRT) kann zusätzlich beim Erkennen von Weichteilgewebeverletzungen helfen. Hoch auflösender Ultraschall stellt eine alternative Methode zur Untersuchung von Verletzungen am Augapfel dar.

(b)   Ohren

179. Eine Verletzung der Ohren, besonders Trommelfellruptur, ist eine häufige Folge von heftigen Schlägen. Der äußere Gehörgang und das Trommelfell sollten mit einem Ohrenspiegel untersucht und die Verletzungen beschrieben werden. Eine übliche Art der Folter, in Lateinamerika unter dem Namen *Telefono* bekannt, ist ein fester Schlag mit der Handfläche auf ein oder beide Ohren, wobei der Druck im äußeren Gehörgang sehr schnell vergrößert wird, so dass das Trommelfell platzt. Eine umgehende Untersuchung ist erforderlich, um Trommelfellrupturen von weniger als 2 mm Durchmesser zu entdecken, die innerhalb von zehn Tagen verheilen können. Im Mittelohr oder äußeren Ohr kann möglicherweise Flüssigkeit beobachtet werden. Wenn durch eine Laboranalyse Ohrenausfluss (Otorrhoe) bestätigt wurde, sollte ein MRT oder ein CT durchgeführt werden, um die Frakturstelle zu ermitteln. Das Vorliegen eines Gehörverlustes sollte mittels einfacher Prüfmethoden untersucht werden. Falls erforderlich, sollten audiometrische Tests durch einen qualifizierten Techniker für Audiometrie durchgeführt werden. Zur Durchführung der radiographischen Untersuchung von Schläfenbeinfrakturen oder von Unterbrechungen der Gehörknöchelchenkette ist ein CT am geeignetsten, gefolgt von Hypozykloid-(Rollkurven-)Tomographie und schließlich linearer Tomographie.

(c)   Nase

180. Die Nase sollte auf Ausrichtung, Knirschen und Abweichung der Nasenscheidewand untersucht werden. Bei einfachen Nasenfrakturen sollten Standardröntgenaufnahmen der Nase ausreichen. Bei komplizierten Nasenfrakturen und wenn die knorpelige Nasenscheidewand verschoben ist, sollte ein CT durchgeführt werden. Bei bestehendem Nasenfluss wird ein CT oder ein MRT empfohlen.

(d)   Kiefer, Mundrachenraum und Hals

181. Unterkieferfrakturen oder -verrenkungen können von Schlägen herrühren. Ein Kiefergelenksyndrom ist häufige Folge von Schlägen auf die untere Gesichtshälfte und den Kiefer. Der Patient sollte auf Hinweise von Knirschen des Zungenbeins oder Kehlkopfknorpels infolge von Schlägen gegen den Hals untersucht werden. Befunde betreffend den Mundrachenraum sollten im Detail vermerkt werden, einschließlich Wunden, die zu Verbrennungen durch Elektroschock oder anderen Verletzungen passen. Zahnfleischbluten und der Zustand des Zahnfleisches sollten ebenfalls festgehalten werden.

(e)   Mundhöhle und Gebiss

182. Die zahnärztliche Untersuchung sollte als Bestandteil regelmäßiger Gesundheitsuntersuchungen während der Haft angesehen werden. Diese Untersuchung wird oft unterlassen, aber sie ist ein wesentlicher Bestandteil der physischen Untersuchung. Zahnbehandlung kann gezielt vorenthalten werden, um eine Verschlimmerung von Karies, Zahnfleischentzündungen oder Zahnabszessen zu ermöglichen. Eine genaue zahnmedizinische Anamnese sollte aufgenommen werden und falls zahnärztliche Unterlagen existieren, sollten diese angefordert werden. Zahnextraktionen, Zahnbrüche, entfernte Zahnfüllungen und gebrochene Prothesen können von direktem Trauma oder Elektroschockfolter herrühren. Kariöse Zähne und Zahnfleischentzündung sollten vermerkt werden. Ein mangelhafter Zustand des Gebisses kann eine Folge der Bedingungen während der Haft oder der Haft vorausgegangen sein. Die Mundhöhle muss genau untersucht werden. Während der Anwendung von Strom können die Zunge, das Zahnfleisch oder die Lippen aufgebissen werden. Verletzungen könnten dadurch hervorgerufen sein, dass Gegenstände oder Stofffetzen in den Mund gezwungen wurden, genauso wie durch die Anwendung von Strom. Röntgenaufnahmen und MRT machen es möglich, das Ausmaß des Weichteil-, Unterkiefer- und Gebisstraumas zu bestimmen.

3. Brustkorb und Bauch

183. Die Untersuchung des Rumpfes sollte über das Feststellen von Verletzungen der Haut hinaus auf das Aufspüren von schmerzhaften Regionen, Druckempfindlichkeit oder anderen Beschwerden ausgerichtet sein, die auf tiefer liegende Verletzungen der Muskulatur, Rippen oder Bauchorgane schließen lassen. Der Untersuchende muss mit der Möglichkeit von intramuskulären, retroperitonealen und intra-abdominellen Hämatomen sowie Verletzungen oder Rissen eines inneren Organs rechnen. Ultraschall, CT und Knochenszintigraphie sollten zur Bestätigung solcher Verletzungen eingesetzt werden, wenn sie realistischerweise zur Verfügung stehen. Routineuntersuchungen des Herz-Kreislauf-Systems, der Lungen und des Bauches sollten in gewohnter Weise durchgeführt werden. Es ist wahrscheinlich, dass sich zuvor bestehende Atemwegserkrankungen während einer Haft verschlimmern, und häufig entstehen neue Atemwegserkrankungen.

4. Muskel-Skelett-System

184. Unter Folterüberlebenden sind Klagen über muskuloskelettäre Schmerzen und -Beschwerden sehr häufig.[75] Diese können Ergebnis wiederholter Schläge, des Aufhängens, anderer Zwangsstellungen oder der allgemeinen Bedingungen am Ort der Haft sein.[76] Sie können auch psychosomatisch bedingt sein (siehe Kapitel VI, Abschnitt B.2.). Auch wenn sie unspezifisch sind, sollten sie dokumentiert werden. Oft sprechen sie gut auf einfühlsam angewandte Physiotherapie an.[77] Eine physische Untersuchung des Skeletts sollte Mobilitätstests der Gelenke, der Wirbelsäule und der Extremitäten umfassen. Schmerz bei Bewegung, die Kontraktur, Kraft, Hinweise auf ein Kompartmentsyndrom, Frakturen mit oder ohne Deformität und Dislokationen sollten sämtlich vermerkt werden. Bei Verdacht auf Dislokationen, Frakturen und Osteomyelitis sollten Röntgenaufnahmen gemacht werden. Bei Verdacht auf Osteomyelitis sollten konventionelle Röntgenaufnahmen angefertigt werden, gefolgt von einer Drei-Phasen-Knochenszintigraphie. Verletzungen an Sehnen, Bändern und Muskeln werden am besten mit dem MRT untersucht, aber es kann auch eine Arthrographie durchgeführt werden. Diese kann in der akuten Phase Blutungen und mögliche Muskelrisse aufspüren. Muskeln verheilen gewöhnlich vollständig und ohne Narbenbildung. Deshalb fallen spätere bildgebende Untersuchungen negativ aus. Bei

---

75   Siehe oben, Anm. 73.
76   D. Forrest, »Examination for the late physical after-effects of torture«, Journal of Clinical Forensic Medicine, Bd. 6 (1999), S. 4-13.
77   Siehe oben, Anm. 73.

MRT und CT werden denervierte Muskeln und chronisches Kompartment-syndrom als Muskelfibrose abgebildet. Knochenprellungen können durch MRT oder Szintigraphie festgestellt werden. Sie verheilen normalerweise ohne Spuren zu hinterlassen.

5. Urogenitalsystem

185. Die Genitaluntersuchung sollte nur mit zusätzlicher Einwilligung des Patienten durchgeführt und, falls erforderlich, auf einen späteren Untersuchungstermin verschoben werden. Eine Begleitperson muss anwesend sein, wenn das Geschlecht des untersuchenden Arztes verschieden vom Geschlecht des Patienten ist. Für nähere Informationen siehe Kapitel IV, Abschnitt J. Siehe Abschnitt D.8. zu weiteren Informationen betreffend die Untersuchung von Opfern sexueller Gewalt. Ultraschall und dynamische Szintigraphie können zum Auffinden eines Genitaltraumas und eines Traumas der Harnwege benutzt werden.

6. Zentrales und peripheres Nervensystem

186. Durch die neurologische Untersuchung sollen die Hirnnerven, Sinnesorgane und das periphere Nervensystem beurteilt werden, indem sowohl motorische als auch sensorische Neuropathien, die in Verbindung mit einem möglichen Trauma, Vitaminmangel oder Erkrankungen stehen, abgeklärt werden. Kognitive Fähigkeiten und psychischer Zustand müssen ebenfalls beurteilt werden (siehe Kapitel VI, Abschnitt C.). Bei Patienten, die berichten aufgehängt worden zu sein, muss besonderes Gewicht auf die Untersuchung bezüglich einer Schädigung des Brachialplexus (ungleiche Kraft in den Händen, Handgelenklähmung, Schwäche im Arm mit unterschiedlichen sensorischen und Sehnenreflexen) gelegt werden. Wurzelsyndrome, andere Neuropathien, Ausfall von Hirnnerven, Hyperalgesie, Empfindungsstörungen bzw. Parästhesien, Hyperästhesien, Veränderungen in der Haltung, der Temperaturempfindung, der Motorik, des Gangs und der Koordination können sämtlich von Traumata, die in Verbindung mit Folter stehen, herrühren. Bei Patienten, deren Krankengeschichte Schwindel und Erbrechen beinhaltet, sollten eine Vestibularisuntersuchung durchgeführt und Indizien für Nystagmus vermerkt werden. Die radiologische Untersuchung sollte ein MRT oder CT umfassen. Die Magnetresonanztomographie ist der Computertomographie bei der radiologischen Untersuchung des Gehirns und der hinteren Schädelgrube vorzuziehen.

D. Untersuchung und Beurteilung nach spezifischen Folterarten

187. Die folgende Erörterung beabsichtigt nicht, eine vollständige Beschreibung aller Folterarten darzustellen, sondern sie hat das Ziel, die medizinischen Aspekte vieler der gebräuchlicheren Folterarten detaillierter zu beschreiben. Für jede Verletzung und für das gesamte Muster von Verletzungen sollte der Arzt den Grad an Übereinstimmung angeben, der zwischen diesen und den Angaben des Patienten besteht. Generell werden die folgenden Begriffe verwendet:

(a)   Nicht übereinstimmend: Die Verletzung kann nicht durch das beschriebene Trauma verursacht sein.

(b)   Übereinstimmend: Die Verletzung könnte durch das beschriebene Trauma verursacht sein, ist aber nicht spezifisch; es gibt viele andere mögliche Gründe.

(c)   In hohem Maß übereinstimmend: Die Verletzung könnte durch das beschriebene Trauma verursacht sein; es gibt wenige andere mögliche Gründe.

(d)   Typisch für: Dies ist ein Erscheinungsbild, das in der Regel bei einem Trauma von diesem Typ anzutreffen ist, aber es gibt andere mögliche Gründe.

(e)   Diagnosesichernd für: Dieses Erscheinungsbild kann auf keine andere als die beschriebene Weise verursacht worden sein.

188. Letztlich ist es die Gesamtbeurteilung aller Verletzungen und nicht die Übereinstimmung jeder einzelnen Verletzung mit einer besonderen Art von Folter, die bei der Einschätzung der Folterangaben zählt (siehe Kapitel IV, Abschnitt G. für eine Liste von Foltermethoden).

1.   Schläge und andere Arten von stumpfem Trauma

(a)   Hautschäden

189. Frische Wunden sind oft für Folter charakteristisch, weil sie ein Muster zugefügter Verletzungen aufweisen, das sich von unabsichtlichen Verletzungen unterscheidet, zum Beispiel in Hinblick auf ihre Form, Wiederholung, Verteilung auf dem Körper. Da die meisten Wunden innerhalb von etwa sechs Wochen nach der Folter verheilen und keine bzw. nur unspezifische Narben hinterlassen, kann ein charakteristischer Verlauf der frischen Wunden und ihrer Entwicklung bis zur Heilung möglicherweise den einzigen

Beleg für eine Folterbehauptung darstellen. Bleibende Hautveränderungen infolge eines stumpfen Traumas sind selten, unspezifisch und gewöhnlich ohne diagnostische Beweiskraft. Eine Folgeerscheinung von stumpfer Gewalt, die diagnosesichernd für eine andauernde Anwendung enger Fesseln ist, besteht in einer linienförmigen Zone, die sich rund um Arme oder Beine erstreckt, gewöhnlich am Hand- oder Fußgelenk. Diese Zone enthält wenig Haare oder Haarbalg, so dass es sich wahrscheinlich um eine Form von Narbenalopezie handelt. Es existiert keine Differenzialdiagnose in Form einer von selbst entstandenen Hautkrankheit und es ist schwer, sich vorzustellen, dass irgendein Trauma dieser Art im alltäglichen Leben auftritt.

190. Unter den frischen Wunden können Hautabschürfungen, die von oberflächlichen Kratzverletzungen der Haut herrühren, als Kratzer, schürf-verbrennungsartige Wunden oder größere Schürfwunden erscheinen. Manchmal können Hautabschürfungen ein Muster zeigen, das die Umrisse des Instruments oder der Oberfläche wiedergibt, durch welche die Verletzung zugefügt wurde. Sich wiederholende oder tiefe Abschürfungen können abhängig vom Hauttyp Areale von verminderter oder verstärkter Pigmentation schaffen. Diese treten an der Innenseite der Handgelenke auf, wenn die Hände eng zusammengeschnürt wurden.

191. Quetschungen und Blutergüsse sind Gebiete von Blutungen in das Weichgewebe infolge von Rissen von Blutgefäßen durch stumpfes Trauma. Das Ausmaß und die Schwere einer Quetschung hängen nicht nur von dem Umfang der ausgeübten Kraft, sondern auch von der Struktur und Vaskularisation des gequetschten Gewebes ab. Quetschungen entstehen leichter in Gegenden, in denen dünne Haut über dem Knochen liegt oder in fetten Körperregionen. Viele Krankheitszustände, einschließlich Vitaminmangel und anderer Formen von Mangelernährung, können mit erhöhter Blutergussneigung oder Purpura verbunden sein. Quetschungen und Abschürfungen zeigen an, dass stumpfe Gewalt auf eine bestimmte Körperregion ausgeübt wurde. Jedoch besagt das Nichtvorhandensein von Blutergüssen oder Hautabschürfungen nicht, dass es keine stumpfe Gewalteinwirkung auf diese Region gegeben hat. Quetschungen können ein Muster aufweisen und so die Umrisse des Instruments widerspiegeln, mit dem sie zugefügt wurden. Zum Beispiel kann ein schienenförmiger Bluterguss vorkommen, wenn ein Instrument wie etwa ein Knüppel oder Stock verwendet wurde. Von der Form des Blutergusses kann auf die Form des Objekts geschlossen werden. Wenn Quetschungen zurückgehen, durchlaufen sie eine Reihe von Farbveränderungen. Die meisten Blutergüsse erscheinen zunächst dunkelblau, violett oder purpurn. Durch den Abbau von Hämoglobin in dem Bluterguss verändert sich die Farbe schrittweise zu violett, grün, dunkelgelb oder blassgelb und verschwindet dann. Es ist jedoch sehr schwer, das Zustandekommen von Quetschungen

genau zu datieren. Bei manchen Hauttypen können diese zu einer verstärkten Pigmentierung führen, die einige Jahre anhalten kann. Es kann sein, dass Quetschungen, die in tiefer unter der Haut liegenden Gewebeteilen entstehen, erst einige Tage nach der Verletzung zum Vorschein kommen, wenn das ausgetretene Blut die Oberfläche erreicht hat. In den Fällen, in denen eine Quetschung zwar behauptet wird, aber nicht zu sehen ist, sollte das Opfer nach mehreren Tagen erneut untersucht werden. Es sollte berücksichtigt werden, dass die endgültige Lage und Form der Blutergüsse keine Verbindung zu dem ursprünglichen Trauma haben und dass manche Verletzungen zum Zeitpunkt der erneuten Untersuchung verschwunden sein können.[78]

192. Platzwunden, ein Einreißen oder eine Quetschung der Haut und des darunter liegenden Weichgewebes durch den Druck stumpfer Gewalt entstehen leicht auf den hervorstehenden Körperteilen, weil die Haut zwischen dem stumpfen Objekt und der Knochenoberfläche unter dem Unterhautgewebe zusammengepresst wird. Mit ausreichend starker Gewalt kann jedoch die Haut jedes beliebigen Körperareals eingerissen werden. Ungleichmäßige Narben, Narben an ungewöhnlichen Stellen und eine diffuse Streuung der Vernarbung – dies alles legt eine gezielte Verletzung nahe.[79]

193. Narben, die von Auspeitschungen herrühren, sind Folge verheilter Platzwunden. Diese Narben sind depigmentiert und oft hypertrophisch, umgeben von schmalen, hyperpigmentierten Streifen. Die einzige Differenzialdiagnose ist die einer Pflanzendermatitis, aber bei dieser dominieren Hyperpigmentation und kürzere Narben. Im Gegensatz dazu stellen gleichmäßige, atrophische, depigmentierte, geradlinige Veränderungen am Bauch, den Achselhöhlen und den Beinen, die manchmal als Folgeerscheinungen von Folter reklamiert werden, Dehnungsstreifen (*striae distensae*) dar und sind normalerweise nicht Folge von Folter.[80]

194. Verbrennungen sind die Folterart, die am häufigsten bleibende Hautveränderungen hinterlässt. Manchmal können diese Veränderungen von diagnostischem Wert sein. Verbrennungen von Zigaretten hinterlassen oft 5-10 mm lange, kreisrunde oder eiförmige makuläre Narben mit einem hyper- oder hypopigmentierten Zentrum und einer hyperpigmentierten, relativ

---

78   S. Gürpinar, S. Korur Fincanci, »Insan Haklari Ihlalleri *ve* Hekim Sorumlulugu« (Menschenrechtsverletzungen und Verantwortung des Arztes), *Birinci Basamak Için Adli Tip El Kitabi* (Handbuch der Gerichtsmedizin für Allgemeinmediziner), (Ankara, Turkish Medical Association, 1999).

79   Siehe oben, Anm. 73.

80   L. Danielsen, »Skin changes after torture«, Torture, Bd. 2, Supplement 1 (1992), S. 27-28.

verschwommenen Peripherie. Auch von einem Wegbrennen von Tätowierungen mit Zigaretten ist im Zusammenhang mit Folter berichtet worden. Die charakteristische Form der hieraus resultierenden Narbe und etwaige Überbleibsel der Tätowierung werden bei der Diagnose helfen.[81] Eine Verbrennung mit heißen Objekten verursacht ausgesprochen atrophische Narben, welche die Form des Instruments widerspiegeln und welche mit schmalen hypertrophen oder hyperpigmentierten Randzonen scharf abgegrenzt sind, die mit einer anfänglichen Entzündungszone korrespondieren. Dies kann zum Beispiel beobachtet werden nach einer Verbrennung mit einem elektrisch erhitzten Metallstab oder einem Gasfeuerzeug. Es ist schwer, eine Differenzialdiagnose zu stellen, wenn viele Narben vorhanden sind. Spontan auftretende Entzündungsprozesse haben nicht die charakteristische Randzone und weisen nur selten einen ausgeprägten Gewebeverlust auf. Verbrennungen können zu hypertrophen oder Wulstnarben führen, wie das nach einer Verbrennung der Fall ist, die durch heißes Gummi hervorgerufen wurde.

195. Wenn das Nagelbett verbrannt ist, bringt das nachfolgende Wachstum dünne, gestreifte und deformierte Nägel hervor, die manchmal in Längsabschnitte auseinandergebrochen sind. Falls ein Nagel ausgezogen wurde, kann eine Gewebewucherung aus dem proximalen Nagelfalz heraus entstehen und zur Bildung von *Pterygium* führen. Veränderungen am Nagel, die durch *Lichen planus* verursacht sind, stellen die einzige wesentliche Differenzialdiagnose dar, aber diese sind gewöhnlich von großflächigen Hautverletzungen begleitet. Auf der anderen Seite sind Pilzinfektionen durch verdickte, gelbliche, sich auflösende Nägel charakterisiert, die sich von den oben genannten Veränderungen unterscheiden.

196. Traumatische Verletzungen durch Stiche oder Schnitte werden verursacht, wenn die Haut mit einem scharfen Objekt geschnitten wird, z. B. einem Messer, Bajonett oder einer Glasscherbe. Zu diesen traumatischen Verletzungen gehören Stichwunden, Einritzungen oder Einschnitte und Einstiche. Das akute Erscheinungsbild ist gewöhnlich leicht zu unterscheiden von dem unregelmäßigen und zerrissenen Erscheinungsbild von Platzwunden und Narben, wie es bei einer späteren Untersuchung, die der Unterscheidung dienen könnte, vorgefunden wird. Ein gleichmäßiges Muster von kleinen Einschnittnarben könnte von traditionellen Heilern stammen.[82] Wenn Pfeffer oder andere schädliche Substanzen auf offene Wunden gebracht werden, können hypertrophische Narben entstehen. Ein ungleichmäßiges Muster und

---

81   Ebenda.
82   Siehe oben, Anm. 76.

unterschiedliche Narbengrößen sind für die Diagnose von Folter wahrscheinlich charakteristisch.

(b)   Frakturen

197. Frakturen rufen eine Verletzung der Knochensubstanz infolge der Wirkung einer stumpfen mechanischen Kraft auf verschiedene Vektorflächen hervor. Ein direkter Bruch entsteht an der Stelle des Aufschlags oder an der Stelle, wo die Kraft angesetzt wurde. Der Ort, der Umriss und andere Charakteristika einer Fraktur spiegeln die Art und Richtung der angesetzten Kraft wider. Manchmal ist es möglich, eine zugefügte Fraktur von einer zufälligen Verletzung durch das radiologische Erscheinungsbild der Fraktur zu unterscheiden. Eine röntgenologische Datierung relativ frischer Frakturen sollte durch einen erfahrenen Spezialisten für Traumaradiologie vorgenommen werden. Spekulative Urteile sollten bei der Einschätzung der Art und des Alters von stumpfen traumatischen Verletzungen vermieden werden, da eine Verletzung je nach Alter, Geschlecht, den Gewebecharakteristika, dem Zustand und der Gesundheit des Patienten und der Schwere des Traumas variieren kann. Jüngere, muskulöse Personen in guter Verfassung sind zum Beispiel widerstandsfähiger gegen Schläge als schwache, ältere Personen.

(c)   Schädel-Hirn-Trauma

198. Ein Schädel-Hirn-Trauma ist eine der häufigsten Arten von Folter. Bei wiederholtem Schädel-Hirn-Trauma, auch wenn es nicht immer mit schweren Auswirkungen verbunden ist, können kortikale Atrophie und diffuse axonale Schädigung erwartet werden. In Fällen von Trauma, das durch Stürze verursacht wurde, können Countrecoup-Verletzungen (Lokalisation auf der Gegenseite der unmittelbaren Gewalteinwirkung) des Gehirns beobachtet werden. Dagegen können in Fällen eines direkten Traumas Kontusionen des Gehirns gesehen werden, die direkt unterhalb der Region, an welcher das Trauma zugefügt wurde, lokalisiert sind. Blutergüsse der Kopfhaut sind häufig äußerlich nicht sichtbar, außer wenn eine Schwellung vorliegt. Die Blutergüsse sind möglicherweise bei dunkelhäutigen Personen schwer zu sehen, fühlen sich aber beim Abtasten weich an.

199. Nachdem er Schlägen gegen den Kopf ausgesetzt war, kann sich ein Folterüberlebender über anhaltende Kopfschmerzen beklagen. Diese sind oft körperlich bedingt oder können von der Halswirbelsäule her stammen (siehe oben Abschnitt C.). Es kann sein, dass das Opfer angibt, Schmerzen zu empfinden, wenn es in dieser Region berührt wird, und eine diffuse oder lokale Schwellung oder erhöhte Festigkeit können durch Abtasten der Kopf-

haut möglicherweise erkannt werden. In Fällen, in denen es zu Platzwunden der Kopfhaut kam, können Narben beobachtet werden. Kopfschmerzen können das erste Zeichen eines expandierenden subduralen Hämatoms sein. Sie können mit dem akuten Beginn einer Veränderung des psychischen Zustands verbunden sein, so dass dringend eine Computertomographie durchgeführt werden muss. Weichteilschwellungen- oder einblutungen können normalerweise durch CT oder MRT nachgewiesen werden. Es kann auch angebracht sein, eine psychologische oder neuropsychologische Begutachtung anzuordnen (siehe Kapitel VI, Abschnitt C.4.).

200. Gewaltsames Schütteln als eine Art der Folter kann Gehirnverletzungen hervorrufen, ohne irgendwelche äußere Kennzeichen zu hinterlassen, obwohl Hämatome auf dem oberen Brustkorb oder an den Schultern vorhanden sein können, wo das Opfer oder seine Kleidung gepackt wurden. In seiner extremsten Form kann Schütteln Verletzungen hervorrufen, die mit denen identisch sind, die man beim Schütteltrauma eines Säuglings antrifft: Gehirnödem, subdurales Hämatom und Netzhautblutungen. Häufiger klagen Opfer über wiederkehrende Kopfschmerzen, Orientierungslosigkeit oder Veränderungen des psychischen Zustandes. Die Schüttelepisoden sind für gewöhnlich von kurzer Dauer, nur ein paar Minuten oder weniger, können aber viele Male über einen Zeitraum von Tagen oder Wochen wiederholt werden.

(d) Thorax- und Abdominaltrauma

201. Rippenfrakturen sind eine häufige Folge von Schlägen gegen die Brust. Wenn sie verschoben sind, können sie mit Rissen der Lunge und einem möglichen Pneumothorax einhergehen. Frakturen an den Wirbelbögen (*Pediculus arcus vertebrae*) können von direkter Anwendung stumpfer Gewalt herrühren.

202. In Fällen von akutem Abdominaltrauma sollte die körperliche Untersuchung nach Anzeichen von Verletzungen der Bauchorgane und der Harnwege suchen. Die Untersuchung fällt jedoch oft negativ aus. Makroskopische Hämaturie ist das signifikanteste Anzeichen für eine Nierenprellung. Eine Peritoneallavage kann okkulte Blutungen im Bauch entdecken. Freie Bauchflüssigkeit, die durch CT nach einer Peritoneallavage gefunden wird, kann von der Lavage oder von einer Blutung herrühren, womit der Befund entwertet wird. Bei einer Computertomographie ist eine akute Blutung im Bauch für gewöhnlich isointens oder zeigt, im Unterschied zu einer akuten Blutung des Zentralnervensystems (ZNS), die hyperintens ist, eine Wasseranhäufung. Eine Organverletzung kann sich zeigen als freie Luft, extraluminale Flüssigkeit oder als Bereiche geringer Abschwächung, die ein Ödem,

eine Quetschung, Blutung oder eine Platzwunde darstellen können. Ein peri-pankreatisches Ödem ist eines der Anzeichen für akute traumatische und nicht-traumatische Pankreatitis. Ultraschall ist besonders hilfreich für die Identifikation subkapsulärer Hämatome der Milz. Ein akutes Nierenversagen kann Folge eines Crush-Syndroms nach massiven Schlägen sein. Nieren-hochdruck kann eine späte Komplikation einer Nierenverletzung sein.

2. Schläge auf die Füße

203. *Falanga* ist der geläufigste Ausdruck für wiederholtes Zufügen ei-nes stumpfen Traumas an den Füßen (seltener an den Händen oder Hüften), und wird für gewöhnlich mit einem Schlagstock, einem Rohrstück oder einer ähnlichen Waffe ausgeführt. Die schwerste Komplikation von *Falanga* ist ein Kompartmentsyndrom, das Muskelnekrose, Gefäßverschluss oder Gangrän des distalen Abschnitts des Fußes oder der Zehen verursachen kann. Bleiben-de Deformationen der Füße sind ungewöhnlich, kommen aber vor, ebenso wie Karpal-, Metakarpal- und Phalangenfrakturen. Weil die Verletzungen üblicherweise auf Weichgewebe begrenzt sind, stellen CT oder MRT die Methoden der Wahl für die radiologische Dokumentation der Verletzung dar; jedoch muss betont werden, dass eine körperliche Untersuchung in der aku-ten Phase diagnosesichernd sein sollte. *Falanga* kann eine chronische Behin-derung hervorrufen. Das Gehen kann schmerzhaft und schwierig sein. Die Fußwurzelknochen können fixiert (spastisch) sein oder eine erhöhte Beweg-lichkeit aufweisen. Das Zusammendrücken der Fußsohle (Planta) und eine Dorsalflexion der großen Zehe kann Schmerzen verursachen. Beim Abtasten kann die gesamte Länge der Plantaraponeurose schmerzempfindlich sein und die distalen Ansätze der Aponeurose können gerissen sein, zum Teil an der Basis der Grundglieder, zum Teil an der Haut. Die Aponeurose wird sich nicht normal anspannen, was das Gehen erschwert, und die Folge kann Mus-kelermüdung sein. Passive Streckung der großen Zehe kann zeigen, ob es zu einem Riss der Aponeurose gekommen ist. Wenn sie intakt ist, sollte man beim Abtasten den Beginn einer Spannung in der Aponeurose fühlen, wenn die große Zehe um 20 Grad gestreckt wird; die normale maximale Streckung liegt bei etwa 70 Grad. Höhere Werte deuten auf Verletzungen der Ansätze der Aponeurose hin.[83, 84, 85, 86] Auf der anderen Seite sind eine begrenzte Dorsal-

---

83 G. Sklyv, »Physical sequelae of torture«, *Torture and Its Consequences: Cur-rent Treatment Approaches*, M. Başoglu, Hg. (Cambridge, Cambridge Universi-ty Press, 1992), S. 38-55.
84 Siehe oben, Anm. 76.

flexion und Schmerz bei Hyperextension der großen Zehe Befunde von *Hallux rigidus*, der eine Folge von dorsalen Osteophyten am ersten Metatarsalkopf bzw. an der Metatarsalbasis des Grundgliedes ist.

204. Zahlreiche Komplikationen und Syndrome können vorkommen:

(a) Kompartmentsyndrom. Dies ist die schwerste Komplikation. Ein Ödem in einem geschlossenen Kompartment führt zu Gefäßverschluss und Muskelnekrose, die zu Fibrose, Kontraktur oder Gangrän im distalen Fuß oder den Zehen führen können. Üblicherweise wird es durch Messen des Drucks im Kompartment diagnostiziert.

(b) Zerstörte Ferse und vordere Fußballen. Die elastischen Ballen unter dem Fersenbein und den Zehengrundgliedern werden während *Falanga* zerstört, entweder direkt oder infolge eines Ödems, das mit dem Trauma in Zusammenhang steht. Auch die Bindegewebsbrücken, die sich durch das Fettgewebe erstrecken und Knochen und Haut verbinden, sind gerissen. Dem Fettgewebe wird die Blutzufuhr abgeschnitten und es atrophiert. Die Dämpfungswirkung geht verloren und die Füße können den Druck, der beim Gehen entsteht, nicht mehr absorbieren.

(c) Starre und unregelmäßige Narben, die die Haut und das Unterhautgewebe des Fußes nach der Anwendung von *Falanga* betreffen. Bei einem gesunden Fuß sind dermales und subdermales Gewebe mit der plantaren Aponeurose durch feste Bindegewebsbrücken verbunden. Nachdem diese Brücken der Wirkung von *Falanga* ausgesetzt waren, können sie jedoch infolge eines Ödems, das die Brücken zerreißt, teilweise oder vollständig zerstört sein.

(d) Abreißen der Plantaraponeurose und der Sehnen des Fußes. Ein Ödem nach der *Falanga* kann diese Strukturen abreißen. Wenn die unterstützende Funktion, die für das Fußgewölbe nötig ist, verschwindet, wird das Gehen schwieriger und die Fußmuskeln, besonders der *quadratus plantaris longus*, werden übermäßig beansprucht.

85 K. Prip, L. Tived, N. Holten, »Physiotherapy for Torture Survivors: A Basic Introduction« (Kopenhagen, International Rehabilitation Council for Torture Victims, 1995).

86 F. Bojsen-Moller, K. E. Flagstad, »Plantar aponeurosis and internal architecture of the ball of the foot«, *Journal of Anatomy*, Bd. 121 (1976), S. 599-611.

(e) Plantare Fasziitis. Sie kann als weitere Komplikation dieser Verletzung auftreten. Nach der *Falanga* ist oft eine Reizung durch die
ganze Aponeurose hinweg vorhanden, die eine *Aponeuritis plantaris* verursacht. Studien zu diesem Thema haben gezeigt, dass bei
Gefangenen, die nach fünfzehn Jahren Haft entlassen wurden und
die angaben, zu Beginn ihrer Haft einer Folter durch *Falanga* ausgesetzt gewesen zu sein, positive Knochenscans mit hyperaktiven
Arealen im Kalkaneus oder den Metatarsalknochen beobachtet
wurden.[87]

205. Radiologische Methoden wie die Magnetresonanztomographie, die
Computertomographie und Ultraschall können häufig eine Bestätigung bei
Traumata liefern, die als Folge einer Anwendung von *Falanga* entstanden
sind. Positive radiologische Befunde können auch auf andere Krankheiten
oder Traumata hinweisen. Konventionelle Röntgenaufnahmen werden als
Erstuntersuchung empfohlen. MRT ist die radiologische Untersuchung der
Wahl, um kleine Gewebeverletzungen zu entdecken. MRT oder Szintigraphie
können Knochenverletzungen in Form einer Prellung nachweisen, die durch
konventionelle Röntgenaufnahmen oder ein CT möglicherweise nicht erkannt
werden.[88]

3. Aufhängen

206. Aufhängen ist eine häufig anzutreffende Folterart, die extreme
Schmerzen bereiten kann, aber wenige bis gar keine sichtbaren Beweise einer
Verletzung hinterlässt. Eine Person, die sich noch in Haft befindet, kann mit
dem Eingeständnis, gefoltert worden zu sein, zurückhaltend sein, aber die
Feststellung typischer peripherer neurologischer Defizite, die diagnosesi-
chernd für eine Schädigung des *Plexus brachialis* sind, stellt praktisch den
Nachweis für die Diagnose Aufhängen als Foltermittel dar. Aufhängen kann
in verschiedenen Formen angewendet werden:

(a) Kreuzaufhängung. Wird angewandt indem die Arme ausgebreitet
und an einem horizontalen Balken festgebunden werden.

---

87 V. Lök u. a., »Bone scintigraphy as clue to previous torture«, *The Lancet*, Bd.
337, Nr. 8745 (1991), S. 846-847. Siehe auch M. Tunca, V. Lök, »Bone scintigraphy in screening of torture survivors«, *The Lancet,* Bd. 352, Nr. 9143 (1998),
S. 1859.

88 Siehe Anmerkungen 76 und 83 sowie V. Lök u. a., »Bone scintigraphy as an
evidence of previous torture«, *Treatment and Rehabilitation Center Report of
the Human Rights Foundation of Turkey* (Ankara, 1994), S. 91-96.

(b) Schlachteraufhängung. Befestigung der Hände nach oben, entweder zusammen oder jede Hand für sich.

(c) Umgekehrte Schlachteraufhängung. Fixierung der Füße nach oben und des Kopfes nach unten.

(d) »Palästinensische« Aufhängung. Aufhängen des Opfers mit hinter dem Rücken zusammengebundenen Unterarmen, die Ellbogen 90 Grad gebeugt und die Unterarme an einen horizontalen Balken gebunden. Eine Variation davon ist es, wenn der Häftling mit den Armen hinter dem Rücken an einer Binde aufgehängt wird, die um die Ellbogen oder Handgelenke gebunden ist.

(e) »Papageienschaukel«-Aufhängung. Aufhängung eines Opfers an den gebeugten Knien an einem Balken, der durch den Bereich der Kniekehle geht, während für gewöhnlich die Handgelenke mit dem Fußgelenk zusammengebunden sind.

207. Das Aufhängen kann von 15 bis 20 Minuten bis zu mehreren Stunden dauern. Die »palästinensische« Aufhängung kann nach kurzer Zeit zu einer bleibenden Verletzung des *Plexus brachialis* führen. Die »Papageienstange« kann zu Rissen in den Kreuzbändern des Knies führen. Oft werden die Opfer geschlagen oder anderweitig misshandelt, während sie aufgehängt sind. In der chronischen Phase bleiben Schmerz und Druckempfindlichkeit um die Schultergelenke herum üblicherweise bestehen, ebenso wie das Heben eines Gewichtes und Drehungen, besonders nach innen, viele Jahre später starke Schmerzen verursachen werden. Zu den Komplikationen im akuten, auf das Aufhängen folgenden Zeitabschnitt gehören Schwäche der Arme oder Hände, Schmerzen und Parästhesie, Taubheit, Unempfindlichkeit bei Berührung, oberflächlicher Schmerz und Sehnenreflexverlust. Intensiver, tiefer Schmerz kann eine Muskelschwäche verbergen. In der chronischen Phase kann die Schwäche fortdauern und in Muskelschwund übergehen. Es kommt zu Taubheit und häufiger noch Parästhesie. Die Arme hochzuheben oder ein Gewicht zu heben kann Schmerzen, Taubheit oder Schwäche verursachen. Zusätzlich zu einer neurologischen Verletzung können Bänderrisse der Schultergelenke, eine Dislokation des Schulterblattes und eine Muskelverletzung in der Schulterregion entstehen. Bei der visuellen Untersuchung des Rückens kann ein abstehendes Schulterblatt (hervorstehende vertebrale Kante des Schulterblattes) bei gleichzeitiger Verletzung des *Nervus thoracius longus* oder Dislokation des Schulterblatts beobachtet werden.

208. Eine neurologische Verletzung im Bereich der Arme ist für gewöhnlich asymmetrisch. Eine Verletzung des *Plexus brachialis* manifestiert

sich in motorischer und sensorischer Funktionsstörung sowie in pathologischen Reflexen.

(a)   Motorische Untersuchung. Eine asymmetrische, distal markantere Muskelschwäche ist der Befund, mit dem am häufigsten zu rechnen ist. Akute Schmerzen können die Untersuchung der Muskelstärke schwer interpretierbar machen. Wenn die Verletzung schwer ist, kann in der chronischen Phase möglicherweise Muskelatrophie beobachtet werden.

(b)   Sensorische Untersuchung. Vollständiger Verlust der Sinnesempfindung oder Parästhesien längs der sensorischen Nervenbahnen sind häufig. Haltungsempfindung, Zwei-Punkte-Diskrimination, Schmerzsensibilität und Wärme- und Kälteempfinden sollten sämtlich geprüft werden. Wenn mindestens drei Wochen später eine Beeinträchtigung oder Reflexverlust oder -abnahme vorliegen, sollten entsprechende elektrophysiologische Untersuchungen durch einen Neurologen durchgeführt werden, der Erfahrung in der Anwendung und Auswertung dieser Methodik hat.

(c)   Reflexuntersuchung. Reflexverlust, Abnahme von Reflexen oder ein Unterschied zwischen den beiden Extremitäten kann vorliegen. Obwohl bei der »palästinensischen« Aufhängung beide Brachialplexi einem Trauma unterliegen, kann sich entsprechend der Weise, in der das Folteropfer aufgehängt wurde, eine asymmetrische Plexus-Schädigung entwickeln, je nachdem, welcher Arm in einer höheren Stellung war oder abhängig von der Methode des Festbindens. Obwohl die Forschung nahelegt, dass Schädigungen des Brachialplexus für gewöhnlich einseitig sind, stimmt dies nicht mit der Erfahrung im Kontext von Folter überein, nach der bilaterale Verletzungen häufig sind.

209. Unter den Geweben der Schulterregion ist der *Plexus brachialis* die Struktur, die für eine Verletzung durch Zugkräfte am empfindlichsten ist. Die »palästinensische« Aufhängung verursacht Schäden am *Plexus brachialis* infolge erzwungener Streckung der Arme nach hinten. Wie bei der klassischen Art der »palästinensischen« Aufhängung zu beobachten, wenn der Körper mit nach hinten überstreckten Armen aufgehängt wird, werden typischerweise jeweils die unteren Plexusfasern, hierauf die mittleren und die oberen Plexusfasern zerstört, wenn die Kraft, die auf den Plexus einwirkt, stark genug ist. Wenn das Aufhängen in der Art einer »Kreuzigung« vollzogen wird, aber keine Überdehnung stattfindet, werden die Fasern des mittleren Plexus wahrscheinlich als erste infolge Hyperabduktion zerstört. *Plexus brachialis*-Verletzungen können wie folgt eingeteilt werden:

(a)   Beschädigung des unteren Plexus. Beeinträchtigungen sind im Unterarm und den Handmuskeln lokalisiert. Sensorische Ausfälle können am Unterarm und dem vierten und fünften Finger der medialen Seite der Hand im Versorgungsgebiet des *Nervus ulnaris* beobachtet werden.

(b)   Beschädigung des mittleren Plexus. Unterarm, Ellbogen und Fingerstreckmuskeln sind betroffen. Die Pronation des Unterarms und radiale Beugung der Hand können abgeschwächt sein. Eine sensorische Beeinträchtigung kann am Unterarm und an den Rückseiten des ersten, zweiten und dritten Fingers der Hand im Versorgungsgebiet des *Nervus radialis* auftreten. Die Trizepsreflexe können verloren sein.

(c)   Beschädigung des oberen Plexus. Besonders betroffen sind die Muskeln der Schulter. Abduktion der Schulter, axiale Rotation und die Unterarm-Pronation/Supination können beeinträchtigt sein. Sensorische Ausfälle treten in der Region des *Musculus deltoideus* auf und können sich bis zum Arm und der Außenseite des Unterarms ausdehnen.

4.   Weitere Folter durch Zwangsstellungen

210. Es gibt viele Arten von Folter durch Zwangsstellungen. Ihnen allen ist gemeinsam, dass das Opfer in gekrümmten, überdehnten oder anderen unnatürlichen Stellungen, die starke Schmerzen verursachen und Verletzungen an Bändern, Sehnen, Nerven und Blutgefäßen herbeiführen können, gebunden oder gefesselt wird. Es ist charakteristisch, dass diese Folterarten trotz nachfolgender, häufig schwerer chronischer Behinderung wenige bis keine äußeren Spuren oder radiologischen Befunde hinterlassen.

211. Jede Folter durch Zwangsstellungen ist gegen Sehnen, Gelenke und Muskeln gerichtet. Es gibt verschiedene Methoden: »Papageienschaukel«, »Banana stand« oder der klassische »Banana tie« über einen Stuhl oder einfach auf dem Boden, »Motorrad«, erzwungenes Stehen, erzwungenes Stehen auf nur einem Fuß, anhaltendes Stehen mit an einer Wand hoch ausgestreckten Armen und Händen, anhaltendes erzwungenes Hocken und erzwungene Bewegungslosigkeit in einem kleinen Käfig. In Übereinstimmung mit den Charakteristika dieser Stellungen werden Beschwerden als Schmerzen in einer Körperregion, Einschränkung der Gelenkbeweglichkeit, Rückenschmerzen, Schmerzen in den Händen oder dem Halsbereich und als Schwellungen an den Unterbeinen beschrieben. Die gleichen Richtlinien wie für die neurologische und muskuloskelettäre Untersuchung beim Aufhängen gelten

für diese Arten von Folter durch Zwangsstellungen. MRT ist die radiologische Untersuchungsmethode der Wahl für die Beurteilung von Verletzungen, die mit allen Arten der Folter durch Zwangsstellungen in Verbindung gebracht werden.

5. *Folter durch Elektroschocks*

212. Elektrischer Strom wird durch Elektroden übertragen, die an irgendeinem Teil des Körpers angebracht sind. Die üblichsten Stellen sind die Hände, Füße, Finger, Zehen, Ohren, Brustwarzen, der Mund, die Lippen und der Genitalbereich. Die Stromquelle kann ein Kurbel- oder Verbrennungsgenerator, eine Steckdose, ein Elektroschocker, Viehtreiber oder ein anderes Elektrogerät sein. Strom folgt dem kürzesten Weg zwischen den beiden Elektroden. Die Symptome, die auftreten wenn elektrischer Strom eingesetzt wird, folgen dieser Eigenschaft: Wenn Elektroden beispielsweise an einer Zehe des rechten Fußes und am Genitalbereich angebracht sind, werden Schmerz, Muskelkontraktion und Krämpfe im rechten Oberschenkel und den Wadenmuskeln auftreten. Unerträgliche Schmerzen wird es im Genitalbereich geben. Da alle Muskeln entlang des Stromflusses starrkrampfartig kontrahiert werden, können Schulterdislokationen, lumbale und zervikale Radikulopathien beobachtet werden, wenn der Strom mäßig stark ist. Allerdings können Art, Zeitpunkt der Anwendung, Stromstärke und elektrische Spannung der eingesetzten Energie bei der körperlichen Untersuchung des Opfers nicht mit Sicherheit bestimmt werden. Folterer verwenden oft Wasser oder Gels, um die Wirkung der Folter zu verstärken, die Eintrittsstelle des Stroms am Körper zu erweitern und erkennbare elektrische Verbrennungen zu vermeiden. Spuren einer durch elektrischen Strom hervorgerufenen Verbrennung sind gewöhnlich rötlichbraune, kreisrunde Wunden von 1-3 mm Durchmesser, gewöhnlich ohne Entzündung, die eine hyperpigmentierte Narbe zur Folge haben können. Die Hautoberfläche muss genau untersucht werden, weil die Wunden oft nicht leicht zu erkennen sind. Die Entscheidung für eine Biopsie frischer Wunden, um deren Herkunft zu beweisen, wird kontrovers beurteilt. Elektrische Verbrennungen können spezifische histologische Veränderungen herbeiführen, aber diese liegen nicht immer vor, und das Nichtvorhandensein einer Veränderung entkräftet keineswegs, dass es sich bei der Wunde um eine elektrische Verbrennung handelt. Die Entscheidung muss von Fall zu Fall aufgrund der Überlegung gefällt werden, ob Schmerzen und Unannehmlichkeiten, die mit einer Hautbiopsie verbunden sind, durch die möglichen Ergebnisse des Verfahrens gerechtfertigt werden können (siehe Anhang II, Abschnitt 2.).

6. Folter an den Zähnen

213. Folter an Zähnen kann in der Form vorkommen, dass Zähne gebrochen oder gezogen werden oder dass an den Zähnen Strom eingesetzt wird. Sie kann zu einem Verlust oder Brechen der Zähne, Schwellungen des Zahnfleischs, Blutungen, Schmerzen, einer Zahnfleischentzündung, Mundschleimhautentzündung, Mandibulafrakturen oder dem Verlust von Zahnfüllungen führen. Ein temporomandibuläres Syndrom erzeugt Schmerzen im temporomandibulären Gelenk, Einschränkung der Kieferbewegung und in manchen Fällen Subluxation dieses Gelenks infolge von Muskelspasmen, die als Folge von Strom oder Schlägen ins Gesicht auftreten.

7. Ersticken (Asphyxie)

214. Eine zunehmend übliche Foltermethode ist das Beinahe-Ersticken. Es hinterlässt normalerweise keine Spuren und die Erholung tritt schnell ein. Diese Foltermethode war in Lateinamerika so verbreitet, dass ihr spanischer Name *Submarino* Bestandteil des Wortschatzes für Menschenrechte wurde. Die normale Atmung kann durch folgende Methoden verhindert werden: Überstülpen einer Plastiktüte über den Kopf, Verschluss von Mund und Nase, Strangulieren oder erzwungenes Einatmen von Staub, Zement, scharfem Pfeffer usw. Dies ist auch als »trockenes *Submarino*« bekannt. Verschiedene Komplikationen können entstehen, wie z. B. Petechien der Haut, Nasenbluten, Bluten aus den Ohren, Stauungsblutungen im Gesicht, Infektionen im Mundraum sowie akute oder chronische Atemprobleme. Gewaltsames Untertauchen des Kopfes in Wasser, oft verunreinigt mit Urin, Fäkalien, Erbrochenem oder anderen Verunreinigungen, kann zum Beinahe-Ertrinken oder Ertrinken führen. Einatmen von Wasser in die Lungen kann zu Lungenentzündung führen. Diese Form von Folter wird »nasses *Submarino*« genannt. Beim Hängen oder bei anderen Arten des Strangulierens sind oft gemusterte Hautabschürfungen oder Quetschungen am Hals* vorzufinden. Das Zungenbein und der Kehlkopfknorpel können durch teilweise Strangulierung oder durch Schläge auf den Hals gebrochen sein.

8. Sexuelle Folter einschließlich Vergewaltigung

215. Sexuelle Folter beginnt mit erzwungener Nacktheit, die in vielen Ländern ein regelmäßiger Bestandteil von Folter ist. Man ist niemals so verwundbar, wie wenn man nackt und hilflos ist. Nacktheit erhöht den psycho-

---

*   Rechtsmedizinisch: Drossel- oder Strangmarke, Würgemale.

logischen Terror jeden Aspekts von Folter, weil die Möglichkeit von Missbrauch, Vergewaltigung und erzwungenem Anal- und Oralverkehr immer präsent ist. Darüber hinaus sind verbale sexuelle Drohungen, Schmähungen und Verspottung ebenfalls Bestandteile sexueller Folter, weil sie die Erniedrigung und ihre herabsetzenden Aspekte steigern, die alle wesentlicher Bestandteil des Vorgangs sind. Das unerwünschte körperliche Berühren von Frauen ist in allen Fällen traumatisch und wird als Folter angesehen.

216. Zwischen der sexuellen Folter von Männern und der sexuellen Folter von Frauen gibt es Unterschiede, aber auch einige gemeinsame Aspekte. Eine Vergewaltigung ist immer mit der Gefahr verbunden, sich mit sexuell übertragbaren Krankheiten zu infizieren, besonders mit HIV (Menschliches Immunschwäche-Virus).[89] Gegenwärtig muss die einzige wirksame Prophylaxe gegen HIV innerhalb von Stunden nach dem Vorfall durchgeführt werden, und sie steht in Ländern, in denen Folter an der Tagesordnung ist, nicht allgemein zur Verfügung. Die meisten Fälle werden eine lüstern-sexuelle Komponente enthalten, während in anderen Fällen die Folter gezielt auf die Genitalien gerichtet ist. Strom und Schläge werden bei Männern meist gezielt auf die Genitalien gerichtet, mit oder ohne zusätzliche anale Folter. Das hierdurch entstehende physische Trauma wird durch verbale Misshandlungen gesteigert. Oft gibt es bei Männern Drohungen eines Verlusts der Männlichkeit und daraus folgendem Verlust des Respekts in der Gesellschaft. Gefangene werden möglicherweise nackt mit Familienangehörigen, Freunden oder völlig Fremden in Zellen untergebracht, um so kulturelle Tabus zu brechen. Dies kann noch durch das Fehlen einer Privatsphäre bei der Toilettenbenutzung verschlimmert werden. Zusätzlich können Gefangene zu gegenseitigem sexuellem Missbrauch gezwungen werden, was emotional besonders schwer zu verarbeiten sein kann. Die Furcht von Frauen vor einer möglichen Vergewaltigung kann angesichts einer tiefgreifenden, mit einer Vergewaltigung verbundenen kulturellen Stigmatisierung zu diesem Trauma beitragen. Nicht zu vernachlässigen sind das Trauma einer möglichen Schwangerschaft, das Männer selbstverständlich nicht erleben, die Furcht vor dem Verlust der Jungfräulichkeit und die Furcht, keine Kinder mehr bekommen zu können (selbst wenn die Vergewaltigung vor einem möglichen Ehemann und der übrigen Gesellschaft verheimlicht werden kann).

217. Wenn in Fällen sexuellen Missbrauchs das Opfer aufgrund soziokulturellen Drucks oder aus persönlichen Gründen nicht möchte, dass das

---

89 I. Lunde, J. Ortmann, »Sexual torture and the treatment of its consequences«, *Torture and Its Consequences, Current Treatment Approaches*, M. Başoglu, Hg. (Cambridge, Cambridge University Press, 1992), S. 310-331.

Ereignis bekannt wird, haben der untersuchende Arzt, die ermittelnden Behörden und die Gerichte eine Verpflichtung zur Zusammenarbeit, um die Privatsphäre des Opfers zu wahren. Es erfordert eine besondere psychologische Schulung und entsprechende psychologische Unterstützung, um eine Beziehung zu Folterüberlebenden aufzubauen, die erst vor kurzem einem sexuellen Übergriff ausgesetzt waren. Jede Behandlung, die das psychische Trauma eines Folterüberlebenden vergrößern würde, sollte vermieden werden. Für jegliche Art von Untersuchung muss von der betroffenen Person vor Beginn eine Erlaubnis eingeholt werden, und diese sollte durch das Opfer bestätigt werden, bevor der intimere Teil der Untersuchung beginnt. Die Person sollte über die Wichtigkeit der Untersuchung und ihrer möglichen Ergebnisse auf klare und verständliche Weise aufgeklärt werden.

(a) Abklärung der Symptome

218. Eine gewissenhafte Anamnese des behaupteten Übergriffs sollte so aufgenommen werden wie zuvor in diesem Handbuch beschrieben (siehe oben Abschnitt B.). Es gibt jedoch einige spezifische Fragen, die nur bei dem Vorwurf eines sexuellen Missbrauchs von Bedeutung sind. Diese suchen aktuelle Symptome, die von einem kürzlich erfolgten Übergriff herrühren, aufzudecken, beispielsweise Blutungen, vaginalen oder analen Ausfluss sowie Blutergüsse, schmerzhafte oder wunde Stellen. Bei einem länger zurückliegenden sexuellen Übergriff sollten die Fragen auf anhaltende Symptome, die von dem Übergriff herrühren, gerichtet sein, wie zum Beispiel Häufigkeit des Harnlassens, Inkontinenz oder Dysurie, Unregelmäßigkeiten der Menstruation, anschließender Verlauf einer Schwangerschaft, Schwangerschaftsabbruch oder vaginale Blutung, Probleme bei sexueller Aktivität, einschließlich Schmerzen beim Geschlechtsverkehr und analer Schmerzen, Blutungen, Verstopfung oder Darminkontinenz.

219. Im Idealfall sollten zweckentsprechende physische und technische Einrichtungen bereitstehen, um Überlebende sexueller Gewalt durch ein Team von erfahrenen Psychiatern, Psychologen, Gynäkologen und Schwestern, die in der Behandlung von Überlebenden sexueller Folter ausgebildet sind, sachgerecht untersuchen zu können. Ein zusätzliches Ziel der ärztlichen Beratung nach einem sexuellen Übergriff ist es, Unterstützung, Rat und, wenn dies angebracht ist, Rückhalt anzubieten. Dies sollte solche Fragen abdecken wie beispielsweise sexuell übertragbare Krankheiten, HIV, eine Schwangerschaft (falls das Opfer eine Frau ist) sowie bleibende körperliche Beeinträchtigungen, weil Folterer ihren Opfern oft erzählen, dass sie nie wieder eine normale Sexualfunktion haben werden, was zu einer sich selbst erfüllenden Prophezeiung werden kann.

(b)   Untersuchung nach einem kürzlich erfolgten Übergriff

220. Es kommt selten vor, dass ein während der Folter vergewaltigtes
Opfer entlassen wird, solange es noch möglich ist, frische Anzeichen des
Übergriffs zu identifizieren. In diesen Fällen gibt es viele Aspekte, deren man
sich bewusst sein muss, da sie die medizinische Beurteilung behindern können. Erst kürzlich überfallene Opfer sind möglicherweise besorgt und ver-
wirrt, ob sie ärztliche oder rechtliche Hilfe aufsuchen sollen. Grund sind ihre
Ängste, soziokulturelle Rücksichten oder die destruktive Art des Übergriffs.
In solchen Fällen sollte ein Arzt dem Opfer alle möglichen medizinischen
und juristischen Alternativen erklären und in Übereinstimmung mit den
Wünschen des Opfers handeln. Zu den Pflichten des Arztes gehört es, nach
erfolgter Aufklärung eine freiwillige Einwilligung zu der Untersuchung einzuholen, alle medizinischen Befunde über den Missbrauch festzuhalten sowie
Proben für die gerichtsmedizinische Untersuchung abzunehmen. Wann immer es möglich ist, sollte die Untersuchung durch einen Experten für die
Dokumentation sexueller Übergriffe durchgeführt werden. Anderenfalls
sollte der untersuchende Arzt mit einem Experten sprechen oder ein Stan-
dardhandbuch über die klinische Gerichtsmedizin zu Rate ziehen.[90] Wenn der
Arzt nicht das gleiche Geschlecht wie das Opfer hat, sollte dem Opfer die
Möglichkeit angeboten werden, dass eine Begleitperson des eigenen Ge-
schlechts im Raum anwesend ist. Falls ein Dolmetscher eingesetzt wird, kann
der Dolmetscher auch die Rolle der Begleitperson ausüben. Angesichts der
sensiblen Natur einer Nachforschung bei sexuellen Übergriffen, ist ein Verwandter des Opfers normalerweise nicht ideal geeignet, um in dieser Rolle
eingesetzt zu werden (siehe Kapitel IV, Abschnitt I.). Der Patient sollte sich
vor der Untersuchung angenehm und entspannt fühlen. Eine gründliche Körperuntersuchung sollte durchgeführt werden, die eine akribische Dokumentation aller physischen Befunde beinhaltet, einschließlich der Größe, Lokalisation und Farbe, und, wann immer es möglich ist, sollten diese Befunde
fotografiert und Einzelproben als Beweis im Rahmen der Untersuchung gesammelt werden.

221. Die körperliche Untersuchung sollte nicht gleich zu Beginn auf
den Genitalbereich ausgerichtet sein. Alle Deformierungen sollten vermerkt
werden. Insbesondere muss darauf geachtet werden, eine sorgfältige Hautun-
tersuchung zu gewährleisten, um nach Verletzungen der Haut Ausschau zu
halten, die infolge eines Übergriffs zustande gekommen sein könnten. Diese

---

90   Siehe J. Howitt, D. Rogers, »Adult sexual offences and related matters«, *Jour-*
nal of Clinical Forensic Medicine, W. D. S. McLay, Hg. (London, Greenwich
Medical Media, 1996), S. 193-218.

umfassen Blutergüsse, Platzwunden, Ekchymosen und Petechien, die vom Saugen oder Beißen herrühren. Dies kann dem Patienten zu einer größeren Entspannung im Hinblick auf eine vollständige Untersuchung verhelfen. Wenn die Wunden an den Geschlechtsteilen minimal sind, können Wunden an anderen Körperteilen den signifikantesten Beweis eines Übergriffs darstellen. Sogar bei der Untersuchung der weiblichen Geschlechtsteile unmittelbar nach einer Vergewaltigung gibt es in weniger als 50 Prozent der Fälle eine nachweisbare Verletzung. Bei einer analen Untersuchung von Männern und Frauen nach einer analen Vergewaltigung zeigen sich in weniger als 30 Prozent der Fälle Verletzungen. Wenn jedoch relativ große Objekte benutzt wurden, um in die Vagina oder den Anus einzudringen, ist die Wahrscheinlichkeit einer nachweisbaren Verletzung viel größer.

222. Wo ein gerichtsmedizinisches Labor zur Verfügung steht, sollte vor der Untersuchung mit dieser Einrichtung Kontakt aufgenommen werden, um zu besprechen, welche Proben getestet werden können und welche Proben deshalb entnommen werden sollten und auf welche Weise. Viele Labore bieten Testkits an, um es den Ärzten zu ermöglichen, sämtliche erforderlichen Proben von Personen zu entnehmen, die sexuellen Missbrauch angeben. Wenn kein Labor erreichbar ist, kann es sich dennoch lohnen, Abstriche durchzuführen und diese später an der Luft zu trocknen. Diese Proben können später für DNS-Tests benutzt werden. Sperma kann für bis zu fünf Tage aus Materialien identifiziert werden, die mit einem tiefen vaginalen Abstrich gewonnen wurden und nach bis zu drei Tagen unter Verwendung rektal gewonnenen Materials. Um den Vorwurf einer Kreuzkontamination auszuschließen, müssen strenge Vorsichtsmaßregeln getroffen werden, wenn von mehreren verschiedenen Opfern und insbesondere wenn von mutmaßlichen Tätern Proben abgenommen wurden. Es muss vollständiger Schutz und eine vollständige Dokumentation der Beweissicherungskette für sämtliche gerichtsmedizinische Proben gewährleistet sein.

(c)   Untersuchung nach der unmittelbaren Phase

223. Wenn der behauptete Übergriff länger als eine Woche zuvor stattfand und es keine Hinweise auf Blutergüsse oder Verletzungen gibt, ist die Durchführung einer Beckenuntersuchung weniger dringlich. Man kann sich Zeit nehmen, um zu versuchen, die bestqualifizierte Person für die Dokumentation der Befunde und die beste Umgebung für das Untersuchungsgespräch mit der betreffenden Person zu finden. Jedoch kann es dennoch von Vorteil sein, noch vorhandene Verletzungen, falls möglich, genau zu fotografieren.

224. Der Hintergrund sollte wie oben beschrieben aufgenommen werden, hierauf die Untersuchung und Dokumentation der allgemeinen körperlichen Befunde. Bei Frauen, die vor der Vergewaltigung Kinder geboren haben, und besonders bei jenen, die nachher entbunden haben, sind pathognomonische Befunde nicht wahrscheinlich, obwohl eine erfahrene Gynäkologin viel aus dem Verhalten einer Frau erkennen kann, wenn sie ihre Geschichte beschreibt.[91] Es kann eine gewisse Zeit dauern, bevor die Person bereit ist, über diejenigen Aspekte der Folter zu sprechen, die er oder sie am beschämendsten findet. Ebenso können Patienten wünschen, die intimeren Teile der Untersuchung auf einen späteren Termin zu verschieben, wenn Zeit und Umstände dies gestatten.

(d) Folgeuntersuchung

225. Viele Infektionskrankheiten können durch einen sexuellen Übergriff übertragen werden, einschließlich sexuell übertragbarer Krankheiten wie Gonorrhö, Syphilis, Hepatitis B und C oder Infektionen mit Chlamydien, HIV, Herpes simplex und Condyloma acuminatum (Warzen an den Geschlechtsteilen), mit sexuellem Missbrauch verbundene Vulva- und Scheidenentzündung wie zum Beispiel Trichomoniasis, Candida-Mykose, Befall mit Gardnerella vaginalis und Enterobius vermicularis (Madenwürmer) sowie Harnwegsinfekte.

226. Entsprechende Labortests und Behandlungen sollten in allen Fällen sexuellen Missbrauchs angeordnet werden. Bei Gonorrhö und einer Infektion mit Chlamydien sollten eine gleichzeitige Infektion des Anus und Mundrachenraumes zumindest für Untersuchungszwecke in Betracht gezogen werden. Primärkulturen und serologische Tests sollten nach einem sexuellen Übergriff gewonnen und eine entsprechende Therapie eingeleitet werden. Sexuelle Funktionsstörungen sind unter Folterüberlebenden häufig, insbesondere unter Opfern, die sexuelle Folter oder Vergewaltigung erlebt haben, aber nicht ausschließlich in dieser Gruppe. Die Symptome können körperlichen oder psychischen Ursprungs sein oder eine Verbindung von beidem und umfassen:

    (i)   Aversion gegen Angehörige des anderen Geschlechts oder vermindertes Interesse an sexueller Aktivität;

---

91   G. Hinshelwood, *Gender-based persecution* (Toronto, United Nations Expert Group Meeting on Gender-based Persecution, 1997).

(ii) Angst vor sexueller Aktivität, weil ein Sexualpartner erfahren wird, dass das Opfer sexuell missbraucht wurde, oder Angst davor, sexuell beeinträchtigt zu sein. Folterer können dies angedroht und Männern, die anal missbraucht wurden, Furcht vor Homosexualität eingeflößt haben. Manche heterosexuellen Männer hatten während analem Geschlechtsverkehr, in den sie nicht eingewilligt hatten, eine Erektion und haben teilweise auch ejakuliert. Ihnen sollte versichert werden, dass es sich dabei um eine physiologische Reaktion handelt;

(iii) Unfähigkeit, einem Sexualpartner zu vertrauen;

(iv) Störung der sexuellen Erregbarkeit und Erektionsstörung;

(v) Dyspareunie (Schmerzen der Frau beim Geschlechtsverkehr) oder Unfruchtbarkeit infolge einer erworbenen sexuell übertragbaren Krankheit, eines direkten Traumas an den Reproduktionsorganen oder eines mangelhaft ausgeführten Schwangerschaftsabbruches im Fall einer Schwangerschaft nach einer Vergewaltigung.

(e)   Genitaluntersuchung von Frauen

227. In vielen Kulturen ist es vollkommen inakzeptabel, in die Vagina einer Frau, die Jungfrau ist, mit irgendetwas, einschließlich eines Spekulums, Fingers oder Tupfers einzudringen. Wenn die Frau bei äußerer Betrachtung einen klaren Beweis einer Vergewaltigung aufweist, kann es unnötig sein, eine Untersuchung des inneren Beckens durchzuführen. Befunde einer Genitaluntersuchung können umfassen:

(i) kleine Platzwunden oder Risse der Vulva. Diese sind möglicherweise frisch und durch übermäßige Dehnung verursacht. Normalerweise verheilen sie vollständig, aber wenn sie wiederholt traumatisiert werden, können sie narbig werden.

(ii) Schürfwunden an den weiblichen Genitalien. Schürfwunden können durch Kontakt mit rauen Gegenständen wie zum Beispiel Fingernägeln oder Ringen verursacht sein.

(iii) Vaginale Wunden. Diese sind selten, aber wenn sie vorhanden sind, können sie mit Atrophie der Gewebe oder einer früheren Operation in Verbindung stehen. Sie sind nicht von Einschnitten zu unterscheiden, die durch das Einführen scharfer Objekte verursacht sind.

228. Selten findet man später als eine Woche nach einem Übergriff irgendeinen physischen Beweis bei der Untersuchung der weiblichen Genitalien. Noch später, wenn die Frau vielleicht weitere sexuelle Aktivität hatte, gleich ob mit oder ohne ihre Einwilligung, oder wenn sie vielleicht entbunden hat, kann es fast unmöglich sein, irgendwelche Befunde einem bestimmten Vorfall von behauptetem Missbrauch zuzuordnen. Deshalb kann der signifikanteste Bestandteil einer ärztlichen Beurteilung die Einschätzung der Hintergrundinformationen durch den Untersuchenden (z. B. Übereinstimmung zwischen Behauptungen von Missbrauch und frischen Verletzungen, die durch die Person beobachtet wurden) und das Verhalten der Person sein, wobei man den kulturellen Kontext der Erfahrung der Frau vor Augen haben muss.

(f)   Genitaluntersuchung von Männern

229. Männer, die einer Folter in der Genitalregion unterworfen waren, einschließlich Quetschen, Torsion oder Zug am Skrotum oder direkten Traumata in dieser Region, klagen gewöhnlich über Schmerzen und Empfindlichkeit im Zeitraum kurz nach der Verletzung. Hyperämie, merkliche Schwellung und Ekchymose können beobachtet werden. Der Urin kann eine hohe Zahl von Erythrozyten und Leukozyten enthalten. Wenn eine Raumforderung entdeckt wird, so sollte bestimmt werden, ob es sich um eine Hydrozele, Hämatozele oder Inguinalhernie handelt. Im Fall einer Inguinalhernie kann der Untersuchende den Samenstrang oberhalb der Raumforderung nicht ertasten. Bei einer Hydrozele oder Hämatozele sind gewöhnlich normale Samenstrangstrukturen oberhalb der Raumforderung tastbar. Eine Hydrozele ist Folge einer übermäßigen Flüssigkeitsansammlung innerhalb der *Tunica vaginalis* infolge einer Entzündung des Hoden und seiner Anhänge oder infolge verminderten Abflusses sekundär nach lymphatischer oder venöser Behinderung in dem Strang oder im retroperitonealen Raum. Eine Hämatozele ist eine Ansammlung von Blut innerhalb der *Tunica vaginalis* sekundär nach einem Trauma. Anders als die Hydrozele ist sie nicht lichtdurchlässig.

230. Eine Hodentorsion kann ebenfalls von einem Trauma des Skrotums herrühren. Bei dieser Verletzung wird der Hoden an seiner Basis gedreht, wodurch der Blutfluss zum Hoden unterbunden wird. Das verursacht starke Schmerzen sowie Schwellung und stellt einen chirurgischen Notfall dar. Gelingt es nicht, die Drehung sofort rückgängig zu machen, führt dies zu einem Infarkt des Hodens. Unter Haftbedingungen, unter denen eine medizinische Versorgung möglicherweise verweigert wird, können Spätfolgen dieser Verletzung beobachtet werden.

231. Jemand, der Opfer einer Folter an den Hoden war, kann an chronischer Harnwegsinfektion, Erektionsstörung oder Atrophie der Hoden leiden. Nicht ungewöhnlich sind Symptome einer Posttraumatischen Belastungsstörung (PTBS). In der chronischen Phase kann es unmöglich sein, zwischen pathologischen Befunden im Skrotum zu unterscheiden, die durch Folter und solchen, die durch andere Krankheitsprozesse verursacht wurden. Gelingt es bei einer umfassenden urologischen Untersuchung nicht, irgendwelche physischen Anomalien zu entdecken, so liegt es nahe, dass Harnwegssymptome, Impotenz oder andere sexuelle Probleme psychisch begründet sind. Narben auf der Haut des Skrotums und des Penis sind möglicherweise sehr schwer sichtbar zu machen. Aus diesem Grund beweist das Fehlen von Vernarbung an diesen spezifischen Stellen nicht, dass keine Folter stattfand. Auf der anderen Seite deutet das Vorhandensein von Vernarbung gewöhnlich darauf hin, dass ein erhebliches Trauma erlitten wurde.

(g) Untersuchung der Analregion

232. Nach einer analen Vergewaltigung oder dem Einführen von Objekten in den Anus können bei beiden Geschlechtern für Tage oder Wochen Schmerzen und Blutungen auftreten. Dies führt oft zu Obstipation, was durch die unzulängliche Ernährung in vielen Haftanstalten noch verschlimmert werden kann. Auch Gastrointestinal- und Harnwegssymptome können auftreten. In der akuten Phase kann jede Untersuchung, die über die visuelle Kontrolle hinausgeht, eine örtliche Betäubung oder Vollnarkose erfordern und sollte von einem Facharzt durchgeführt werden. In der chronischen Phase können verschiedene Symptome fortbestehen und sollten untersucht werden. Es können anale Narben von ungewöhnlicher Größe oder an ungewöhnlicher Stelle vorhanden sein, die dokumentiert werden sollten. Analfissuren können über viele Jahre fortbestehen, aber normalerweise ist es unmöglich, zwischen denen, die durch Folter, und denen, die durch andere Vorgänge verursacht sind, zu unterscheiden. Bei der Untersuchung des Anus sollte nach folgenden Befunden Ausschau gehalten und sie sollten dokumentiert werden:

(i)   Fissuren stellen tendenziell unspezifische Befunde dar, da sie in einer Reihe »normaler« Situationen (Obstipation, schlechte Hygiene) auftreten können. Wenn sie jedoch in einer akuten Situation (d. h. innerhalb von 72 Stunden) beobachtet werden, sind Fissuren ein spezifischerer Befund und können als Beweis für eine Penetration betrachtet werden.

(ii)   Möglicherweise sind rektale Einrisse mit oder ohne Blutung zu bemerken.

(iii) Eine Unterbrechung des Hautfalten-Musters kann sich als ebene, fächerförmige Vernarbung zeigen. Wenn diese Narben außerhalb der mittleren Linie (d. h. nicht um 12 oder 6 Uhr) zu sehen sind, können sie ein Hinweis auf ein Trauma durch Penetration sein.

(iv) Fibrotische Hautanhänge, die Folge eines verheilenden Traumas sein können.

(v) Eitriger Ausfluss aus dem Anus. Falls eine rektale Penetration angegeben wird, sollten Kulturen für Gonorrhö und Chlamydieninfektionen angelegt werden, unabhängig davon, ob Ausfluss festgestellt wird.

E. Spezielle diagnostische Tests

233. Diagnostische Tests sind kein wesentlicher Bestandteil der klinischen Begutachtung einer Person, die behauptet, gefoltert worden zu sein. In vielen Fällen reichen eine Anamnese und körperliche Untersuchung aus. Es gibt jedoch Umstände, bei denen solche Tests ein wertvoller unterstützender Hinweis sind. Zum Beispiel wenn es einen Prozess gegen Angehörige der Behörden oder eine Entschädigungsklage gibt. In diesen Fällen könnte ein positiver Test den Ausschlag dafür geben, ob ein Rechtsstreit Erfolg hat oder scheitert. Wenn darüber hinaus diagnostische Tests aus therapeutischen Gründen durchgeführt werden, sollten die Ergebnisse dem klinischen Bericht hinzugefügt werden. Es muss anerkannt werden, dass das Fehlen eines positiven diagnostischen Testergebnisses genauso wie bei physischen Befunden nicht benutzt werden darf, um zu behaupten, es habe keine Folter stattgefunden. Es gibt viele Situationen, in denen diagnostische Tests aus technischen Gründen nicht zur Verfügung stehen, aber ihr Fehlen sollte niemals einen ansonsten ordnungsgemäß geschriebenen Bericht entkräften. Es ist unangemessen, begrenzt vorhandene diagnostische Hilfsmittel alleine für eine Dokumentation von Verletzungen zu rechtlichen Zwecken einzusetzen, wenn es einen größeren klinischen Bedarf für diese Hilfsmittel gibt (zu weiteren Details siehe Anhang II).

Kapitel VI

Der Nachweis von psychischen Folgen der Folter

A. Allgemeine Hinweise

1. Die zentrale Rolle der psychologischen Begutachtung

234. Es ist eine verbreitete Ansicht, dass Folter eine außerordentliche Lebenserfahrung darstellt, die in der Lage ist, ein breites Spektrum von körperlichen und psychischen Leiden zu verursachen. Die meisten Untersucher und Forscher stimmen darin überein, dass die extreme Natur des Folterereignisses für sich alleine stark genug ist, um psychische und emotionale Folgen herbeizuführen, unabhängig von der psychischen Befindlichkeit des Einzelnen vor der Folter. Die psychischen Folgen der Folter sind jedoch im Kontext einer persönlichen Sinngebung, der Persönlichkeitsentwicklung und von sozialen, politischen und kulturellen Umständen zu sehen. Aus diesem Grund kann nicht angenommen werden, dass alle Formen von Folter die gleichen Auswirkungen haben. Zum Beispiel sind die psychischen Folgen einer vorgetäuschten Hinrichtung nicht die gleichen wie die eines sexuellen Übergriffs, und Einzelhaft und Isolation werden wahrscheinlich nicht die gleichen Folgen haben wie körperliche Folterhandlungen. Genauso kann man nicht annehmen, dass die Wirkungen von Haft und Folter auf einen Erwachsenen die gleichen sind wie die auf ein Kind. Trotzdem gibt es Gruppen von Symptomen und psychischen Reaktionen, die mit einer gewissen Regelmäßigkeit bei Folterüberlebenden beobachtet und dokumentiert wurden.

235. Die Täter versuchen oft, ihre Folterhandlungen und Misshandlungen mit der Notwendigkeit, Informationen zu gewinnen, zu rechtfertigen. Solche Konzeptualisierungen verbergen den Zweck der Folter und ihre beabsichtigten Folgen. Eines der zentralen Ziele von Folter ist es, einen einzelnen Menschen auf eine Lage extremer Hilflosigkeit und Qual zu reduzieren, die zu einer Beeinträchtigung von kognitiven und emotionalen Funktionen sowie von Handlungsfunktionen führt.[92] Daher ist Folter ein Mittel, die elementaren Formen der psychischen und sozialen Funktionsfähigkeit des Individuums

---

92 G. Fischer, N. F. Gurris, »Grenzverletzungen: Folter und sexuelle Traumatisierung«, *Praxis der Psychotherapie – Ein integratives Lehrbuch für Psychoanalyse und Verhaltenstherapie*, W. Senf, M. Broda, Hg. (Stuttgart, Thieme, 1996).

anzugreifen. Unter solchen Umständen ist der Folterer nicht nur darauf aus-gerichtet, ein Opfer physisch hilflos zu machen, sondern auch die Persönlich-keit des Einzelnen zu zerstören. Der Folterer versucht, das Gefühl eines Op-fers dafür zu zerstören, als ein menschliches Wesen mit Träumen, Hoffnungen und Zukunftserwartungen in einer Familie und Gesellschaft verwurzelt zu sein. Durch die Entwürdigung und dadurch, dass sie den Wil-len der Opfer brechen, setzen Folterer denen ein schreckliches Zeichen, die später mit dem Opfer in Kontakt kommen. Auf diese Weise kann Folter den Willen und Zusammenhalt ganzer Gemeinschaften brechen oder beeinträch-tigen. Darüber hinaus kann Folter enge Beziehungen zwischen Ehepartnern, Eltern, Kindern, anderen Familienmitgliedern und Beziehungen zwischen den Opfern und ihren Gemeinschaften tiefgreifend stören.

236. Es ist wichtig zu erkennen, dass nicht jeder, der gefoltert worden ist, eine diagnostizierbare psychische Krankheit entwickelt. Viele Opfer erle-ben jedoch tiefgreifende emotionale Reaktionen und psychische Symptome. Die wichtigsten psychiatrischen Störungen im Zusammenhang mit Folter sind die Posttraumatische Belastungsstörung (PTBS) und die Majore Depres-sion. Obgleich diese Störungen auch in der allgemeinen Bevölkerung vor-kommen, ist ihre Häufigkeit in traumatisierten Populationen wesentlich hö-her. Die spezifische kulturelle, soziale und politische Bedeutung, die Folter für jeden Einzelnen hat, beeinflusst seine Fähigkeit, sie zu beschreiben und über sie zu sprechen. Dies sind wichtige Faktoren, die zu den psychischen und sozialen Auswirkungen der Folter beitragen. Wenn man eine Begutach-tung eines Menschen aus einer anderen Kultur vornimmt, muss man diese Faktoren berücksichtigen. Die interkulturelle Forschung zeigt, dass phäno-menologische oder deskriptive Methoden den geeignetsten Ansatz darstellen, wenn man versucht, psychische oder psychiatrische Störungen zu beurteilen. Was in der einen Kultur als gestörtes Verhalten oder Krankheit angesehen wird, kann in einer anderen Kultur als nicht pathologisch betrachtet werden.[93, 94, 95] Seit dem Zweiten Weltkrieg sind im Hinblick auf das Verständnis der psychischen Folgen von Gewalt Fortschritte gemacht worden. Bestimmte psychische Symptome und Symptomgruppen wurden bei Überlebenden von Folter und anderen Arten von Gewalt beobachtet und dokumentiert.

---

93   A. Kleinman, »Anthropology and psychiatry: the role of culture in cross-cultural research on illness and care«, Vortrag beim Regionalsymposium über Psychiat-rie und ihre verwandten Disziplinen des Weltverbandes für Psychiatrie (World Psychiatric Association regional symposium on psychiatry), 1986.

94   H. T. Engelhardt, »The concepts of health and disease«, *Evaluation and Expla-nation in the Biomedical Sciences*, H. T. Engelhardt, S. F. Spicker, Hg. (Dordrecht, D. Reidel Publishing Co., 1975), S. 125-141.

95   J. Westermeyer, »Psychiatric diagnosis across cultural boundaries«, *American Journal of Psychiatry,* Bd. 142 (7) (1985), S. 798-805.

237. In den vergangenen Jahren wurde die Diagnose der PTBS auf eine immer grössere Anzahl von Menschen angewandt, die an den Auswirkungen von sehr verschiedenen Arten von Gewalt leiden. Jedoch ist der Nutzen dieser Diagnose in nicht-westlichen Kulturen noch nicht nachgewiesen worden. Trotzdem gibt es Hinweise, die nahelegen, dass die PTBS und Symptome der Depression unter traumatisierten Flüchtlingspopulationen, die unterschiedliche ethnische und kulturelle Hintergründe haben, häufig ist.[96, 97, 98] Hilfreiche Informationen bietet die interkulturelle Studie über Depressionen der Weltgesundheitsorganisation.[99] Obwohl manche Symptome in verschiedenen Kulturen anzutreffen sind, müssen diese jedoch nicht diejenigen Symptome sein, die dem Einzelnen am meisten Sorge bereiten.

2. Der Kontext der psychologischen Begutachtung

238. Begutachtungen finden in einer Vielzahl von politischen Kontexten statt. Dies führt zu wichtigen Unterschieden in der Art, in der eine Begutachtung durchgeführt werden sollte. Der Arzt oder Psychologe muss die folgenden Richtlinien an die jeweilige Situation und das jeweilige Ziel anpassen (siehe Kapitel III, Abschnitt C.2.).

239. Ob bestimmte Fragen ohne Gefahr gestellt werden können oder ob nicht, wird beträchtlich schwanken und hängt von dem Maß ab, in dem Vertraulichkeit und Sicherheit zugesichert werden können. Zum Beispiel kann eine Untersuchung durch einen Gutachter, die in einem Gefängnis stattfindet und die auf fünfzehn Minuten während eines Gefängnisbesuches beschränkt ist, nicht dem gleichen Ablauf folgen wie eine gerichtsmedizinische Untersuchung in einer privaten Praxis, die mehrere Stunden dauern kann. Zusätzliche Probleme entstehen, wenn man zu beurteilen versucht, ob psychische Symptome oder Verhaltensweisen pathologisch oder adaptiv sind. Wenn eine Person untersucht wird, während sie sich Haft befindet oder in erheblichem

---

96 R. F. Mollica u. a., »The effect of trauma and confinement on functional health and mental health status of Cambodians living in Thailand-Cambodia border camps«, *Journal of the American Medical Association* (*JAMA*), Bd. 270 (1993), S. 581-586.

97 J. D. Kinzie u. a., »The prevalence of posttraumatic stress disorder and its clinical significance among Southeast Asian refugees«, *American Journal of Psychiatry*, Bd. 147 (7) (1990), S. 913-917.

98 K. Allden u. a., »Burmese political dissidents in Thailand: trauma and survival among young adults in exile«, *American Journal of Public Health,* Bd. 86 (1996), S. 1561-1569.

99 N. Sartorius, »Cross-cultural research on depression«, *Psychopathology*, Bd. 19 (2) (1987), S. 6-11.

Ausmaß bedroht oder unterdrückt wird, können einige Symptome adaptiv sein. Verringertes Interesse an Aktivitäten und Gefühle von Losgelöstheit oder Entfremdung wären beispielsweise bei einer Person in Einzelhaft verständlich. Gleicherweise können übermäßige Wachsamkeit (Hypervigilanz) und Vermeidungsverhalten für Personen notwendig sein, die in repressiven Gesellschaften leben.[100] Die Einschränkung bestimmter Bedingungen für die Durchführung von Interviews schließt jedoch nicht aus, die Anwendung der Richtlinien, die in diesem Handbuch dargelegt werden, anzustreben. Unter schwierigen Umständen ist es besonders wichtig, dass die Regierung und die beteiligten Behörden so weit wie möglich auf diese Standards festgelegt werden.

B.   Psychische Folgen von Folter

1.   Kritsche Bereiche

240. Vor dem Einstieg in eine technische Beschreibung von Symptomen und psychiatrischen Klassifikationen sollte beachtet werden, dass psychiatrische Klassifikationen generell als westliche medizinische Konzepte betrachtet werden und dass ihre Anwendung auf nicht-westliche Populationen entweder implizit oder explizit gewisse Schwierigkeiten bereitet. Man kann die Ansicht vertreten, dass westliche Kulturen an einer übertriebenen Medikalisierung von psychischen Prozessen leiden. Die Vorstellung, dass psychisches Leiden eine Störung darstellt, die in einem Individuum liegt und mit einer Reihe von typischen Symptomen einhergeht, kann für viele Angehörige nicht-westlicher Gesellschaften inakzeptabel sein. Dessen ungeachtet gibt es deutliche Hinweise auf biologische Veränderungen, die bei PTBS auftreten, und die PTBS ist so gesehen ein diagnostizierbares Syndrom, das einer Behandlung biologischer und psychologischer Art zugänglich ist.[101] So weit wie möglich sollte der begutachtende Arzt oder Psychologe versuchen, sich auf das psychische Leiden im Kontext der Glaubenssysteme und der kulturellen Normen des betroffenen Menschen zu beziehen. Das schließt sowohl Achtung vor dem politischen Kontext als auch den kulturellen und religiösen Überzeugungen ein. Angesichts des Ernstes von Folter und ihrer

---

100   M. A. Simpson, »What went wrong? Diagnostic and ethical problems in dealing with the effects of torture and repression in South Africa«, *Beyond Trauma: Cultural and Societal Dynamics*, R. J. Kleber, C. R. Figley, B. P. R. Gersons, Hg. (New York, Plenum Press, 1995), S. 188-210.

101   M. Friedman, J. Jaranson, »The applicability of the posttraumatic stress disorder concept to refugees«, *Amidst Peril and Pain: The Mental Health and Well-being of the World's Refugees*, A. Marsella u. a., Hg. (Washington, D. C., American Psychological Association, 1994), S. 207-227.

Folgen sollte man bei der Durchführung einer psychologischen Begutachtung eher eine Haltung von behutsamem Explorieren vor dem Hintergrund eigener Fachkenntnisse einnehmen, statt auf eine Diagnose und Klassifizierung zu drängen. Im Idealfall wird diese Einstellung dem Opfer vermitteln, dass seine Beschwerden und Leiden als wirklich und unter den Umständen zu erwarten anerkannt werden. In diesem Sinn kann eine sensible, empathische Haltung dem Opfer etwas Erleichterung von dem Erlebnis der Entfremdung ermöglichen.

2. *Häufige psychische Reaktionen*

(a) *Wiedererleben des Traumas*

241. Ein Opfer kann, sogar wenn die Person wach und bei Bewusstsein ist, Flashbacks oder sich aufdrängende Erinnerungen haben, in denen das traumatische Erlebnis sich wiederholt, oder wiederkehrende Albträume, die Bestandteile des traumatischen Ereignisses in ihrer originalen oder symbolischen Form beinhalten. Eine Belastung bei der Konfrontation mit Hinweisreizen, die das Trauma symbolisieren oder an es erinnern manifestiert sich regelmäßig in einem Mangel an Vertrauen und Furcht vor Autoritätspersonen, einschließlich Ärzten und Psychologen. In Ländern oder Situationen, in denen Behörden an Menschenrechtsverletzungen beteiligt sind, sollte ein Mangel an Vertrauen und Furcht vor Autoritätspersonen nicht als pathologisch angesehen werden.

(b) *Vermeidung und emotionale Abflachung*

(i) Vermeiden jeden Gedankens, Gespräches, jeder Aktivität, jeden Ortes oder jeder Person, die eine Erinnerung an das Trauma wachrufen;

(ii) tiefgreifende emotionale Einengung;

(iii) tiefgreifende persönliche Losgelöstheit und sozialer Rückzug;

(iv) Unfähigkeit, einen wichtigen Aspekt des Traumas zu erinnern.

(c) *Übererregtheit*

(i) Schwierigkeiten entweder ein- oder durchzuschlafen;

(ii) Reizbarkeit oder Wutausbrüche;

(iii) Konzentrationsschwierigkeiten;

(iv) übermäßige Wachsamkeit (Hypervigilanz), übertriebene Schreckreaktion;

(v) generalisierte Angst;

(vi) Kurzatmigkeit, Schwitzen, trockener Mund oder Schwindel und
Magen-Darm-Störung.

(d) Symptome von Depression

242. Folgende Symptome von Depression können vorhanden sein: depressive Verstimmung, Anhedonie (deutlich vermindertes Interesse oder
Freude an Aktivitäten), Appetitstörung oder Gewichtsverlust, Schlaflosigkeit
oder vermehrter Schlaf, psychomotorische Unruhe oder Verlangsamung,
Müdigkeit und Energieverlust, Gefühle von Wertlosigkeit und übermäßiger
Schuld, Schwierigkeiten aufmerksam zu sein, sich zu konzentrieren oder sich
zu erinnern, Gedanken an den Tod und das Sterben, Suizidvorstellungen oder
tatsächlich versuchter Suizid.

(e) Beschädigtes Selbstverständnis und eingeschränkte Zukunft

243. Das Opfer hat das subjektive Empfinden, irreparabel beschädigt
worden zu sein und eine irreversible Persönlichkeitsänderung durchgemacht
zu haben.[102] Es hat das Gefühl einer eingeschränkten Zukunft ohne die Erwar-
tung einer Karriere, einer Ehe, von Kindern oder eines normal langen Lebens.

(f) Dissoziation, Depersonalisation und atypisches Verhalten

244. Dissoziation ist eine Störung der Integration von Bewusstsein,
Selbstwahrnehmung, Gedächtnis und Handlungen. Eine Person kann von
bestimmten Handlungen abgeschnitten sein oder sie nicht wahrnehmen oder
sich in zwei Personen aufgeteilt fühlen, als ob sie sich aus einer Distanz
selbst beobachtet. Die Depersonalisation besteht in einem Gefühl des Losge-
löstseins von sich selbst oder seinem Körper. Probleme der Impulskontrolle
führen zu Verhaltensweisen, die der Überlebende in Bezug auf seine Persönlichkeit vor dem Trauma in hohem Grad für atypisch hält. Ein vorher vor-
sichtiger Mensch kann sich in risikoreiches Verhalten stürzen.

---

102 N. R. Holtan, »How medical assessment of victims of torture relates to psychiatric care«, *Caring for Victims of Torture*, J. M. Jaranson, M. K. Popkin, Hg.
(Washington, D. C., American Psychiatric Press, 1998), S. 107-113.

(g)   Somatische Beschwerden

245. Somatische Symptome wie z. B. Schmerzen, Kopfschmerz oder andere körperliche Beschwerden, mit oder ohne objektive Befunde, stellen unter Folteropfern verbreitete Probleme dar. Schmerzen sind möglicherweise die einzige offenkundige Beschwerde und können sich in Lokalisation und Intensität verändern. Somatische Symptome können direkt von den physischen Folgen der Folter herrühren oder ihrem Ursprung nach psychisch sein. Beispielsweise können Schmerzen aller Art eine direkte körperliche Folge von Folter sein oder einen psychischen Ursprung haben. Typische somatische Beschwerden umfassen Rückenschmerzen, muskuloskelettäre Schmerzen und Kopfschmerzen, die oft von Kopfverletzungen herrühren. Kopfschmerzen sind bei Folterüberlebenden sehr verbreitet und führen oft zu chronischem posttraumatischem Kopfschmerz. Sie können auch durch Anspannung und Stress verursacht oder verschlimmert sein.

(h)   Sexuelle Funktionsstörung

246. Eine sexuelle Funktionsstörung ist bei Folterüberlebenden häufig, besonders – aber nicht ausschließlich – bei denen, die sexuelle Folter oder eine Vergewaltigung erlitten haben (siehe Kapitel V, Abschnitt D.8.).

(i)   Psychose

247. Kulturelle und sprachliche Unterschiede können mit psychotischen Symptomen verwechselt werden. Bevor man jemanden als psychotisch einschätzt, müssen die Symptome im spezifischen kulturellen Kontext der jeweiligen Person bewertet werden. Psychotische Reaktionen können kurz oder anhaltend sein, und die Symptome können auftreten während die Person sich in Haft befindet und gefoltert wird oder daran anschließend. Folgende Befunde sind möglich:

(i)   Wahnvorstellungen;

(ii)   akustische, optische, taktile und Geruchshalluzinationen;

(iii)   bizarre Ideenbildung und bizarres Verhalten;

(iv)   illusionäre Verkennungen oder Wahrnehmungsverzerrungen, die die Form von Pseudohalluzinationen annehmen können und an echte psychotische Zustände grenzen. Wahrnehmungstäuschungen und Halluzinationen, die beim Einschlafen oder Aufwachen auftreten, sind in der allgemeinen Bevölkerung verbreitet und belegen nicht das Vorliegen einer Psychose. Es ist bei Folteropfern nicht ungewöhnlich, dass sie berichten, gelegentlich Schreie zu hören, dass ihr Name gerufen wird oder Schatten zu sehen, ohne dass jedoch akute Zeichen oder Symptome einer Psychose nachweisbar sind;

(v) Paranoia und Verfolgungswahn;

(vi) rezidivierende psychotische Störungen oder Affektstörungen mit psychotischen Merkmalen können sich bei denjenigen entwickeln, die eine Vorgeschichte psychiatrischer Erkrankungen haben. Personen mit einer Vorgeschichte von bipolarer Störung, einer rezidivierenden Major Depression mit psychotischen Merkmalen, Schizophrenie und schizoaffektiver Störung können eine Episode der jeweiligen Krankheit erleben.

(j)   Substanzmissbrauch

248. Alkohol- und Drogenmissbrauch entwickeln sich bei Folterüberlebenden oft sekundär als ein Mittel, traumatische Erinnerungen auszulöschen, Affekte zu steuern und Angst zu bewältigen.

(k)   Neuropsychologische Beeinträchtigung

249. Folter kann ein physisches Trauma verursachen, das zu verschiedenen Graden einer Beeinträchtigung des Gehirns führt. Schläge gegen den Kopf, Ersticken und anhaltende Mangelernährung können langfristige neurologische und neuropsychologische Folgen haben, die im Lauf einer medizinischen Untersuchung nicht ohne weiteres beurteilt werden können. Wie in allen Fällen einer Beeinträchtigung des Gehirns, die nicht durch Darstellung des Kopfes mittels bildgebender Verfahren oder anderer medizinischer Methoden dokumentiert werden können, stellen eine neuropsychologische Begutachtung und neuropsychologische Testverfahren möglicherweise die einzige zuverlässige Methode dar, die Auswirkungen zu dokumentieren. Häufig besitzen die Leitsymptome solcher Begutachtungen eine signifikante Überschneidung mit der Symptomatik, die der PTBS und der Majoren depressiven Störung zuzuorden ist. Schwankungen oder Defizite im Grad des Bewusstseins, der Orientierung, Aufmerksamkeit, Konzentration, des Gedächtnisses und der exekutiven Funktionen können sowohl von Funktionsbeeinträchtigungen als auch von organischen Ursachen herrühren. Deshalb sind eine spezialisierte Fähigkeit in der neuropsychologischen Begutachtung und ein Bewusstsein für die Probleme einer kulturübergreifenden Validierung neuro-

psychologischer Instrumente notwendig, wenn solche Unterscheidungen vorgenommen werden (siehe Abschnitt C.4. unten).

3. Diagnostische Klassifikationen

250. Während die Hauptbeschwerden und markantesten Befunde unter Folterüberlebenden sehr voneinander abweichen und im Zusammenhang mit den spezifischen Lebenserfahrungen des Einzelnen und seinem kulturellen, sozialen und politischen Kontext stehen, ist es für die Begutachtenden sinnvoll, mit den am häufigsten diagnostizierten Störungen bei Trauma- und Folteropfern vertraut zu werden. Auch ist es nicht selten, dass mehr als eine psychische Störung auftritt, weil es unter den mit Trauma verbundenen psychischen Störungen eine bemerkenswerte Komorbidität gibt. Verschiedene Erscheinungsformen von Angst und Depression sind die häufigsten Symptome, die aus der Folter resultieren. Nicht selten wird die oben beschriebene Symptomatik innerhalb der Kategorien von Angst- und Affektstörungen eingeordnet. Die zwei Hauptklassifikationssysteme sind die *Internationale statistische Klassifikation der Krankheiten und verwandter Gesundheitsprobleme* (ICD-10) und das *Diagnostische und Statistische Manual Psychischer Störungen* (DSM-IV)[103, 104] der *Amerikanischen Psychiatrischen Vereinigung* (APA). Für eine vollständige Beschreibung der diagnostischen Kategorien sollte der Leser im ICD-10 und DSM-IV nachsehen. Der vorliegende Überblick konzentriert sich auf die häufigsten Diagnosen, die mit Traumata in Zusammenhang stehen: Posttraumatische Belastungsstörung (PTBS), Major Depression und Andauernde Persönlichkeitsänderung.

(a) Depressive Störungen

251. Depressive Zustände sind unter Folterüberlebenden beinahe allgegenwärtig. Im Kontext der Beurteilung der Folgen von Folter ist es problematisch anzunehmen, PTBS und die Majore depressive Störung seien zwei verschiedene Krankheiten mit klar zu unterscheidenden Ätiologien. Depressive

---

103 Weltgesundheitsorganisation, *The ICD-10 Classification of Mental and Behavioural Disorders* (Genf, 1994). [Deutsch: Deutsches Institut für medizinische Dokumentation und Information, Hg., *Internationale statistische Klassifikation der Krankheiten und verwandter Gesundheitsprobleme*, Stuttgart 1999. Online erhältlich unter: www.dimdi.de/static/de/klassi/diagnosen/icd10/ls-icdhtml.htm (13. März 2009).]

104 American Psychiatric Association, *Diagnostic and Statistical Manual of Mental Disorders*: DSM-IV-TR, 4. Aufl. (Washington, D.C., 1994). [Deutsch: H. Saß, H.-U. Wittchen, M. Zaudig, I. Houben Hg., *Diagnostisches und statistisches Manual psychischer Störungen*, Göttingen 2003.]

Störungen umfassen die Majore depressive Störung, Störungen mit einer einzelnen Episode oder die rezidivierende Majore depressive Störung (mehr als eine Episode). Depressive Störungen können mit oder ohne psychotische, katatonische, melancholische oder atypische Merkmale vorhanden sein. Um die Diagnose einer Episode der Major Depression zu stellen, müssen nach DSM-IV mindestens fünf der folgenden Symptome während derselben Zwei-Wochen-Periode bestehen und eine Änderung gegenüber der vorher bestehenden Leistungsfähigkeit darstellen (mindestens eines der Symptome muss Depressive Verstimmung oder Verlust an Interesse oder Freude sein): (1) Depressive Verstimmung, (2) deutlich vermindertes Interesse oder Freude an allen oder fast allen Aktivitäten, (3) Gewichtsverlust oder Änderung des Appetits, (4) Schlaflosigkeit oder vermehrter Schlaf, (5) psychomotorische Unruhe oder Verlangsamung, (6) Müdigkeit oder Energieverlust, (7) Gefühle von Wertlosigkeit und übermäßige oder unangemessene Schuldgefühle, (8) verminderte Fähigkeit zu denken oder sich zu konzentrieren und (9) wiederkehrende Gedanken an den Tod oder Suizid. Um diese Diagnose zu stellen, müssen die Symptome ein bedeutsames Leiden oder ein beeinträchtigtes soziales oder berufliches Funktionieren verursachen; sie gehen nicht auf eine physiologische Störung zurück und dürfen nicht durch eine andere DSM IV-Diagnose erklärt werden.

(b)   Posttraumatische Belastungsstörung (PTBS)

252. Die Posttraumatische Belastungsstörung ist die am häufigsten mit den psychischen Folgen von Folter verbundene Diagnose. Der Zusammenhang zwischen Folter und dieser Diagnose prägt die Vorstellung im Gesundheitswesen, bei den Einwanderungsbehörden und Verwaltungsgerichten sowie den informierten Laien sehr stark. Das hat den irrtümlichen und grob vereinfachenden Eindruck geschaffen, dass die PTBS die psychologisch wichtigste Folge von Folter ist.

253. Die Definition der PTBS nach DSM-IV stützt sich stark auf das Vorhandensein von Beeinträchtigungen des Gedächtnisses in Bezug auf das Trauma, wie z. B. sich aufdrängende Erinnerungen, Albträume und die Unfähigkeit, wichtige Aspekte des Traumas zu erinnern. Der Einzelne kann unfähig sein, sich mit Genauigkeit spezifische Details der Folterereignisse ins Gedächtnis zu rufen, wird aber fähig sein, die Hauptthemen der Foltererlebnisse zu erinnern. Zum Beispiel kann das Opfer sich möglicherweise erinnern, bei verschiedenen Gelegenheiten vergewaltigt worden zu sein, ohne aber genaue Daten, Orte und Details bezüglich der Situation oder der Täter angeben zu können. Unter solchen Umständen unterstützt die Unfähigkeit zur Erinnerung genauer Details die Glaubwürdigkeit der berichteten Erlebnisse

eines Überlebenden eher, als dass sie ihr widerspricht. Die Hauptthemen der berichteten Erlebnisse werden bei erneuten Interviews übereinstimmend gleich bleiben. Die ICD-10-Diagnose der PTBS ist der des DSM-IV sehr ähnlich. Entsprechend DSM-IV kann die PTBS akut, chronisch oder verzögert auftreten. Die Symptome müssen länger als einen Monat bestehen und das Störungsbild muss ein erhebliches Leiden oder eine erhebliche Funktionsbeeinträchtigung verursachen. Um eine PTBS zu diagnostizieren, muss der Einzelne mit einem traumatischen Ereignis konfrontiert gewesen sein, das lebensbedrohliche Erfahrungen für das Opfer oder für andere beinhaltete und intensive Furcht, Hilflosigkeit oder Entsetzen hervorrief. Das Ereignis muss beharrlich auf mindestens eine der folgenden Weisen wiedererlebt werden: eindringliche belastende Erinnerungen an das Ereignis; wiederkehrende, belastende Träume von dem Ereignis; Handeln oder Fühlen, als ob das Ereignis sich wiederhole, einschließlich von Halluzinationen, Flashbacks und Illusionen; intensive psychische Belastung bei der Konfrontation mit Erinnerungen an das Ereignis; und körperliche Reaktionen bei der Konfrontation mit Hinweisreizen, die an Aspekte des Ereignisses erinnern oder Aspekte desselben symbolisieren.

254. Der Einzelne muss eine anhaltende Vermeidung von Stimuli aufweisen, die mit dem traumatischen Ereignis verbunden sind, oder eine allgemeine Abflachung der Reagibilität zeigen. Mindestens drei der folgenden Symptome liegen vor: (1) Bewusstes Vermeiden von Gedanken, Gefühlen oder Gesprächen, die mit dem Trauma in Verbindung stehen; (2) bewusstes Vermeiden von Aktivitäten, Orten oder Menschen, die das Opfer an das Trauma erinnern; (3) Unfähigkeit, einen wichtigen Aspekt des Ereignisses zu erinnern; (4) vermindertes Interesse an wichtigen Aktivitäten; (5) Losgelöstheit oder Entfremdung von anderen; (6) eingeschränkte Affekte; und (7) Gefühl einer eingeschränkten Zukunft. Ein weiterer Grund, die Diagnose einer PTBS nach DSM-IV zu stellen, sind anhaltende Symptome erhöhten Arousals, die vor dem Trauma nicht vorhanden waren. Mindestens zwei der folgenden Symptome liegen vor: Schwierigkeiten ein- oder durchzuschlafen, Reizbarkeit oder Wutausbrüche, Konzentrationsschwierigkeiten, übermäßige Wachsamkeit (Hypervigilanz) und übertriebene Schreckreaktion.

255. Symptome einer PTBS können chronisch sein oder im Laufe von ausgedehnteren Zeitspannen schwanken. Während einiger Zeitabschnitte beherrschen Symptome von Übererregtheit und Reizbarkeit das klinische Bild. In diesen Zeiten wird der Überlebende üblicherweise auch von vermehrt sich aufdrängenden Erinnerungen, Albträumen und Flashbacks berichten. Zu anderen Zeiten kann der Überlebende relativ symptomlos oder emotional eingeschränkt und zurückgezogen wirken. Es muss berücksichtigt werden, dass es nicht bedeutet, dass keine Folter zugefügt wurde, falls die

diagnostischen Kriterien für eine PTBS nicht erfüllt sind. Nach ICD-10 kann bei einem bestimmten Anteil der Fälle die PTBS einen chronischen Verlauf über viele Jahre hinweg nehmen, wobei sich ein allmählicher Übergang zu einer Andauernden Persönlichkeitsänderung vollzieht.

(c) Andauernde Persönlichkeitsänderung

256. Nach einer Belastung katastrophalen Ausmaßes oder anhaltender extremer Belastung können sich Persönlichkeitsstörungen im Erwachsenenalter bei Personen ohne eine vorbestehende Persönlichkeitsstörung entwickeln. Die Arten extremer Belastung, die die Persönlichkeit verändern können, umfassen Konzentrationslagererfahrungen, Katastrophen, andauernde Gefangenschaft mit unmittelbarer Todesgefahr, Ausgesetztsein lebensbedrohlicher Situationen, etwa als Opfer von Terrorismus sowie Folter. Nach ICD-10 sollte die Diagnose einer andauernden Änderung der Persönlichkeit nur dann gestellt werden, wenn Hinweise auf eine eindeutige, deutlich ausgeprägte und bleibende Veränderung in der Wahrnehmung des Einzelnen sowie im Verhalten und Denken bezüglich der Umwelt und der eigenen Person vorliegen, verbunden mit einem unflexiblen und fehlangepassten Verhalten, das vor der traumatischen Erfahrung nicht bestanden hat. Die Diagnose schließt Änderungen aus, die Ausdruck einer anderen psychischen Störung oder ein Residualsymptom einer vorangegangenen psychischen Störung sind, ebenso wie Persönlichkeits- und Verhaltensänderungen aufgrund einer Krankheit, Funktionsstörung oder Schädigung des Gehirns.

257. Um die ICD-10-Diagnose einer Andauernden Persönlichkeitsänderung nach Extrembelastung zu stellen, müssen die Änderungen der Persönlichkeit wenigstens über zwei Jahre nach einer Belastung katastrophalen Ausmaßes bestehen. Die ICD-10 spezifiziert, dass die Belastung so extrem sein muss, dass »die Vulnerabilität der betreffenden Person als Erklärung für die tief greifende Auswirkung auf die Persönlichkeit nicht in Erwägung gezogen werden muss.«* Die Persönlichkeitsänderung ist durch eine feindliche oder misstrauische Haltung gegenüber der Welt, durch sozialen Rückzug, Gefühle der Leere oder Hoffnungslosigkeit, ein chronisches Gefühl der Anspannung wie bei ständigem Bedrohtsein und Entfremdungsgefühl gekennzeichnet.

---

* ICD-10, diagnostische Gruppe F62.0.

(d) Substanzmissbrauch

258. In der klinischen Erfahrung beobachtet man, dass sich bei Folter-überlebenden oft Alkohol- und Drogenmissbrauch sekundär als eine Strategie entwickeln, traumatische Erinnerungen zu unterdrücken, unangenehme Affekte zu steuern und Angst zu beherrschen. Obwohl die Komorbidität einer PTBS mit anderen Störungen häufig ist, gibt es nur wenige Ergebnisse systematischer Forschung, die Substanzmissbrauch durch Folterüberlebende untersucht. Die Literatur zu Populationen, die an einer PTBS leiden, bezieht unter Umständen Folterüberlebende mit ein, wie beispielsweise Flüchtlinge, Kriegsgefangene und Veteranen bewaffneter Konflikte und könnte zur Information herangezogen werden. Untersuchungen dieser Gruppen zeigen, dass die Verbreitung des Substanzmissbrauchs sich je nach ethnischer oder kultureller Gruppe verändert. Ehemalige Kriegsgefangene mit einer PTBS unterlagen einem erhöhten Risiko für Substanzmissbrauch, und Kriegsveteranen zeigen häufig Komorbidität von PTBS und Substanzmissbrauch.[105, 106, 107, 108, 109, 110, 111, 112] Zusammenfassend lässt sich sagen: Es gibt deutliche Hinweise aus anderen Populationen mit dem Risiko einer PTBS, dass Substanzmissbrauch eine mögliche Komorbiditätsdiagnose bei Folterüberlebenden darstellt.

---

105 P. J. Farias, »Emotional distress and its socio-political correlates in Salvadoran refugees: analysis of a clinical sample«, *Culture, Medicine and Psychiatry,* Bd. 15 (1991), S. 167-192.

106 A. Dadfar, »The Afghans: bearing the scars of a forgotten war«, *Amidst Peril and Pain: The Mental Health and Well-being of the World's Refugees,* A. Marsella u. a. (Washington, D. C., American Psychological Association, 1994).

107 G. W. Beebe, »Follow-up studies of World War II and Korean war prisoners: II. Morbidity, disability, and malajustments«, *American Journal of Epidemiology,* Bd. 101 (1975), S. 400-422.

108 B. E. Engdahl u. a., »Comorbidity and course of psychiatric disorders in a community sample of former prisoners of war«, *American Journal of Psychiatry,* Bd. 155 (1998), S. 1740-1745.

109 T. M. Keane, J. Wolfe, »Comorbidity in post-traumatic stress disorder: an analysis of community and clinical studies«, *Journal of Applied Social Psychology,* Bd. 20 (21) (1990), S. 1776-1788.

110 R. A. Kulka u. a., *Trauma and the Vietnam War Generation: Report of Findings from the National Vietnam Veterans Readjustment Study* (New York, Brunner/Mazel, 1990).

111 B. K. Jordan u. a., »Lifetime and current prevalence of specific psychiatric disorders among Vietnam veterans and controls«, *Archives of General Psychiatry,* Bd. 48, Nr. 3 (1991), S. 207-215.

112 A. Y. Shalev, A. Bleich, R. J. Ursano, »Posttraumatic stress disorder: somatic comorbidity and effort tolerance«, *Psychosomatics,* Bd. 31 (1990), S. 197-203.

(e)   Weitere Diagnosen

259. Wie aus dem in diesem Abschnitt beschriebenem Symptomkatalog ersichtlich ist, gibt es über die PTBS hinaus weitere Diagnosen, die zu berücksichtigen sind, wie z. B. die Majore depressive Störung und die Andauernde Persönlichkeitsänderung. Die weiteren möglichen Diagnosen umfassen, ohne jedoch hierauf begrenzt zu sein, Folgendes:

(i)   Die Generalisierte Angststörung ist gekennzeichnet durch ausgeprägte Angst und Sorge in Bezug auf eine Vielzahl an verschiedenen Ereignissen oder Tätigkeiten, motorische Spannung und erhöhte autonome Aktivität.

(ii)   Die Panikstörung manifestiert sich in wiederkehrenden und unerwarteten Attacken intensiver Angst oder Unbehagens, zu denen Symptome wie Schwitzen, Erstickungsgefühl, Zittern, schneller Herzschlag, Schwindel, Übelkeit, Kälteschauer oder Hitzewallungen gehören.

(iii)   Die Akute Belastungsstörung hat im Wesentlichen die gleichen Symptome wie PTBS, wird aber innerhalb eines Monats nach der Konfrontation mit dem traumatischen Ereignis diagnostiziert.

(iv)   Somatoforme Störungen weisen körperliche Symptome auf, die nicht durch einen medizinischen Krankheitsfaktor erklärt werden können.

(v)   Bipolare Störungen weisen manische oder hypomanische Episoden mit gehobener, expansiver oder reizbarer Stimmung auf, Größenideen, vermindertes Schlafbedürfnis, Ideenflucht, psychomotorische Unruhe und damit verbundene psychotische Phänomene.

(vi)   Störungen aufgrund eines medizinischen Krankheitsfaktors, oft in Form einer Hirnbeeinträchtigung mit sich daraus ergebenden Schwankungen oder Defiziten im Grad des Bewusstseins, der Orientierung, Aufmerksamkeit, Konzentration, des Gedächtnisses und der Exekutivfunktionen.

(vii)   Phobien wie z. B. soziale Phobie und Agoraphobie.

C. Die psychologische bzw. psychiatrische Begutachtung

1. Ethische und klinische Hinweise

260. Psychologische Begutachtungen können aus verschiedenen Gründen entscheidende Beweise für Misshandlung bei Folteropfern liefern: Folter verursacht oft verheerende psychische Symptome, Foltermethoden sind oft darauf angelegt, keine physischen Verletzungen zu hinterlassen und physische Foltermethoden können zu physischen Befunden führen, die entweder verheilen oder unspezifisch sind.

261. Psychologische Begutachtungen liefern wertvolle Beweise für gerichtsmedizinische Untersuchungen, für Asylanträge aufgrund politischer Verfolgung, für das Feststellen von Bedingungen, unter denen falsche Geständnisse gewonnen worden sein könnten, für das Verständnis von regionalen Folterpraktiken, für die Ermittlung des Therapiebedarfs der Opfer sowie als Zeugenaussage bei Menschenrechtsuntersuchungen. Das übergreifende Ziel einer psychologischen Begutachtung ist es, den Grad an Übereinstimmung zwischen dem Bericht eines Einzelnen über Folter und den psychologischen Befunden, die im Verlauf der Begutachtung beobachtet wurden, einzuschätzen. Zu diesem Zweck sollte die Begutachtung eine detaillierte Beschreibung der Vorgeschichte des Betroffenen enthalten, eine Untersuchung seines psychischen Zustands, eine Einschätzung des sozialen Funktionsniveaus und die Formulierung klinischer Eindrücke (siehe Kapitel III, Abschnitt C. und IV, Abschnitt E.). Falls angebracht, sollte eine psychiatrische Diagnose erstellt werden. Da psychische Symptome unter Folterüberlebenden so verbreitet sind, ist sehr zu empfehlen, dass jede Begutachtung von Folter eine psychologische Begutachtung mit einschließt.

262. Die Begutachtung des psychischen Zustandes und die Formulierung einer klinischen Diagnose sollten immer im Bewusstsein des kulturellen Kontexts geschehen. Ein Bewusstsein für die kulturspezifischen Syndrome und an die Muttersprache gebundene Wendungen für Belastungen, mit denen Symptome mitgeteilt werden, ist für das Führen des Interviews und für das Formulieren des klinischen Eindrucks und der Schlussfolgerung von überragender Bedeutung. Wenn der Interviewer wenig oder gar keine Kenntnisse über die Kultur des Opfers besitzt, ist die Unterstützung durch einen Dolmetscher unentbehrlich. Im Idealfall kennt ein Dolmetscher aus dem Land des Opfers die Sprache, Sitten, religiösen Bräuche und anderen Überzeugungen, die während der Ermittlung zu berücksichtigen sind. Das Gespräch kann auf Seiten des Opfers Furcht und Misstrauen hervorrufen und es möglicherweise an frühere Befragungen erinnern. Um die Auswirkungen einer Retraumatisierung zu verringern, sollte der Untersucher ein Gefühl des Verständnisses für

die Erfahrungen und den kulturellen Hintergrund des Einzelnen vermitteln. Es ist nicht angebracht, auf die strenge »klinische Neutralität« zu achten, die in manchen Formen der Psychotherapie befolgt wird und während der der Untersucher inaktiv ist und wenig spricht. Der Untersucher sollte vermitteln, dass er ein Verbündeter der betroffenen Person ist und einen unterstützenden, nicht-wertenden Ansatz wählen.

2. Verlauf des Interviews

263. Der Untersucher sollte den Verlauf des Interviews in einer Weise vorstellen, die bis ins Einzelne die Schritte erklärt, nach denen vorgegangen wird (es werden Fragen zur psychosozialen Vorgeschichte, einschließlich dem Verlauf der Folter und Fragen zum gegenwärtigen psychologischen Funktionieren gestellt). Dies soll den Einzelnen auf die schwierigen emotionalen Reaktionen vorbereiten, die die Fragen auslösen können. Der betroffenen Person muss Gelegenheit gegeben werden, um Pausen nachzusuchen, das Gespräch jederzeit zu unterbrechen und – mit der Option eines neuen Termins – gehen zu können, wenn die Belastung unerträglich wird. Untersucher müssen in ihrer Art der Befragung sensibel und empathisch sein, während sie in ihrer klinischen Beurteilung sachlich bleiben. Gleichzeitig sollte der Interviewer sich über mögliche persönliche Reaktionen auf den Überlebenden und die Folterbeschreibungen bewusst sein, die Wahrnehmungen und Urteile des Interviewers beeinflussen könnten.

264. Der Verlauf des Interviews kann den Überlebenden an Verhöre unter Folter erinnern. Deshalb können starke negative Gefühle gegenüber dem Untersucher entstehen, wie zum Beispiel Angst, Wut, Abscheu, Hilflosigkeit, Verwirrung, Panik oder Hass. Der Untersucher sollte den Ausdruck und die Erklärung solcher Gefühle zulassen und Verständnis für die schwierige Situation des Einzelnen ausdrücken. Darüber hinaus muss die Möglichkeit bedacht werden, dass die Person noch verfolgt oder unterdrückt werden könnte. Falls notwendig, sollten Fragen über verbotene Aktivitäten vermieden werden. Es ist wichtig, die Gründe für die psychologische Begutachtung zu berücksichtigen, weil sie den Grad an Vertraulichkeit bestimmen werden, an den der Experte gebunden ist. Wenn eine Beurteilung der Glaubwürdigkeit des von einer Person gegebenen Folterberichtes im Rahmen eines gerichtlichen Verfahrens durch eine staatliche Behörde angefordert wird, muss die zu begutachtende Person darüber informiert werden, dass dies die Aufhebung der ärztlichen Schweigepflicht für sämtliche in dem Bericht gegebenen Informationen bedeutet. Kommt das Ersuchen um die psychologische Begutachtung jedoch vonseiten der gefolterten Person, muss der Experte die ärztliche Schweigepflicht wahren.

265. Untersucher, die körperliche oder psychologische Begutachtungen durchführen, sollten sich der möglichen emotionalen Reaktionen bewusst sein, die Untersuchungen von schweren Traumata bei beiden, dem Interviewten und dem Interviewer, auslösen können. Diese emotionalen Reaktionen sind als Übertragung und Gegenübertragung bekannt. Misstrauen, Angst, Scham, Wut und Schuld gehören zu den typischen Reaktionen, die Folterüberlebende erleben, insbesondere, wenn sie gebeten werden, Einzelheiten ihres Traumas nachzuerzählen oder zu erinnern. Übertragung meint die Gefühle, die ein Überlebender gegenüber dem Untersucher hat und die sich auf vergangene Erlebnisse beziehen, aber missverstanden werden, als wären sie auf den Untersucher persönlich gerichtet. Darüber hinaus kann die emotionale Reaktion des Untersuchers auf den Folterüberlebenden, bekannt als Gegenübertragung, die psychologische Beurteilung beeinflussen. Übertragung und Gegenübertragung sind wechselseitig voneinander abhängig und interagierend.

266. Die mögliche Auswirkung von Übertragungsreaktionen auf den Begutachtungsprozess wird offensichtlich, wenn man berücksichtigt, dass ein Interview oder eine Untersuchung, die die Wiederabe und Erinnerung an Einzelheiten vergangener traumatischer Ereignisse mit einschließen, zu einer Konfrontation mit belastenden und unerwünschten Erinnerungen, Gedanken und Gefühlen führen wird. Folglich kann die herbeigeführte Konfrontation das traumatische Erlebnis selbst wiederholen, auch wenn ein Folteropfer möglicherweise einer Begutachtung zustimmt, in der Hoffnung, daraus einen Nutzen zu ziehen. Dies kann die folgenden Phänomene mit einschließen.

267. Die Fragen des Untersuchers können als erzwungene Konfrontation, ähnlich wie ein Verhör, erlebt werden. Der Gutachter wird möglicherweise verdächtigt, voyeuristische oder sadistische Motive zu haben, und der Interviewte kann sich beispielsweise fragen: »Warum bringt er mich dazu, bis ins Letzte jede entsetzliche Einzelheit, die mir passiert ist, offenzulegen? Weshalb würde sich ein normaler Mensch dafür entscheiden, Geschichten wie meine anzuhören, um damit seinen Lebensunterhalt zu verdienen? Der Gutachter muss einen ziemlich sonderbaren Beweggrund haben.« Möglicherweise bestehen Vorurteile gegenüber dem Gutachter, weil er nicht gefangengenommen und gefoltert wurde. Das kann dazu führen, dass die betroffene Person den Gutachter wahrnimmt, als ob er auf der Seite des Feindes stünde.

268. Der Gutachter wird als Person in einer Autoritätsstellung wahrgenommen, was tatsächlich oft der Fall ist, und aus diesem Grund werden ihm gewisse Aspekte der Traumageschichte möglicherweise nicht anvertraut. Andererseits, wie es oft bei noch in Haft befindlichen Personen der Fall ist,

kann die betreffende Person in Situationen zu vertrauensvoll sein, in denen der Interviewer nicht garantieren kann, dass es keine Repressalien geben wird. Jede Vorsichtsmaßnahme sollte ergriffen werden, um sicherzustellen, dass Gefangene sich nicht unnötig selbst einer Gefahr aussetzen, weil sie naiv darauf vertrauen, der Außenstehende werde sie beschützen. Folteropfer könnten befürchten, dass Informationen, die im Kontext einer Begutachtung preisgegeben werden, nicht sicher vor verfolgenden Regierungen geschützt werden können. Furcht und Misstrauen können besonders stark in Fällen sein, bei denen Ärzte oder andere Angehörige des Gesundheitswesens an der Folter beteiligt waren.

269. In vielen Fällen wird der Gutachter ein Mitglied der Mehrheitskultur und -ethnie sein, während die betroffene Person – in der Situation des Interviews – einer Minderheitengruppe oder -kultur angehört. Diese Dynamik der Ungleichheit kann das wahrgenommene und tatsächliche Machtgefälle verstärken und das mögliche Gefühl von Furcht, Misstrauen und erzwungener Unterwerfung in der untersuchten Person vergrößern. In manchen Fällen, insbesondere wenn es sich um Personen handelt, die noch in Haft sind, kann sich diese Dynamik mehr auf den Dolmetscher als auf den Gutachter beziehen. Idealerweise sollte der Dolmetscher deshalb ebenfalls ein Außenstehender sein und nicht vor Ort rekrutiert werden, so dass er von allen als ebenso unabhängig wie der Gutachter angesehen werden kann. Natürlich sollte kein Familienmitglied, auf das die Behörden später Druck ausüben können, um herauszufinden, was in der Beurteilung besprochen wurde, als Dolmetscher eingesetzt werden.

270. Wenn der Gutachter und das Opfer das gleiche Geschlecht haben, kann das Interview eher als der Foltersituation direkt ähnlich wahrgenommen werden, als wenn die Geschlechter verschieden wären. Eine Frau zum Beispiel, die im Gefängnis von einem männlichen Bewacher vergewaltigt oder gefoltert worden ist, erlebt wahrscheinlich eine größere Belastung, mehr Misstrauen und Furcht, wenn sie einem männlichen Gutachter gegenübersteht, als bei einer Gutachterin. Das Umgekehrte gilt für Männer, auf die ein sexueller Übergriff stattfand. Es kann sein, dass sie sich schämen, einer Gutachterin die Einzelheiten ihrer Folter zu erzählen. Die Erfahrung lehrt, insbesondere bei Opfern, die sich noch in Haft befinden, dass praktisch in allen, außer den traditionsgemäß äußerst strenggläubigen Gesellschaften (wo es für einen Mann indiskutabel ist, eine Frau auch nur zu interviewen, ganz davon zu schweigen, sie zu untersuchen) es viel wichtiger sein kann, dass der Gutachter ein Arzt ist, dem das Opfer genaue Fragen stellen kann, als dass er – beispielsweise im Fall einer Vergewaltigung – kein Mann ist. Von Vergewaltigungsopfern ist bekannt, dass sie gegenüber nicht-ärztlichen weiblichen Ermittlern schwiegen, aber verlangten, mit einem Arzt zu sprechen, auch

wenn es sich um einen Mann handelte, um spezifische medizinische Fragen stellen zu können. Typische Fragen betreffen mögliche Spätfolgen, beispielsweise ob eine Schwangerschaft vorliegt, die spätere Empfängnisfähigkeit oder die künftige sexuelle Beziehung zwischen Eheleuten. Im Kontext von Beurteilungen, die für rechtliche Zwecke durchgeführt werden, werden die erforderliche Aufmerksamkeit für Details und das präzise Befragen über die Vergangenheit leicht als Zeichen von Misstrauen oder Zweifel seitens des Gutachters aufgefasst.

271. Aufgrund des oben erwähnten psychischen Drucks können Überlebende retraumatisiert und von Erinnerungen überwältigt werden und in der Folge davon starke Abwehr zeigen oder mobilisieren, die zu einem umfassenden Rückzug und einer Abflachung des Affekts während der Untersuchung oder des Interviews führt. Für die Zwecke der Dokumentation stellen Rückzug und Abflachung des Affekts besondere Schwierigkeiten dar, weil Folteropfer möglicherweise nicht in der Lage sind, ihre Vorgeschichte und ihr gegenwärtiges Leiden auf wirksame Weise mitzuteilen, obwohl es für sie am dienlichsten wäre, genau dies zu tun.

272. Gegenübertragungsreaktionen sind oft unbewusst, und wenn jemand eine Gegenübertragung nicht bemerkt, wird diese zu einem Problem. Es ist zu erwarten, dass Gefühle entstehen, wenn man jemandem zuhört, wie er über seine Folter spricht, obwohl diese Gefühle die Effektivität des Untersuchers stören können. Wenn sie aber richtig interpretiert werden, kann sich der Untersucher von ihnen leiten lassen. Ärzte und Psychologen, die mit der Beurteilung und Behandlung von Folteropfern befasst sind, stimmen darin überein, dass das Bewusstsein für und das Verständnis von typischen Gegenübertragungsreaktionen wesentlich sind, weil die Gegenübertragung eine erhebliche einschränkende Wirkung auf die Fähigkeit haben kann, die körperlichen und psychischen Folgen der Folter zu beurteilen und zu dokumentieren. Die wirksame Dokumentation von Folter und anderen Formen von Misshandlung erfordert ein Verständnis für die persönliche Motivation, auf diesem Gebiet zu arbeiten. Es besteht Übereinstimmung darüber, dass Menschen, die beruflich ständig diese Art von Untersuchungen durchführen, Supervision und professionelle Unterstützung von Berufskollegen erhalten sollten, die Erfahrung auf diesem Gebiet haben. Häufig gehört zu Gegenübertragungsreaktionen:

(a) Vermeidung, Rückzug und abwehrende Indifferenz als Reaktion darauf, mit verstörendem Material konfrontiert zu werden. Das kann dazu führen, einige Details zu vergessen und die Schwere der körperlichen oder psychischen Folgen zu unterschätzen;

(b) Desillusionierung, Hilflosigkeit, Hoffnungslosigkeit und eine Überidentifizierung, die zu Symptomen von Depression oder stellvertretender Traumatisierung wie z. B. Albträumen, Angst und Furcht führt;

(c) Allmachtsgefühle und Größenideen, wobei man sich als Retter, der große Experte für Traumata oder die letzte Hoffnung für die Genesung und das Wohlergehen des Überlebenden fühlt;

(d) ein Gefühl von Unsicherheit, was die eigenen professionellen Fähigkeiten betrifft, wenn man mit dem Ernst der berichteten Vorgeschichte oder des Leidens konfrontiert wird. Dies kann sich als Mangel an Vertrauen in die Fähigkeit, dem Überlebenden gerecht zu werden und als realitätsferne Beschäftigung mit idealisierten medizinischen Normen manifestieren;

(e) Schuldgefühle, weil man die Erlebnisse und den Schmerz des Folterüberlebenden nicht teilt oder wegen des Bewusstseins darüber, was auf einer politischen Ebene nicht getan wurde, können zu allzu gefühlsbetonten oder idealisierenden Haltungen gegenüber dem Überlebenden führen;

(f) Zorn und Wut gegen Folterer und Verfolger sind zu erwarten, können aber die Fähigkeit unterminieren, Objektivität zu wahren, wenn sie durch zuvor nicht erkannte persönliche Erfahrungen angetrieben und daher chronisch oder exzessiv werden;

(g) Zorn oder Abneigung gegen das Opfer können aufkommen als Folge davon, dass man sich ungewohnt tiefen Angstgefühlen ausgesetzt findet. Sie können auch als Folge des Gefühls entstehen, durch das Opfer benutzt zu werden, wenn der Untersucher Zweifel an der Wahrheit der behaupteten Foltergeschichte entwickelt und das Opfer von einer Begutachtung profitieren kann, die die Folgen des behaupteten Vorfalls dokumentiert;

(h) erhebliche Unterschiede zwischen den kulturellen Wertesystemen des Untersuchers und desjenigen, der Folter behauptet, können einen Glauben in die Mythen über ethnische Gruppen, eine herablassende Haltung und eine Unterschätzung der Kultiviertheit oder Einsichtsfähigkeit des Einzelnen mit einschließen. Umgekehrt könnten Untersucher, die Mitglieder der gleichen ethnischen Gruppe wie ein Opfer sind, eine unausgesprochene Allianz bilden, die ebenfalls die Objektivität der Beurteilung beeinflussen kann.

273. Die meisten Untersucher stimmen darin überein, dass viele Gegenübertragungsreaktionen nicht bloß Beispiele einer Verzerrung, sondern wichtige Informationsquellen über den psychischen Zustand des Folteropfers sind. Die Effektivität des Untersuchers kann beeinträchtigt werden, wenn er sich durch die Gegenübertragung kontrollieren läßt, anstatt sie zu reflektieren. Untersuchern, die mit der Begutachtung und Behandlung von Folteropfern befasst sind, wird geraten, Gegenübertragungen zu prüfen und, wenn möglich, Supervision und Beratung von einem Kollegen einzuholen.

274. Die Umstände können erfordern, dass Interviews von einem Untersucher aus einer kulturellen oder sprachlichen Gruppe durchgeführt werden, die von derjenigen des Überlebenden verschieden ist. In solchen Fällen gibt es zwei mögliche Vorgehensweisen, jede mit ihren Vor- und Nachteilen. Der Interviewer kann eine wortgetreue, Eins-zu-Eins Übersetzung durch einen Dolmetscher verwenden (siehe Kapitel IV, Abschnitt I.). Alternativ kann der Interviewer einen bi-kulturellen Ansatz für das Interview wählen. Dieser Ansatz besteht darin, ein Interview-Team einzusetzen, das sich aus dem Untersucher und einem Dolmetscher zusammensetzt, der für das sprachliche Dolmetschen sorgt und ein Verständnis kultureller Bedeutungen ermöglicht, die mit Ereignissen, Erlebnissen, Symptomen und Spracheigentümlichkeiten verknüpft sind. Weil der Untersucher relevante kulturelle, religiöse und soziale Faktoren oft nicht erkennt, wird ein fähiger Dolmetscher in der Lage sein, auf diese Themen hinzuweisen und sie dem Untersucher zu erklären. Wenn der Interviewer sich strikt auf eine wortgetreue Eins-zu-Eins-Übersetzung verlässt, wird ihm diese Art der tiefgehenden Interpretation von Informationen nicht zur Verfügung stehen. Wenn von Dolmetschern erwartet wird, den Untersucher auf relevante kulturelle, religiöse und soziale Faktoren hinzuweisen, ist es auf der anderen Seite entscheidend, dass sie nicht versuchen, in irgendeiner Weise die Antworten der gefolterten Person auf die Fragen des Untersuchers zu beeinflussen. Falls keine wortgetreue Übersetzung verwendet wird, muss der Untersucher sichergehen können, dass die Antworten des Interviewten, so wie sie durch den Dolmetscher mitgeteilt werden, ausschließlich das wiedergeben, was die betroffene Person sagte – ohne Hinzufügungen oder Auslassungen durch den Dolmetscher. Unabhängig von dem Ansatz sind die Identität sowie die ethnische, kulturelle und politische Zugehörigkeit wichtige Überlegungen bei der Wahl eines Dolmetschers. Das Folteropfer muss darauf vertrauen, dass der Dolmetscher versteht, was es sagt und dies dem Untersucher genau mitteilt. Unter keinen Umständen sollte der Dolmetscher ein Beamter mit Polizeibefugnissen oder ein Angestellter der Regierung sein. Um die Privatsphäre zu achten, sollte niemals ein Familienmitglied als Dolmetscher eingesetzt werden. Das Untersuchungsteam muss einen unabhängigen Dolmetscher wählen.

3.   Komponenten der psychologischen bzw. psychiatrischen Begutachtung

275. Die Einleitung sollte den Zuweisenden angeben, eine Zusammenfassung der begleitenden Dokumente (wie z. B. medizinische, rechtliche und
psychiatrische Protokolle) und eine Beschreibung der benutzten Begutachtungsmethoden (Interviews, Fragebogen, Checklisten und neuropsychologische Tests) enthalten.

(a)   Hergang der Folter und Misshandlung

276. Es sollte jede Anstrengung unternommen werden, den vollständigen Hergang der Folter, Verfolgung und anderer relevanter traumatischer
Erlebnisse zu dokumentieren (siehe Kapitel IV, Abschnitt E.). Dieser Teil der
Beurteilung ist für die Person, die begutachtet wird, oft anstrengend. Es kann
deshalb nötig sein, in mehreren Sitzungen vorzugehen. Das Interview sollte
mit einer allgemeinen Kurzdarstellung der Ereignisse beginnen, bevor die
Einzelheiten der Foltererlebnisse eruiert werden. Der Interviewer muss die
vorliegenden rechtlichen Aspekte kennen, weil dies die Art und das Ausmaß
der Informationen bestimmen wird, die nötig sind, um eine Dokumentation
der Fakten zu erzielen.

(b)   Aktuelle psychische Beschwerden

277. Eine Begutachtung des aktuellen psychischen Funktionsniveaus
stellt den Kern der Untersuchung dar. Da schwer misshandelte Kriegsgefangene und Opfer von Vergewaltigungen eine lebenslange Prävalenz für PTBS
von 80 bis 90 Prozent aufweisen, müssen spezifische Fragen zu den drei
DSM-IV-Kategorien der Posttraumatischen Belastungsstörung gestellt werden (Wiedererleben des traumatischen Ereignisses, Vermeidung oder Abflachung der Reagibilität einschließlich Erinnerungsverlust sowie erhöhtes
Arousal).[113, 114] Affektive, kognitive und Verhaltenssymptome sollten im Detail
beschrieben und die Häufigkeit sowie Beispiele von Albträumen, Halluzinationen und Schreckreaktionen sollten festgestellt werden. Ein Nichtvorhandensein von Symptomen kann Folge der episodischen oder oft verzögerten
Natur der PTBS sein oder an einer Leugnung von Symptomen aus Scham
liegen.

---

113   B. O. Rothbaum u. a., »A prospective examination of posttraumatic stress disor-
      der in rape victims«, *Journal of Traumatic Stress*, Bd. 5 (1992), S. 455-475.
114   P. B. Sutker u. a., »Cognitive deficits and psychopathology among former pris-
      oners of war and combat veterans of the Korean conflict«, *American Journal of
      Psychiatry*, Bd. 148 (1991), S. 62-72.

(c) Entwicklung nach der Folter

278. Dieser Bestandteil der psychologischen Begutachtung erhebt Informationen über die gegenwärtigen Lebensumstände. Es ist wichtig, sich nach aktuellen Quellen einer Belastung zu erkundigen, wie z. B. einer Scheidung oder dem Tod von nahestehenden Menschen, Flucht aus dem Heimatland und Leben im Exil. Der Interviewer sollte sich auch nach dem Vermögen des Einzelnen erkundigen, leistungsfähig zu sein, seinen Lebensunterhalt zu verdienen, für seine Familie zu sorgen und fragen, ob soziale Unterstützung zur Verfügung steht.

(d) Entwicklung vor der Folter

279. Falls relevant, beschreiben Sie die Kindheit des Opfers, seine Jugend, das frühe Erwachsenenalter, seinen Familienhintergrund, Familienkrankheiten und die Zusammensetzung der Familie. Auch die Schulbildung und frühere Berufstätigkeit des Opfers sollten beschrieben werden. Beschreiben Sie jede Vorgeschichte eines vergangenen Traumas, wie z. B. Missbrauch in der Kindheit, Kriegstraumata oder häusliche Gewalt sowie den kulturellen und religiösen Hintergrund des Opfers.

280. Die Beschreibung der Entwicklung vor dem Trauma ist wichtig, um den psychischen Gesundheitszustand und das psychosoziale Funktionsniveau des Folteropfers vor den traumatischen Ereignissen zu beurteilen. Auf diese Weise kann der Interviewer den gegenwärtigen psychischen Gesundheitszustand mit dem Zustand des Einzelnen vor der Folter vergleichen. Bei der Beurteilung der Hintergrundinformationen sollte der Interviewer beachten, dass die Dauer und Schwere von Reaktionen auf Traumata durch vielfache Faktoren beeinflusst werden. Diese Faktoren beinhalten, ohne hierauf beschränkt zu sein: die Umstände der Folter; die Wahrnehmung und die Deutung der Folter durch das Opfer; den sozialen Kontext vor, während und nach der Folter; soziale Ressourcen (Community und Peers) sowie Werte und Einstellungen gegenüber traumatischen Erlebnissen; politische und kulturelle Faktoren; Schwere und Dauer der traumatischen Ereignisse; genetische und biologische Anfälligkeiten; Entwicklungsstadium und Alter des Opfers; frühere Traumata sowie die vorbestehende Persönlichkeit. In vielen Interviewsituationen kann es aufgrund von Zeitbeschränkungen und anderer Probleme schwierig sein, diese Informationen zu erhalten. Nichtsdestoweniger ist es wichtig, ausreichende Angaben über den früheren psychischen Gesundheitszustand des Einzelnen und seine früheren psychosozialen Funktionen zu erhalten, um einen Eindruck des Ausmaßes zu gewinnen, in dem Folter zu den psychischen Problemen beigetragen hat.

(e)   Anamnese

281. Die Anamnese fasst den Gesundheitszustand vor dem Trauma, die gegenwärtige gesundheitliche Verfassung, somatische Schmerzen, psychosomatische Beschwerden, Medikamentengebrauch und dessen Nebenwirkungen, die relevante sexuelle Entwicklung, vergangene chirurgische Eingriffe und weitere medizinische Angaben zusammen (siehe Kap. V, Abschnitt B.).

(f)   Psychiatrische Anamnese

282. Es sollte eine Anamnese in Bezug auf geistige oder psychische Vorerkrankungen erhoben werden, die Art der mit ihnen verbundenen Probleme und ob sie behandelt wurden oder eine stationäre psychiatrische Behandlung erforderlich war. Die Befragung sollte auch den früheren therapeutischen Gebrauch von Psychopharmaka abdecken.

(g)   Entwicklung des Substanzgebrauchs- und missbrauchs

283. Der Untersucher sollte sich nach dem Substanzgebrauch vor und nach der Folter erkundigen, nach Änderungen im Muster des Gebrauchs und ob Substanzen benutzt werden, um mit Schlaflosigkeit oder psychischen und psychiatrischen Problemen zurechtzukommen. Diese Substanzen können nicht nur Alkohol, Cannabis und Opium sein, sondern auch regionale Missbrauchssubstanzen wie Betelnuss und viele andere.

(h)   Erhebung des psychopathologischen Status

284. Die Erhebung des psychopathologischen Status beginnt in dem Augenblick, in dem der Untersucher der betreffenden Person begegnet. Der Interviewer sollte das Erscheinungsbild der Person festhalten, beispielsweise Anzeichen von Mangelernährung, Ungepflegtheit, Veränderungen der motorischen Aktivität während des Interviews, Sprachgebrauch, Vorhandensein von Blickkontakt, die Fähigkeit, eine Beziehung zu dem Interviewer herzustellen und die Mittel, die die Person benutzt, um eine Kommunikation aufzubauen. Die folgenden Bestandteile sollten erfasst werden und alle Aspekte der Erhebung des psychopathologischen Status sollten in dem Bericht der psychologischen Begutachtung enthalten sein. Dies betrifft Aspekte wie beispielsweise das allgemeine Erscheinungsbild, motorische Aktivität, Sprache, Stimmung und Affekte, Gedankeninhalt, Denkprozess, Suizid- und Mordgedanken sowie eine Begutachtung von Gedächtnis und Orientierung (Orientierung, Langzeitgedächtnis, Arbeitsgedächtnis, Kurzzeitgedächtnis).

(i)   Begutachtung des sozialen Funktionsniveaus

285. Trauma und Folter können direkt und indirekt das Funktionsniveau einer Person beeinflussen. Folter kann auch indirekt einen Funktionsverlust und Invalidität verursachen, wenn die psychischen Folgen des Erlebnisses die Fähigkeit des Einzelnen beeinträchtigen, für sich selbst zu sorgen, den Lebensunterhalt zu verdienen, eine Familie zu unterhalten und eine Ausbildung fortzusetzen. Der Untersucher sollte das gegenwärtige Funktionsniveau der betroffenen Person einschätzen, indem er sich nach täglichen Aktivitäten, der sozialen Rolle (als Hausfrau, Student, Arbeiter), sozialen und Erholungsaktivitäten und der Wahrnehmung des Gesundheitszustands erkundigt. Der Interviewer sollte den Einzelnen bitten, den eigenen Gesundheitszustand einzuschätzen, das Vorhandensein oder Fehlen von Gefühlen chronischer Müdigkeit anzugeben und mögliche Veränderungen des Funktionniveaus insgesamt zu berichten.

(j)   Psychologische Tests und die Verwendung von Checklisten und Fragebögen

286. Über die Verwendung psychologischer Tests (projektiver und objektiver Persönlichkeitstests) bei der Begutachtung von Folterüberlebenden existieren wenig publizierte Daten. Auch fehlt psychologischen Persönlichkeitstests interkulturelle Validität. Diese Faktoren wirken zusammen und schränken die Nützlichkeit psychologischer Tests bei der Beurteilung von Folteropfern ernsthaft ein. Neuropsychologische Tests können jedoch bei der Einschätzung von Fällen einer aus Folter resultierenden Hirnverletzung eine Hilfe sein (siehe Abschnitt C.4. unten). Eine Person, die Folter überlebt hat, kann Schwierigkeiten dabei haben, ihre Erlebnisse und Symptome in Worten auszudrücken. In manchen Fällen kann es eine Hilfe sein, Trauma-Ereignis- und Trauma-Symptomlisten oder Fragebögen zu verwenden. Wenn der Interviewer meint, diese zu verwenden wäre hilfreich, stehen zahlreiche Fragebögen zur Verfügung, allerdings keine speziell für Folteropfer.

(k)   Klinischer Gesamteindruck

287. Bei der Formulierung eines klinischen Gesamteindrucks mit dem Ziel, einen Befund über den psychischen Nachweis der Folgen von Folter zu verfassen, sollten folgende wichtige Fragen gestellt werden:

    (i)   Stimmen die psychologischen Befunde mit den Angaben zur Folter überein?

(ii) Sind die Ergebnisse des psychologischen Befunds im kulturellen und sozialen Kontext des Einzelnen zu erwartetende oder typische Reaktionen auf Extrembelastungen?

(iii) Welches ist, angesichts des mit der Zeit schwankenden Verlaufs traumabedingter psychischer Störungen, der zeitliche Rahmen in Bezug auf die Folterereignisse? An welcher Stelle des Genesungsprozesses befindet sich der Einzelne?

(iv) Welche zusätzlichen Stressoren wirken auf den Betroffenen ein (z. B. noch andauernde Verfolgung, erzwungene Migration, Exil, Verlust von Familie und sozialer Rolle)? Welche Auswirkung haben diese Probleme auf den Einzelnen?

(v) Welche körperlichen Faktoren tragen zu dem klinischen Bild bei? Achten Sie insbesondere auf Kopfverletzungen, die während der Folter oder der Haft erlitten wurden.

(vi) Legt das klinische Bild nahe, dass es sich um eine falsche Behauptung von Folter handelt?

288. Die Untersucher sollten zu der Köhärenz der psychologischen Befunde und dem Ausmaß, in dem diese Befunde mit der behaupteten Folter korrelieren, Stellung nehmen. Der emotionale Zustand und das Ausdrucksverhalten der betroffenen Person während des Interviews, ihre Symptome, der Verlauf der Haft und Folter und die persönliche Entwicklung vor der Folter sollten beschrieben werden. Faktoren wie das Einsetzen spezifischer Symptome, die mit dem Trauma in Zusammenhang stehen, die Spezifität jedes bestimmten psychologischen Befundes und das Muster psychischen Funktionierens sollten festgehalten werden. Zusätzliche Faktoren, wie z. B. erzwungene Migration, Umsiedlung, Schwierigkeiten bei der kulturellen Anpassung, Sprachprobleme, Arbeitslosigkeit, Verlust von Zuhause, Familie und sozialem Status sollten berücksichtigt werden. Die Beziehung zwischen und die Übereinstimmung von Ereignissen und Symptomen sollten beurteilt und beschrieben werden. Krankheitszustände wie z. B. ein Kopftrauma oder eine Hirnverletzung können eine weitere Begutachtung erfordern. Eine neurologische oder neuropsychologische Begutachtung kann zu empfehlen sein.

289. Wenn der Überlebende Kriterien einer psychiatrischen Diagnose nach DSM-IV oder ICD-10 erfüllt, sollte diese Diagnose gestellt werden. Es kann sein, dass mehr als eine Diagnose zutrifft. Wiederum muss betont werden: Obwohl die Diagnose einer mit einem Trauma verbundenen psychischen Störung die Folterbehauptung unterstützt, bedeutet das nicht, dass in dem Fall, dass die Kriterien für eine psychiatrische Diagnose nicht erfüllt sind, die

betreffende Person nicht gefoltert wurde. Es ist möglich, dass ein Folterüberlebender nicht das erforderliche Symptomniveau aufweist, um die diagnostischen Kriterien für eine Diagnose nach DSM-IV oder ICD-10 vollständig zu erfüllen. In diesen wie auch in allen anderen Fällen sollten die Symptome, die der Überlebende hat, und die berichteten Folterereignisse, die er erlebt zu haben behauptet, als ein Ganzes betrachtet werden. Das Maß an Übereinstimmung zwischen den berichteten Foltererlebnissen und den Symptomen, die der Einzelne angibt, sollten in dem Bericht beurteilt und beschrieben werden.

290. Es ist wichtig, anzuerkennen, dass einige Menschen aus einer Reihe von Gründen fälschlicherweise Folter behaupten und dass andere ein relativ kleines Erlebnis aus persönlichen oder politischen Gründen möglicherweise übertreiben. Der Untersuchende muss sich immer über diese Möglichkeiten im Klaren sein und mögliche Gründe für Übertreibungen oder Simulation zu erkennen versuchen. Jedoch sollte der Untersucher beachten, dass eine solche Simulation Detailkenntnisse über die mit einem Trauma verbundenen Symptome erfordert, über die der Einzelne selten verfügt. Unstimmigkeiten in der Aussage können aus einer Reihe von stichhaltigen Gründen zustande kommen, wie z. B. durch eine Beeinträchtigung des Gedächtnisses infolge einer Hirnverletzung, durch Verwirrtheit, Dissoziation, kulturelle Unterschiede bei der Zeitwahrnehmung oder Fragmentierung und Verdrängung traumatischer Erinnerungen. Eine rechtskräftige Dokumentation der psychologischen Nachweise von Folter erfordert Untersucher mit der Fähigkeit, Übereinstimmungen und Unstimmigkeiten in dem Bericht zu beurteilen. Wenn der Interviewer eine Simulation vermutet, sollten zusätzliche Interviews geplant werden, um Unstimmigkeiten in dem Bericht zu klären. Möglicherweise sind die Familie oder Freunde in der Lage, Einzelheiten der berichteten Ereignisse zu bestätigen. Falls der Untersucher zusätzliche Untersuchungen durchführt und weiterhin Simulation vermutet, sollte er den Betreffenden an einen anderen Untersucher überweisen und um die Meinung des Kollegen bitten. Der Verdacht der Simulation sollte durch die Ansicht von zwei Untersuchern bestätigt werden.

(l) Empfehlungen

291. Die Empfehlungen, die sich aus der psychologischen Beurteilung ergeben, hängen von der Frage ab, die zu dem Zeitpunkt gestellt wurde, als die Begutachtung angefordert wurde. Die zur Diskussion stehenden Themen können rechtliche und gerichtliche Angelegenheiten betreffen, Asyl, eine Umsiedlung oder Behandlungsbedarf. Es können Empfehlungen für eine weitere Begutachtung, wie z. B. neuropsychologische Tests, für eine medizi-

nische oder psychiatrische Behandlung oder einen Bedarf an Sicherheit und Asyl gegeben werden.

4. *Neuropsychologische Begutachtung*

292. Die klinische Neuropsychologie ist eine angewandte Wissenschaft, die sich mit dem Verhaltensausdruck von Hirnfunktionsstörungen befasst. Insbesondere befasst sich die neuropsychologische Begutachtung mit dem Messen und der Klassifizierung von Verhaltensstörungen, die mit einer hirnorganischen Beeinträchtigung in Verbindung gebracht werden können. Der Nutzen dieses Fachgebiets bei der Unterscheidung zwischen neurologisch-körperlichen und psychischen Zustandsbildern und zur Behandlungsplanung und Rehabilitation von Patienten, die an den Folgen verschiedener Grade von Hirnschädigungen leiden, wird seit langem anerkannt. Neuropsychologische Begutachtungen von Folterüberlebenden werden selten durchgeführt, und bis heute liegen in der Literatur keine neuropsychologischen Studien über Folterüberlebende vor. Die folgenden Hinweise beschränken sich daher auf eine Erörterung allgemeiner Grundsätze. Sie sollen Gesundheitsversorger dabei anleiten, den Nutzen von und die Indikationen für eine neuropsychologische Begutachtung von Personen, die vermutlich gefoltert wurden, zu verstehen. Bevor die Aspekte des Nutzens und der Indikationen diskutiert werden, ist es entscheidend, die Grenzen anzuerkennen, die bei der neuropsychologischen Begutachtung dieser Gruppe von Betroffenen bestehen.

(a) *Grenzen der neuropsychologischen Begutachtung*

293. Es gibt eine Anzahl häufig vorkommender Faktoren, die die Beurteilung von Folterüberlebenden generell erschweren, und die an anderen Stellen dieses Handbuchs behandelt werden. Diese Faktoren betreffen die neuropsychologische Begutachtung in der gleichen Weise wie die medizinische oder psychologische Untersuchung. Neuropsychologische Begutachtungen können durch eine Anzahl zusätzlicher Faktoren eingeschränkt sein, einschließlich des Fehlens einer Forschung über Folterüberlebende, der Abhängigkeit von populationsbezogenen Normen, der kulturellen und sprachlichen Unterschiede und der Retraumatisierung derjenigen, die Folter erlebt haben.

294. Wie oben erwähnt, gibt es in der Literatur sehr wenige Publikationen, die die neuropsychologische Begutachtung von Folteropfern behandeln. Die einschlägige Literatur betrifft verschiedene Arten von Schädel-Hirn-Traumata und die neuropsychologische Begutachtung der Posttraumatischen Belastungsstörung im Allgemeinen. Deshalb beruhen die folgende Diskussi-

on und die anschließenden Interpretationen der neuropsychologischen Begutachtungen notwendigerweise auf der Anwendung allgemeiner Grundsätze, die bei anderen Versuchsgruppen verwendet werden.

295. Die neuropsychologische Begutachtung, so wie sie in den westlichen Ländern entwickelt und praktiziert wurde, beruht auf einem stark mathematisch-statistischen Ansatz. Dieser Ansatz umfasst typischerweise einen Vergleich der Ergebnisse einer Reihe standardisierter Tests mit populationsbezogenen Normen. Obwohl normbezogene Interpretationen neuropsychologischer Begutachtungen durch einen Lurianischen Ansatz qualitativer Analyse ergänzt werden können, insbesondere wenn die klinische Situation es erfordert, überwiegt ein Vertrauen auf den mathematisch-statistischen Ansatz.[115, 116] Außerdem ist die Verlässlichkeit von Testwertergebnissen am größten, wenn die hirnorganische Beeinträchtigung eher leicht bis mäßig anstatt schwer ist oder wenn angenommen wird, dass neuropsychologische Defizite Folge einer psychiatrischen Störung sind.

296. Kulturelle und sprachliche Unterschiede können den Nutzen und die Anwendbarkeit neuropsychologischer Begutachtungen bei mutmaßlichen Folteropfern erheblich einschränken. Die Aussagekraft neuropsychologischer Begutachtungen ist fraglich, wenn keine Standardübersetzungen von Tests zur Verfügung stehen und der klinische Untersuchende die Sprache der Testperson nicht fließend beherrscht. Nur wenn standardisierte Übersetzungen der Tests zur Verfügung stehen und Untersucher die Sprache der Testperson fließend sprechen, können sprachliche Aufgaben überhaupt gestellt und auf sinnvolle Weise interpretiert werden. Das bedeutet, dass nur nonverbale Tests verwendet werden können, was einen Vergleich zwischen verbalen und nonverbalen Fähigkeiten ausschließt. Darüber hinaus ist eine Analyse der Lateralisation (oder Lokalisation) von Defiziten schwieriger. Diese Analyse ist jedoch wegen der asymmetrischen Organisation des Gehirns (die linke Hemisphäre ist typischerweise dominant beim Sprechen) oft von Nutzen. Wenn populationsbezogene Normen für die kulturelle und sprachliche Gruppe der Testperson nicht zur Verfügung stehen, ist auch die Aussagekraft neuropsychologischer Begutachtungen fraglich. Eine Schätzung des Intelligenzquotienten ist einer der zentralen Benchmarks, die es Prüfenden erlaubt, neuropsychologische Testergebnisse in die richtige Perspektive zu setzen. Innerhalb der Bevölkerung der Vereinigten Staaten z. B. werden diese Schät-

---

115 A. R. Luria, L. V. Majovski, »Basic approaches used in American and Soviet clinical neuropsychology«, *American Psychologist*, Bd. 32 (11) (1977), S. 959-968.

116 R. J. Ivnik, »Overstatement of differences«, *American Psychologist*, Bd. 33 (8) (1978), S. 766-767.

zungen oft aus den verbalen Testteilen abgeleitet, indem man die Wechsler-Skalen, insbesondere den Untertest für Allgemeinwissen, benutzt, weil bei einer vorliegenden hirnorganischen Beeinträchtigung das erworbene Faktenwissen weniger wahrscheinlich eine Verschlechterung erleiden wird als andere Aufgaben und es eher repräsentativ für die vergangene Lernfähigkeit ist als andere Maße. Messungen können auch auf der Schulbildung und früheren Beschäftigung sowie auf demographischen Daten basieren. Es ist offensichtlich, dass keine dieser beiden Überlegungen auf Personen zutrifft, für die keine populationsbezogenen Normen aufgestellt worden sind. Deshalb können nur sehr grobe Schätzungen hinsichtlich des intellektuellen Funktionsniveaus vor dem Trauma gemacht werden. Im Ergebnis kann jede neuropsychologische Beeinträchtigung, die nicht mindestens schwer oder mäßig einzuschätzen ist, schwierig zu erklären sein.

297. Neuropsychologische Begutachtungen können Menschen, die Folter erlebt haben, retraumatisieren. Es muss große Sorgfalt darauf verwendet werden, um jede mögliche Retraumatisierung der betroffenen Person während irgendeines Diagnoseverfahrens zu minimieren (siehe Kapitel IV, Abschnitt H.). Um nur ein offensichtliches Beispiel anzuführen, das für neuropsychologische Tests spezifisch ist: Es wäre möglicherweise sehr schädigend, mit einer Standard-Anwendung der Halstead-Reitan-Batterie vorzugehen, insbesondere dem taktilen Leistungstest (Tactual Performance Test, TPT), und der betroffenen Person routinemäßig die Augen zu verbinden. Für die meisten Folteropfer, die ein Verbinden der Augen während der Haft und Folter erlebten, und sogar für die, denen die Augen nicht verbunden wurden, wäre es sehr traumatisch, die Erfahrung von Hilflosigkeit einzubeziehen, die ein inhärenter Bestandteil dieser Methode ist. Tatsächlich kann jede Art neuropsychologischen Tests für sich selbst problematisch sein, unabhängig von dem benutzten Instrument. Beobachtet, mit einer Stoppuhr kontrolliert und aufgefordert zu werden, für eine ungewohnte Aufgabe die größte Mühe aufzubringen, zusätzlich dazu, dass man gebeten wird, etwas zu leisten, anstatt ein Gespräch zu führen, dies alles kann sich als zu belastend oder an das Foltererlebnis erinnernd erweisen.

(b)   Indikationen für eine neuropsychologische Begutachtung

298. Bei der Beurteilung von Verhaltensdefiziten mutmaßlicher Folteropfer gibt es zwei vorrangige Indikationen für eine neuropsychologische Begutachtung: Hirnverletzungen und PTBS sowie verwandte Diagnosen. Während sich beide Krankheitsbilder in manchen Aspekten überschneiden und oft zusammenfallen, ist es nur das erstere, das einen typischen und her-

kömmlichen Anwendungsfall der klinischen Neuropsychologie darstellt, während das letztere relativ neu, wenig erforscht und eher problematisch ist.

299. Eine Hirnverletzung und eine daraus resultierende Hirnschädigung können von verschiedenen Arten von Schädel-Hirn-Traumata und Stoffwechselstörungen herrühren, die während Verfolgungs-, Haft- und Folterzeiten zugefügt wurden. Hierzu können Schusswunden, die Wirkungen einer Vergiftung, Unterernährung oder die erzwungene Einnahme schädlicher Substanzen, die Auswirkungen von Hypoxie oder Anoxie als Folge von Ersticken oder Beinahe-Ertränken und, am häufigsten, Schläge gegen den Kopf, die während einer Züchtigung erlitten wurden, gehören. Schläge gegen den Kopf werden während Haft- und Folterzeiten häufig zugefügt. In einer Beispielgruppe von Folterüberlebenden waren Schläge gegen den Kopf beispielsweise die am zweithäufigsten genannte Art von körperlicher Misshandlung (45%) nach Schlägen gegen den Körper (58%).[117] Die Möglichkeit einer Hirnschädigung ist unter Folteropfern hoch.

300. Kopfverletzungen ohne Fraktur des Schädels, die ein leichtes bis mäßiges Niveau langfristiger Beeinträchtigung zur Folge haben, stellen vielleicht die am häufigsten festgestellte Ursache für neuropsychologische Anomalien dar. Während Anzeichen für eine Verletzung möglicherweise Narben am Kopf mit einschließen, können Gehirnläsionen im Normalfall nicht durch eine Untersuchung des Gehirns mittels bildgebender Verfahren nachgewiesen werden. Ein leichtes bis mäßiges Niveau einer Hirnschädigung könnte von Angehörigen der Berufe für psychische Gesundheit übersehen oder unterschätzt werden, weil die Symptome für Depression und PTBS wahrscheinlich eine beherrschende Rolle im klinischen Bild spielen, was dazu führt, dass der möglichen Auswirkung eines Schädel-Hirn-Traumas weniger Beachtung geschenkt wird. Für gewöhnlich umfassen die subjektiven Beschwerden von Überlebenden Schwierigkeiten mit der Aufmerksamkeit, der Konzentration und dem Kurzzeitgedächtnis, was entweder die Folge einer Beeinträchtigung des Gehirns oder einer PTBS sein kann. Da diese Beschwerden häufig bei Überlebenden vorkommen, die an PTBS leiden, kann es sein, dass die Frage, ob sie in Wirklichkeit auf eine Kopfverletzung zurückgehen, noch nicht einmal gestellt wird.

301. Der Diagnostiker muss sich in der Eingangsphase der Untersuchung auf die Angaben aus der Anamnese des Schädel-Hirn-Traumas und den Verlauf der Symptomatologie stützen. Wie es üblicherweise bei Personen

---

117 H. C. Traue, G. Schwarz-Langer, N. F. Gurris, »Extremtraumatisierung durch Folter: Die psychotherapeutische Arbeit der Behandlungszentren für Folteropfer«, *Verhaltenstherapie und Verhaltensmedizin,* Bd. 18 (1) (1997), S. 41-62.

mit einer Hirnverletzung der Fall ist, können sich Informationen Dritter, insbesondere von Verwandten, als hilfreich erweisen. Es darf nicht vergessen werden, dass Patienten mit einer Gehirnverletzung oft große Schwierigkeiten haben, ihre Einschränkungen deutlich zu artikulieren oder sogar anzuerkennen, weil sie sozusagen »innerhalb« des Problems sind. Beim Sammeln erster Eindrücke bezüglich einer Unterscheidung von organischer Hirnbeeinträchtigung und PTBS ist es ein hilfreicher Ansatzpunkt, die Chronizität von Symptomen einzuschätzen. Wenn bei schwacher Aufmerksamkeit und Konzentration sowie bei schwachem Gedächtnis beobachtet wird, dass diese Symptome mit der Zeit schwanken und sich parallel zu den Graden von Angst und Depression verändern, so gehen sie wahrscheinlich eher auf die phasenartige Eigenschaft einer PTBS zurück. Wenn auf der anderen Seite die Beeinträchtigung chronisch zu sein scheint, keine Schwankungen aufweist und durch Familienmitglieder bestätigt wird, sollte die Möglichkeit einer Hirnbeeinträchtigung in Erwägung gezogen werden, auch bei anfänglichem Fehlen einer eindeutigen Anamnese eines Schädel-Hirn-Traumas.

302. Wenn erst einmal ein Verdacht auf eine organische Hirnbeeinträchtigung besteht, ist der erste Schritt für einen Angehörigen der Berufe für psychische Gesundheit, eine Überweisung an einen Arzt zur weiteren neurologischen Untersuchung zu erwägen. Abhängig von den Anfangsbefunden kann der Arzt dann einen Neurologen zur Beratung heranziehen oder diagnostische Tests anordnen. Eine umfassende medizinische Aufarbeitung, spezielle neurologische Konsultation und eine neuropsychologische Beurteilung gehören zu den in Betracht zu ziehenden Möglichkeiten. Der Einsatz neuropsychologischer Diagnoseverfahren ist üblicherweise indiziert, wenn eine schwere neurologische Störung nicht vorliegt, die berichteten Symptome vorherrschend kognitiver Natur sind oder eine Differenzialdiagnose zwischen einer Hirnbeeinträchtigung und einer PTBS vorgenommen werden muss.

303. Die Auswahl der neuropsychologischen Tests und Verfahren ist von den oben beschriebenen Einschränkungen abhängig und kann deshalb keinem Standardformat für Testbatterien folgen, sondern muss vielmehr fallspezifisch und sensibel für individuelle Besonderheiten geschehen. Die bei der Auswahl von Tests und Verfahren erforderliche Flexibilität verlangt beträchtliche Erfahrung, Kenntnis und Sorgfalt auf Seiten des Untersuchenden. Wie oben schon hervorgehoben, wird der Umfang der zu benutzenden Instrumente oft auf nonverbale Aufgaben beschränkt sein, und die psychometrischen Eigenschaften jeglicher standardisierter Tests werden höchstwahrscheinlich leiden, wenn populationsbezogene Normen auf eine individuelle Versuchsperson nicht angewandt werden können. Ein Fehlen verbaler Maßeinheiten stellt eine sehr ernsthafte Einschränkung dar. Viele Bereiche der kognitiven Funktionen werden durch Sprache vermittelt, und systemati-

sche Vergleiche zwischen verschiedenen verbalen und nonverbalen Maßeinheiten werden charakteristischerweise benutzt, um hinsichtlich der Art der Defizite zu Ergebnissen zu gelangen.

304. Was die Dinge weiter kompliziert, sind Forschungsergebnisse, die belegen, dass in der Leistung bei nonverbalen Aufgaben signifikante Unterschiede zwischen Gruppen gefunden wurden, die relativ nahe verwandten Kulturen angehören. Die Forschung hat z. B. die Leistung von zufällig ausgewählten, auf eine bestimmte Gruppe bezogenen Proben von 118 englischsprachigen und 118 spanischsprachigen Älteren mithilfe einer kurzen neuropsychologischen Testbatterie verglichen.[118] Die Proben waren zufällig ausgewählt und demographisch gematcht. Während jedoch die Ergebnisse bei den verbalen Maßeinheiten ähnlich waren, erzielten die spanischsprechenden Testpersonen signifikant niedrigere Werte bei beinahe allen nonverbalen Maßeinheiten. Diese Ergebnisse legen nahe, dass Vorsicht geboten ist, wenn man nonverbale und verbale Testskalen benutzt um nicht-englischsprachige Personen zu untersuchen wenn die Tests für englischsprachige Personen entworfen sind.

305. Die Wahl der Instrumente und Verfahren bei der neuropsychologischen Begutachtung mutmaßlicher Folteropfer muss dem einzelnen Untersucher überlassen bleiben, der sie in Übereinstimmung mit den Erfordernissen und Möglichkeiten des Einzelfalls auswählen muss. Neuropsychologische Tests können ohne eine umfassende Ausbildung und Kenntnis der Beziehungen zwischen Gehirn und Verhalten nicht fachgerecht eingesetzt werden. Zusammenfassende Auflistungen von neuropsychologischen Verfahren und Tests und ihrer richtigen Anwendung sind in den Standard-Literaturhinweisen zu finden.[119]

(c)   Posttraumatische Belastungsstörung

306. Die oben dargelegten Erwägungen sollten deutlich machen, dass große Sorgfalt erforderlich ist, wenn man sich um eine neuropsychologische Begutachtung einer Hirnbeeinträchtigung bei mutmaßlichen Folteropfern bemüht. Noch mehr trifft dies zu, wenn man versucht, PTBS bei mutmaßlichen Folterüberlebenden durch eine neuropsychologische Begutachtung zu

---

118   D. M. Jacobs u. a., »Cross-cultural neuropsychological assessment: a comparison of randomly selected, demographically matched cohorts of English and Spanish-speaking older adults«, *Journal of Clinical and Experimental Neuropsychology*, Bd. 19 (Nr. 3) (1997), S. 331-339.

119   O. Spreen, E. Strauss, *A Compendium of Neuropsychological Tests,* 2. Auflage (New York, Oxford University Press, 1998).

dokumentieren. Sogar im Fall einer Begutachtung von Personen mit PTBS, für die populationsbezogene Normen zur Verfügung stehen, sind beträchtliche Schwierigkeiten zu berücksichtigen. Die PTBS ist eine psychiatrische Störung und war ursprünglich nicht gängiger Mittelpunkt testpsychologischer Begutachtungen. Ferner stimmt die PTBS nicht mit dem klassischen Paradigma einer Analyse identifizierbarer Läsionen des Gehirns überein, die durch medizinische Untersuchungstechniken bestätigt werden können. Mit einer verstärkten Betonung und einem wachsenden Verständnis der biologischen Mechanismen, die generell bei psychiatrischen Störungen beteiligt sind, beruft man sich häufiger als in der Vergangenheit auf neuropsychologische Paradigmen. Wie jedoch betont wurde, »[...] ist bis heute aus neuropsychologischer Perspektive vergleichsweise wenig über PTBS geschrieben worden.«[120]

307. Die Testpersonen, die für die Untersuchung neuropsychologischer Maßeinheiten bei posttraumatischer Belastung benutzt wurden, weisen eine große Variabilität auf. Dies könnte die Unterschiedlichkeit der kognitiven Probleme erklären, die von diesen Untersuchungen berichtet werden. Es wurde betont, dass »klinische Beobachtungen nahelegen, dass die Symptome einer PTBS die größte Überschneidung mit den neurokognitiven Bereichen der Aufmerksamkeit, des Gedächtnisses und der Exekutivfunktionen aufweisen.« Dies stimmt mit Beschwerden überein, die häufig von Folterüberlebenden zu hören sind. Betroffene Personen klagen über Schwierigkeiten, sich zu konzentrieren und darüber, sich unfähig zu fühlen, Informationen zu behalten und sich mit einer geplanten, zielgerichteten Aktivität zu befassen.

308. Neuropsychologische Untersuchungsmethoden scheinen in der Lage zu sein, das Vorhandensein von neurokognitiven Defiziten bei einer PTBS zu erkennen, auch wenn die Ausprägung dieser Defizite schwieriger beurteilbar ist. Einige Studien haben das Vorhandensein von Defiziten bei Personen mit einer PTBS dokumentiert, wenn man sie mit normalen Kontrollgruppen vergleicht, aber es ist ihnen nicht gelungen, diese Personen von gematchten psychiatrischen Kontrollgruppen zu unterscheiden.[121, 122] Mit anderen Worten: Es ist wahrscheinlich, dass neurokognitive Defizite bei Testleistungen im Fall einer PTBS evident sein werden, aber nicht hinreichend, um

---

120 J. A. Knight, »Neuropsychological assessment in posttraumatic stress disorder«, *Assessing Psychological Trauma and PTSD*, J. P. Wilson, T. M. Keane, Hg. (New York, Guilford Press, 1997).

121 J. E. Dalton, S. L. Pederson, J. J. Ryan, »Effects of posttraumatic stress disorder on neuropsychological test performance«, *International Journal of Clinical Neuropsychology*, Bd. 11 (3) (1989), S. 121-124.

122 T. Gil u. a., »Cognitive functioning in post-traumatic stress disorder«, *Journal of Traumatic Stress,* Bd. 3, Nr. 1 (1990), S. 29-45.

sie zu diagnostizieren. Wie bei vielen anderen Arten der Begutachtung muss die Interpretation von Testergebnissen in einen größeren Kontext von Informationen aus dem Interview und möglicherweise eines Persönlichkeitstests integriert werden. In diesem Sinn können spezifische neuropsychologische Begutachtungsmethoden auf die gleiche Weise einen Beitrag zur Dokumentation von PTBS liefern, in der sie dies für andere psychiatrische Störungen tun, die mit bekannten neurokognitiven Defiziten in Zusammenhang gebracht werden.

309. Trotz erheblicher Einschränkungen kann eine neuropsychologische Untersuchung bei der Begutachtung von Personen nützlich sein, bei denen der Verdacht auf eine Hirnverletzung besteht, sowie bei der Abgrenzung einer Hirnverletzung von einer PTBS. Eine neuropsychologische Begutachtung kann auch angewandt werden, um spezifische Symptome zu beurteilen, wie z. B. Gedächtnisprobleme, die bei PTBS und verwandten Störungen auftreten.

5. Kinder und Folter

310. Folter kann direkt oder indirekt Auswirkungen auf ein Kind haben. Die Auswirkungen können dadurch bedingt sein, dass das Kind gefoltert oder gefangen gehalten wurde, durch die Folter von Eltern oder nahen Familienmitgliedern oder dadurch, dass das Kind Zeuge von Folter und Gewalt wurde. Wurden Personen aus dem Umfeld eines Kindes gefoltert, wird die Folter unausweichlich eine Auswirkung auf das Kind haben, wenngleich indirekt, weil Folter die gesamte Familie und Gemeinschaft des Folteropfers betrifft. Eine vollständige Erörterung der psychischen Auswirkungen von Folter auf Kinder und vollständige Richtlinien zur Durchführung der Begutachtung eines Kindes, das gefoltert wurde, gehen über den Rahmen dieses Handbuchs hinaus. Nichtsdestoweniger können einige wichtige Punkte zusammengefasst werden.

311. Bei der Begutachtung eines Kindes, von dem vermutet wird, es sei gefoltert worden oder Zeuge von Folter gewesen, muss der Untersucher sich zunächst vergewissern, dass das Kind Unterstützung von fürsorglichen Menschen erhält und dass es sich während der Begutachtung sicher fühlt. Das kann es erforderlich machen, dass ein Elternteil oder ein Betreuer, dem Vertrauen geschenkt wird, während der Begutachtung anwesend ist. Zweitens muss der Untersucher daran denken, dass Kinder ihre Gedanken und Gefühle in Bezug auf ein Trauma oft nicht verbal zum Ausdruck bringen, sondern

vielmehr durch ihr Verhalten.[123] Der Grad, zu dem Kinder in der Lage sind, Gedanken und Affekte zu verbalisieren, hängt vom Alter des Kindes, dem Entwicklungsstand und weiteren Faktoren ab, wie zum Beispiel der Familiendynamik, den Persönlichkeitseigenschaften und kulturellen Normen.

312. Wenn ein körperlicher oder sexueller Übergriff auf ein Kind stattfand, ist es für das Kind wichtig, falls irgend möglich von einem Experten für Kindesmissbrauch untersucht zu werden. Eine Genitaluntersuchung bei Kindern, die sehr wahrscheinlich als traumatisch empfunden wird, sollte durch Untersucher durchgeführt werden, die Erfahrung in der Interpretation der Befunde haben. Manchmal ist es angebracht, die Untersuchung zu filmen, so dass weitere Experten ihre Stellungnahme zu den körperlichen Befunden abgeben können, ohne dass das Kind erneut untersucht werden muss. Es ist möglicherweise nicht angebracht, eine vollständige Genital- oder Analuntersuchung ohne Vollnarkose durchzuführen. Weiterhin sollte der Untersuchende sich der Wahrscheinlichkeit bewusst sein, dass die Untersuchung selbst Erinnerungen an den Übergriff reaktiviert und die Gefahr besteht, dass das Kind während der Untersuchung spontan aufschreien wird oder psychisch dekompensiert.

(a)   Entwicklungsbezogene Hinweise

313. Die Reaktionen eines Kindes auf Folter hängen vom Alter, von der Entwicklungsstufe und von den kognitiven Fähigkeiten ab. Je jünger das Kind, desto mehr wird sein Erleben und sein Verständnis des traumatischen Ereignisses von den unmittelbaren Reaktionen und dem Verhalten der Bezugspersonen beeinflusst, die dem Ereignis folgen.[124] Für Kinder unter drei Jahren, die Folter erlebt oder mitangesehen haben, ist die schützende und Rückhalt spendende Rolle ihrer Bezugspersonen überaus entscheidend.[125] Die Reaktionen sehr kleiner Kinder auf traumatische Erlebnisse umfassen typischerweise Übererregtheit, wie z. B. psychomotorische Unruhe, Schlafstörungen, Reizbarkeit, erhöhte Schreckreaktionen und Vermeidung. Kinder

---

123   C. Schlar, »Evaluation and documentation of psychological evidence of torture«, unveröffentlichter Vortrag, 1999.

124   S. von Overbeck Ottino, »Familles victimes de violences collectives et en exil: quelle urgence, quel modèle de soins? Le point de vue d'une pédopsychiatre«, *Revue française de psychiatrie et de psychologie médicale*, Bd. 14 (1998), S. 35-39.

125   V. Grappe, »La guerre en ex-Yougoslavie: un regard sur les enfants réfugiés«, *Psychiatrie humanitaire en ex-Yougoslavie et en Arménie. Face au traumatisme*, M. R. Moro, S. Lebovici, Hg. (Paris, Presses universitaires de France, 1995).

über drei Jahre neigen oft dazu, sich zurückzuziehen und weigern sich, direkt über traumatische Erlebnisse zu sprechen. Die verbale Ausdrucksfähigkeit nimmt während der Entwicklung zu. Ein merklicher Anstieg findet während der konkret-operationalen Stufe (im Alter von acht bis neun Jahren) statt, wenn Kinder die Fähigkeit entwickeln, eine zuverlässige zeitliche Abfolge von Ereignissen wiederzugeben. Während dieses Stadiums entwickeln sich konkrete Operationen und zeitliche und räumliche Fähigkeiten.[126] Diese neuen Fähigkeiten sind noch schwach und üblicherweise sind Kinder nicht vor Beginn der formal-operationalen Stufe (im Alter von etwa zwölf Jahren) durchwegs in der Lage, eine zusammenhängende Erzählung aufzubauen. Die Jugend ist ein unruhiger Entwicklungsabschnitt. Die Wirkungen von Folter können sich stark unterscheiden. Foltererlebnisse können umfassende Persönlichkeitsänderungen bei Jugendlichen bewirken, die zu unsozialem Verhalten führen.[127] Alternativ können die Wirkungen von Folter auf Jugendliche ähnlich denen sein, die bei kleineren Kindern beobachtet werden.

(b)   Klinische Hinweise

314. Symptome einer PTBS können bei Kindern vorkommen. Die Symptome können ähnlich den bei Erwachsenen beobachteten sein, aber der Untersucher muss sich stärker auf Beobachtungen des Verhaltens des Kindes als auf den verbalen Ausdruck verlassen.[128, 129, 130, 131] Das Kind kann beispielsweise Symptome eines Wiedererlebens zeigen, wie sie sich im monotonen, sich wiederholenden Spiel manifestieren, das Aspekte des traumatischen Ereignisses darstellt, in visuellen Erinnerungen an die Ereignisse im Spiel und außerhalb des Spielens, in wiederholten Fragen oder Äußerungen über das traumatische Ereignis und in Albträumen. Das Kind kann Bettnässen, Kontrollverlust beim Stuhlgang, sozialen Rückzug, eingeschränkte affektive Resonanz, Änderungen der Einstellung gegen sich selbst und andere und das Gefühl, dass es keine Zukunft gibt, entwickeln. Es kann unter verstärkter Erregbarkeit oder Pavor nocturnus leiden, unter Problemen, schlafen zu gehen, unter Schlafstörungen, einer erhöhten Schreckreaktion, Reizbarkeit

---

126   J. Piaget, *La naissance de l'intelligence chez l'enfant* (Neuchâtel, Delachaux et Niestlé, 1977).

127   Siehe Anmerkung 125.

128   L. C. Terr, »Childhood traumas: an outline and overview«, *American Journal of Psychiatry,* Bd. 148 (1991), S. 10-20.

129   National Center for Infants, Toddlers and Families, *Zero to Three* (1994).

130   F. Sironi, »On torture un enfant, ou les avatars de l'ethnocentrisme psychologique«, *Enfances,* Nr. 4 (1995), S. 205-215.

131   L. Bailly, *Les catastrophes et leurs conséquences psychotraumatiques chez l'enfant* (Paris, ESF, 1996).

sowie unter erheblichen Aufmerksamkeits- und Konzentrationsstörungen. Ängste und aggressives Verhalten, die vor dem traumatischen Ereignis nicht bestanden, können als Aggressivität gegen Gleichaltrige, Erwachsene oder Tiere, als Furcht vor Dunkelheit, Angst allein auf die Toilette zu gehen und als Phobien in Erscheinung treten. Das Kind kann ein sexuelles Verhalten, das für sein Alter unangemessen ist, und somatische Reaktionen an den Tag legen. Angstsymptome wie z. B. übertriebene Furcht vor Fremden, Trennungsangst, Panik, Unruhe, Wutausbrüche und unkontrolliertes Weinen können auftreten. Das Kind kann auch Probleme mit dem Essen entwickeln.

(c)   Die Rolle der Familie

315. Die Familie spielt eine wichtige dynamische Rolle bei einer anhaltenden Symptomatologie bei Kindern. Um den Zusammenhalt in der Familie zu erhalten, können dysfunktionale Verhaltensweisen und Rollendelegationen stattfinden. Familienmitgliedern, oft den Kindern, kann die Patientenrolle zugewiesen werden und sie entwickeln in Folge schwere Störungen. Ein Kind kann überbehütet werden oder es kann dazu kommen, dass wichtige Tatsachen über das Trauma verheimlicht werden. Alternativ kann das Kind in die Elternrolle gedrängt werden und es wird von ihm erwartet, für die Eltern zu sorgen. Wenn das Kind nicht das direkte Opfer von Folter, sondern indirekt betroffen ist, neigen Erwachsene oft dazu, die Auswirkungen auf die Psyche des Kindes und auf seine Entwicklung zu unterschätzen. Wenn einem Kind nahe stehende Personen verfolgt, vergewaltigt und gefoltert wurden oder das Kind zum Zeugen eines schweren Traumas oder von Folter geworden ist, kann es dysfunktionale Kognitionen entwickeln, wie z. B. dass es für die schlimmen Ereignisse verantwortlich sei oder dass es die Lasten der Eltern zu tragen habe. Diese Art von dysfunktionale Kognitionen kann zu langfristigen Problemen mit Schuldgefühlen, zu Loyalitätskonflikten und Identitätsstörungen in der persönlichen Entwicklung und beim Heranreifen zu einem unabhängigen Erwachsenen führen.

Anhang I

Grundsätze für die wirksame Untersuchung und Dokumentation von Folter und anderer grausamer, unmenschlicher oder erniedrigender Behandlung oder Strafe[*]

1. Die Ziele einer wirksamen Untersuchung und Dokumentation von Folter und anderer grausamer, unmenschlicher oder erniedrigender Behandlung oder Strafe (im Folgenden »Folter oder Misshandlung«) umfassen folgende:

(a) Aufklärung der Tatsachen und Feststellung und Anerkennung individueller und staatlicher Verantwortung für Opfer und ihre Familien;

(b) Identifikation von Maßnahmen, die erforderlich sind, um eine Wiederholung zu verhindern;

(c) Ermöglichung der strafrechtlichen Verfolgung oder, soweit angebracht, von disziplinarischen Maßnahmen gegen die durch die Ermittlung als verantwortlich Bezeichneten. Aufzeigen der Notwendigkeit einer vollständigen Entschädigung und Wiedergutmachung durch den Staat, einschließlich ausreichender und angemessener finanzieller Kompensation und Bereitstellung der Mittel für eine medizinische Behandlung und Rehabilitation.

2. Staaten sollen gewährleisten, dass Beschwerden und Berichte über Folter oder Misshandlung umgehend und effektiv untersucht werden. Auch wenn keine ausdrückliche Beschwerde vorliegt, soll eine Ermittlung durchgeführt werden, wenn es andere Anzeichen dafür gibt, dass Folter oder Misshandlung stattgefunden haben könnten. Die Untersuchenden, die unabhängig

---

[*] Die Menschenrechtskommission (in ihrer Resolution 2000/43) und die Vollversammlung (in der Resolution 55/89) haben die Aufmerksamkeit von Regierungen auf die Grundsätze gelenkt und die Regierungen eindringlich dazu ermutigt, über die Grundsätze als ein nützliches Werkzeug bei dem Bestreben, Folter zu bekämpfen, nachzudenken.

von den mutmaßlichen Tätern sein sollen und der Behörde, für die diese arbeiten, sollen kompetent und unparteiisch sein. Sie sollen Zugang zu Ermittlungen durch unparteiische Mediziner oder andere Experten haben oder befugt werden, solche zu beauftragen. Die zur Durchführung solcher Ermittlungen angewandten Methoden sollen den höchsten professionellen Standards genügen und die Ergebnisse veröffentlicht werden.

3.(a) Die Ermittlungsbehörde soll die Vollmacht und die Verpflichtung haben, alle für die Untersuchung notwendigen Informationen einzuholen.[a] Diejenigen, die die Ermittlung durchführen, sollen alle notwendigen budgetären und technischen Ressourcen für eine wirksame Ermittlung zu ihrer Verfügung haben. Sie sollen auch die Befugnis haben, alle diejenigen, die in einer offiziellen Funktion handelnd angeblich an Folter oder Misshandlung beteiligt waren, darauf zu verpflichten, vor Gericht zu erscheinen und auszusagen. Das gleiche soll auf jeden Zeugen zutreffen. Zu diesem Zweck soll die Ermittlungsbehörde berechtigt sein, Vorladungen an Zeugen auszustellen, einschließlich aller mutmaßlich involvierten Amtspersonen, und den Beweisantritt zu verlangen.

(b) Mutmaßliche Opfer von Folter oder Misshandlung, Zeugen, diejenigen, die die Ermittlung durchführen und ihre Familien sollen vor Gewalt, Gewaltandrohungen und jeder anderen Form von Einschüchterung, die infolge der Ermittlung auftreten könnten, geschützt werden. Diejenigen, die potenziell in Folter oder Misshandlungen verwickelt sind, sollen aus jeglicher Position entfernt werden, in der sie direkte oder indirekte Kontrolle oder Macht über Kläger, Zeugen oder ihre Familien sowie über diejenigen, welche die Ermittlung durchführen, ausüben können.

4. Mutmaßliche Opfer von Folter oder Misshandlung und ihre rechtlichen Vertreter sollen über jede Anhörung informiert werden und Zugang dazu haben, genauso wie zu allen Informationen, die für die Ermittlung relevant sind. Es soll ihnen das Recht eingeräumt werden, weiteres Beweismaterial vorzulegen.

5.(a) In Fällen, in denen die bestehenden Ermittlungsverfahren aufgrund ungenügender Fachkenntnis oder vermuteter Befangenheit oder wegen des offensichtlichen Bestehens eines Misshandlungsmusters oder aus anderen wesentlichen Gründen unzulänglich sind, sollen Staaten gewährleisten, dass Ermittlungen durch eine unparteiische Untersuchungskommission oder eine vergleichbare Maßnahme durchgeführt werden. Die Mitglieder einer solchen

---

a   Unter bestimmten Umständen kann die Berufsethik es erfordern, dass Informationen geheim gehalten werden. Dieses Erfordernis sollte anerkannt werden.

Kommission sollen aufgrund ihrer anerkannten Unparteilichkeit, Kompetenz und persönlichen Unabhängigkeit ausgewählt werden. Insbesondere sollen sie unabhängig von jeglichen mutmaßlichen Tätern und von den Institutionen oder Behörden sein, in deren Dienst diese stehen könnten. Die Kommission soll die Befugnis haben, sämtliche für die Ermittlung notwendigen Informationen einzuholen und soll die Untersuchung durchführen, wie es nach den hier dargelegten Grundsätzen vorgesehen ist.[b]

(b) Ein innerhalb einer angemessenen Zeit verfasster, schriftlicher Bericht soll den Umfang der Ermittlungen enthalten, die Verfahrensweisen und die Methoden, die bei der Beweiswürdigung angewandt wurden, sowie Schlussfolgerungen und Empfehlungen auf der Grundlage der Tatsachenfeststellungen und des geltenden Rechts. Bei Fertigstellung soll der Bericht veröffentlicht werden. Er soll auch detailliert konkrete Ereignisse beschreiben, von denen man herausgefunden hat, dass sie tatsächlich stattfanden, sowie die Beweise, auf die sich solche Untersuchungsergebnisse gründen, und die Namen von Zeugen auflisten, die eine Aussage gemacht haben – mit Ausnahme derjenigen, deren Identität zu ihrem eigenen Schutz zurückgehalten wurde. Der Staat soll in einer angemessenen Zeit auf den Untersuchungsbericht antworten und dementsprechend Schritte angeben, die als Reaktion unternommen werden.

6.(a) Medizinische Experten, die an der Untersuchung von Folter oder Misshandlung beteiligt sind, sollen sich jederzeit in Übereinstimmung mit den höchsten ethischen Standards verhalten. Insbesondere sollen sie die Einwilligung nach Aufklärung (informed consent) einholen, bevor irgendeine Untersuchung durchgeführt wird. Die Untersuchung muss mit den bestehenden Standards medizinischen Handelns übereinstimmen. Insbesondere sollen Untersuchungen unter vier Augen unter der Aufsicht des medizinischen Experten und ohne die Anwesenheit von Sicherheitspersonal und anderen Regierungsbeamten stattfinden.

(b) Der medizinische Experte soll umgehend einen genauen schriftlichen Bericht verfassen, in dem mindestens das Folgende enthalten ist:

(i) Umstände des Gespräches: Namen der untersuchten Person sowie Namen und Zugehörigkeit der bei der Untersuchung Anwesenden; genaue Uhrzeit und das Datum; den Ort, Art und Anschrift der Institution (falls erforderlich einschließlich des Raumes), in der die Untersuchung durchgeführt wird (z. B. Internierungslager, Klinik oder Haus); Umstände der betroffenen Person zum Untersuchungs-

b   Siehe oben Anmerkung a.

zeitpunkt (z. B. die Art von jeglicher Fesselung bei der Ankunft oder während der Untersuchung, die Anwesenheit von Sicherheitskräften während der Untersuchung, das Verhalten derjenigen, die den Gefangenen begleiten oder an den Untersuchenden gerichtete drohende Äußerungen); und alle weitere relevanten Umstände.

(ii) Hergang: detailliertes Protokoll der berichteten Erlebnisse der Person, wie sie während des Gespräches dargestellt wurde, einschließlich angegebener Methoden von Folter oder Misshandlung, die Zeiten, zu denen Folter oder Misshandlung der Behauptung nach stattfanden und alle Klagen über körperliche und psychische Symptome.

(iii) Körperliche und psychologische Untersuchung: Protokoll über alle physischen und psychologischen Befunde der klinischen Untersuchung einschließlich der entsprechenden diagnostischen Tests und, wo es möglich ist, Farbfotografien aller Verletzungen.

(iv) Stellungnahme: Interpretation der wahrscheinlichen Beziehung zwischen körperlichen und psychologischen Befunden und möglicher Folter oder Misshandlung. Es soll eine Empfehlung für jede notwendige medizinische und psychologische Behandlung oder weitere Untersuchung gegeben werden.

(v) Verfasserschaft: Der Bericht soll die Personen, die die Untersuchung durchführen, eindeutig bezeichnen und er soll unterschrieben werden.

(c) Der Bericht soll vertraulich sein und der betroffenen Person oder ihrem benannten Vertreter zugestellt werden. Es soll um eine Stellungnahme der betroffenen Person und ihres benannten Vertreters über die Durchführung der Untersuchung nachgesucht und diese soll im Bericht festgehalten werden. Er soll auch, wo dies angebracht ist, in schriftlicher Form der Behörde zugestellt werden, die für die Untersuchung des Verdachts auf Folter oder Misshandlung verantwortlich ist. Es liegt in der Verantwortung des Staates, zu gewährleisten, dass er sicher an diese Personen zugestellt wird. Der Bericht soll keiner anderen Person zugänglich gemacht werden, außer mit der Zustimmung des Betroffenen oder mit Genehmigung eines Gerichts, das berechtigt ist, eine solche Zustellung anzuordnen.

Anhang II

Diagnostische Tests

Diagnostische Tests werden ständig neu entwickelt und bewertet. Die folgenden Tests wurden zu dem Zeitpunkt, als dieses Handbuch geschrieben wurde, als hilfreich angesehen. Wenn jedoch weitere ergänzende Nachweise erforderlich sind, sollten die Untersuchenden versuchen, Informationsquellen zu finden, die auf dem neuesten Stand sind, indem sie beispielsweise mit einem der Zentren Kontakt aufnehmen, die auf die Dokumentation von Folter spezialisiert sind (siehe Kapitel V, Abschnitt E.).

1. Bildgebende Verfahren

In der akuten Phase einer Verletzung können verschiedene bildgebende Verfahren durchaus wertvoll sein, um eine zusätzliche Dokumentation von Verletzungen des Skeletts und der Weichteile zu liefern. Sind die physischen Verletzungen der Folter jedoch erst einmal abgeheilt, dann sind die zurückbleibenden Folgen im Allgemeinen nicht mehr durch die gleichen bildgebenden Verfahren nachweisbar. Dies ist oft sogar dann der Fall, wenn der Überlebende weiterhin an erheblichen Schmerzen oder einer Behinderung leidet, die von seinen Verletzungen herrühren. Bei der Erörterung der Untersuchung des Patienten oder im Kontext verschiedener Folterarten wurde schon auf verschiedene radiologische Studien hingewiesen. Das Folgende stellt eine Zusammenfassung der Anwendung dieser Verfahren dar. Allerdings steht die fortgeschrittenere und teurere Technologie nicht allgemein zur Verfügung, zumindest nicht für eine in Haft befindliche Person.*

---

*   Gemäß § 22 (2) der Mindestgrundsätze für die Behandlung von Gefangenen (siehe Kapitel I, Anmerkung 53) müssen Gefangene, die einer speziellen Behandlung bedürfen, in spezialisierte Einrichtungen oder zivile Krankenhäuser verlegt werden. Dennoch liegt auf der Hand, dass in vielen Ländern fortschrittlichere Technologien nicht oder nur eingeschränkt zur Verfügung stehen. Einschränkungen für bestimmte Personengruppen gibt es aber beispielsweise auch in Deutschland, wo Asylbewerber medizinische Leistungen nur zur Behandlung akuter Erkrankungen oder Schmerzzustände erhalten. Siehe § 4 Asylbewerberleistungsgesetz, BGBl. 1997 I, S. 2022ff.

Radiologische und bildgebende diagnostische Untersuchungen umfassen konventionelle Röntgenaufnahmen, die Radionuklid-Szintigraphie, Computertomographie (CT), Magnetresonanztomographie (MRT) und die Ultraschalldiagnostik. Jedes Verfahren hat Vor- und Nachteile. Röntgenstrahlen, Szintigraphie und CT benutzen ionisierende Strahlung, was im Fall von schwangeren Frauen und von Kindern problematisch sein kann. Das MRT benutzt ein magnetisches Feld. Theoretisch gibt es mögliche biologische Auswirkungen auf den Fötus und auf Kinder, diese gelten aber als minimal.** Ultraschall benutzt Schallwellen, von denen kein biologisches Risiko bekannt ist.

Röntgenaufnahmen sind leicht verfügbar. Mit Ausnahme des Schädels sollten von allen verletzten Gebieten konventionelle Röntgenbilder als Eingangsuntersuchung aufgenommen werden. Obwohl konventionelle Röntgenaufnahmen einen Nachweis bei Gesichtsfrakturen liefern, ist die Computertomographie eine überlegenere Untersuchungsmethode, da sie mehr Frakturen, Fragmentdislokationen sowie damit verbundene Weichteilverletzungen und Komplikationen nachweist. Wenn ein Verdacht auf einen periostealen Schaden oder minimale Frakturen besteht, sollte die Knochenszintigraphie zusätzlich zum Röntgen eingesetzt werden. Ein gewisser Prozentsatz von Röntgenaufnahmen fällt negativ aus, sogar wenn eine frische Fraktur oder beginnende Osteomyelitis vorliegt. Es ist möglich, dass eine Fraktur heilt, ohne einen röntgendiagnostischen Hinweis auf eine frühere Verletzung zu hinterlassen. Dies gilt insbesondere bei Kindern. Konventionelle Röntgenaufnahmen gelten nicht als ideale Untersuchungsmethode zur Beurteilung von Weichteilen.

Szintigraphie ist eine Untersuchung mit hoher Sensitivität, aber niedriger Spezifität. Sie ist eine kostengünstige und wirksame Untersuchungsmethode, die dazu benutzt wird, das gesamte Skelett auf Krankheitsprozesse wie z. B. Osteomyelitis oder Traumata hin zu überprüfen. Eine Hodentorsion kann ebenfalls beurteilt werden, doch Ultraschall ist hierfür besser geeignet. Die Szintigraphie ist keine Methode, um Weichteilverletzungen nachzuweisen. Mit der Szintigraphie kann eine frische Fraktur innerhalb von vierundzwanzig Stunden festgestellt werden, aber im Allgemeinen dauert es zwei bis drei Tage und gelegentlich kann es eine Woche oder länger dauern, besonders wenn es sich um Ältere Menschen handelt. Der Scan kehrt im Allgemeinen nach zwei Jahren zum Normalzustand zurück. Bei Frakturen und ausgeheilter Osteomyelitis kann er jedoch über mehrere Jahre positiv bleiben. Die

---

** Magnetische Metallimplantate, beispielsweise Gelenkprothesen, Herzschrittmacher oder auch Granatsplitter von einer Kriegsverletzung, können eine Untersuchung unmöglich machen.

Verwendung von Knochenszintigraphie zum Nachweis von Frakturen der Epiphyse oder Metadiaphyse (die Enden langer Knochen) bei Kindern ist wegen der normalen Aufnahme des Radiopharmakons an der Epiphyse sehr schwierig. Oft ist die Szintigraphie in der Lage, Rippenfrakturen nachzuweisen, die auf konventionellen Röntgenaufnahmen nicht sichtbar sind.

(a)　*Verwendung von Knochenszintigraphie zur Diagnose von* Falanga

Knochenscans können entweder mit ungefähr drei Stunden verzögerten Bildern oder als Drei-Phasen-Untersuchung durchgeführt werden. Die drei Phasen bestehen aus dem Radionuklid-Angiogramm (arterielle Phase), den Blutpool-Bildern (venöse Phase, die das Gewebe zeigt) und der verzögerten Phase (Knochenphase). Bei Patienten, die kurz nach einer *Falanga* untersucht werden, sollten im Abstand einer Woche zwei Knochenscans durchgeführt werden. Wenn ein erster, verzögerter Scan negativ und ein zweiter Scan positiv ist, zeigt dies, dass der Betreffende innerhalb weniger Tage vor dem ersten Scan der *Falanga* ausgesetzt war. Bei frischen Fällen bedeuten zwei negative Knochenscans im Abstand einer Woche nicht notwendigerweise, dass eine *Falanga* nicht stattgefunden hat, sondern dass die Härte, mit der die *Falanga* angewendet wurde, unterhalb der Detektionsgrenze der Szintigraphie lag. Wenn ein Drei-Phasen-Scan ausgeführt wird, würde eine zunächst erhöhte Aufnahme während der arteriellen und der venösen Phase und fehlende Aufnahmesteigerung in der Knochenphase eine zu Weichteilverletzungen passende Hyperämie anzeigen. Ein Trauma in den Fußknochen und in Weichteilen kann auch mit der Magnetresonanztomographie nachgewiesen werden.[a]

(b)　*Ultraschall*

Ultraschall ist kostengünstig und ohne biologische Risiken. Die Qualität einer Untersuchung hängt von der Fähigkeit dessen ab, der sie ausführt. Wo ein CT nicht zur Verfügung steht, wird Ultraschall benutzt, um ein akutes Bauchtrauma zu beurteilen. Sehnenverletzungen können ebenfalls durch Ultraschall beurteilt werden und es ist die Methode der Wahl bei Hodenläsionen. Eine Ultraschalluntersuchung der Schulter wird in den akuten und chronischen Phasen im Anschluss an eine Folter durch Aufhängen durchgeführt. In der akuten Phase können durch Ultraschall Ödeme, Flüssigkeitsansammlungen im und um das Schultergelenk sowie Risse und Hämatome an

---

a　Siehe Kapitel V, Anmerkungen 76 und 83; für weitere Informationen wird auch auf die Standardveröffentlichungen über Radiologie und Nuklearmedizin verwiesen.

der Rotatorenmanschette beobachtet werden. Eine Normalisierung des Befundes während erneuter Ultraschalluntersuchungen bestärkt die Diagnose. In solchen Fällen sollten MRT, Szintigraphie und andere radiologische Untersuchungen zusammen ausgeführt und ihre Übereinstimmung untersucht werden. Auch wenn positive Ergebnisse aus anderen Untersuchungen fehlen, reichen die Befunde aus dem Ultraschall für sich alleine aus, um eine Folter durch Aufhängen zu beweisen.

(c)   Computertomographie

CT ist für die Abbildung von Weichteilen und Knochen ausgezeichnet geeignet. Das MRT jedoch ist besser für Weichteile als für Knochen geeignet. Mit dem MRT kann eine okkulte Fraktur nachgewiesen werden, bevor sie durch konventionelle Röntgenbilder oder Szintigraphie abgebildet werden kann. Die Anwendung von offenen Scannern und eine Sedierung können Angst und Klaustrophobie vermindern, die unter Folterüberlebenden verbreitet sind. Das CT eignet sich auch hervorragend zur Diagnose und Beurteilung von Frakturen, besonders des Schläfenbeins und der Gesichtsknochen. Weiterhin ist es vorteilhaft bei der Abbildung der Ausrichtung und Dislokation von Fragmenten, besonders bei Wirbelsäulen-, Becken-, Schulter- und Pfannenfrakturen. Knochenprellungen können durch das CT nicht nachgewiesen werden. Eine Computertomographie mit und ohne intravenöse Gabe eines Kontrastmittels sollte die Eingangsuntersuchung bei akuten, subakuten und chronischen Verletzungen des Zentralnervensystems (ZNS) sein. Wenn die Untersuchung negativ oder nicht eindeutig ausfällt oder die zentralnervösen Beschwerden oder Symptome des Folterüberlebenden nicht erklärt, sollte man zur MRT übergehen. Ein CT mit Knochenfenstern sowie prä- und post-Kontrast-Untersuchungen sollte die Eingangsuntersuchung bei Schläfenbeinfrakturen sein. Knochenfenster können Frakturen und Risse in den Gehörknöchelchen nachweisen. Die prä-Kontrast-Untersuchung könnte Flüssigkeit und ein Cholesteatom nachweisen. Das Kontrastverfahren wird empfohlen wegen der verbreiteten vaskulären Anomalien, die in diesem Bereich auftreten. Bei Rhinoliquorrhoe sollte die Injektion eines Kontrastmittels in den Spinalkanal dem Schläfenbein folgen. Wenn ein Verdacht auf Rhinoliquorrhoe besteht, sollte ein CT des Gesichts mit Weichteil- und Knochenfenstern durchgeführt werden. Hierauf sollte eine Computertomographie gemacht werden, nachdem ein Kontrastmittel in den Spinalkanal injiziert wurde. Auch ein MRT kann möglicherweise den Riss nachweisen, der für das Auslaufen der Flüssigkeit verantwortlich ist.

(d) Magnetresonanztomographie

Das MRT ist beim Nachweis von Anomalien des Zentralnervensystems empfindlicher als ein CT. Der zeitliche Verlauf von Blutungen des ZNS wird eingeteilt in unmittelbare, hyperakute, akute, subakute und chronische Phasen. Diese Phasen haben in der MR-Bildgebung entsprechende korrelierende Eigenschaften. Daher erlauben die MRT-Befunde möglicherweise eine Schätzung der zeitlichen Einordnung der Kopfverletzung und eine Zuordnung zu behaupteten Vorfällen. Eine Blutung des ZNS kann sich vollständig auflösen oder ausreichend Haemosiderinablagerungen bilden, so dass ein CT auch Jahre später positiv ausfällt. Eine Blutung in den Weichteilen, besonders in den Muskeln, löst sich üblicherweise vollständig auf, ohne eine Spur zu hinterlassen, kann aber in seltenen Fällen verknöchern. Dies wird *Myositis ossificans* genannt und ist durch ein CT nachweisbar.

2. *Biopsie bei Verletzungen durch Elektroschock*

Verletzungen durch Elektroschock können unter Umständen mikroskopische Veränderungen zeigen, die in hohem Maße für ein Trauma durch Strom diagnosesichernd und spezifisch sind. Ein Fehlen dieser spezifischen Veränderungen in einer Biopsieprobe schwächt eine Diagnose von Folter durch Elektroschock nicht ab, und Justizbehörden darf nicht gestattet werden, eine solche Vermutung aufzustellen. Wenn ein Gericht von einem Kläger, der behauptet durch Elektroschocks gefoltert worden zu sein, verlangt, sich einer Biopsie zur Bestätigung der Behauptung zu unterziehen, dann wird die Weigerung, der Prozedur zuzustimmen oder ein negatives Resultat unglücklicherweise einen nachteiligen Eindruck bei dem Gericht hinterlassen. Darüber hinaus ist die klinische Erfahrung mit der Diagnose mittels Biopsie bei Verletzungen durch Strom, die mit Folter in Zusammenhang stehen, begrenzt und üblicherweise kann die Diagnose mit ausreichender Sicherheit allein aufgrund der Anamnese und körperlichen Untersuchung gestellt werden.

Daher handelt es sich hier also um ein Verfahren, das im Umfeld klinischer Forschung eingesetzt und nicht als diagnostischer Standard gefördert werden sollte. Wenn die betroffene Person ihre Einwilligung nach Aufklärung zu einer Biopsie gibt, muss sie über die Unsicherheit der Ergebnisse informiert werden und es muss ihr gestattet sein, den möglichen Nutzen gegen die Auswirkung abzuwägen, die dies auf eine bereits traumatisierte Psyche hat.

(a)   Begründung für eine Biopsie

Es gab umfangreiche experimentelle Untersuchungen, bei denen die Wirkung von Elektroschocks auf die Haut von anästhesierten Schweinen gemessen wurde.[b, c, d, e, f, g] Diese Arbeiten haben gezeigt, dass es spezifische histologische Befunde bei Stromverletzungen gibt, die durch eine mikroskopische Untersuchung von Stanzbiopsien der Verletzungen nachgewiesen werden können. Eine weitergehende Diskussion dieser Forschung, die eine bedeutende klinische Anwendung haben könnte, geht jedoch über den Rahmen dieser Publikation hinaus. Für weitere Informationen wird der Leser auf die Literaturangaben in den Fußnoten verwiesen.

Nur wenige Fälle von Folter durch Elektroschock bei Menschen sind histologisch untersucht worden.[h, i, j, k] Nur in einem Fall, bei dem die Läsionen vermutlich sieben Tage nach der Verletzung biopsiert wurden, glaubte man, dass Hautveränderungen diagnostisch für die beobachteten Stromverletzun-

---

b   H. K. Thomsen u. a., »Early epidermal changes in heat and electrically injured pigskin: a light microscopic study«, *Forensic Science International*, Bd. 17 (1981), S. 133-143.

c   Ebenda, »The effect of direct current, sodium hydroxide and hydrochloric acid on pig epidermis: a light microscopic and electron microscopic study«, *Acta Pathol. Microbiol. Immunol. Scand*, Bd. 91 (1983), S. 307-316.

d   H. K. Thomsen, »Electrically induced epidermal changes: a morphological study of porcine skin after transfer of low-moderate amounts of electrical energy«, Dissertation (Universität Kopenhagen, F.A.D.L., 1984), S. 1-78.

e   T. Karlsmark u. a., »Tracing the use of torture: electrically induced calcification of collagen in pigskin«, *Nature*, Bd. 301 (1983), S. 75-78.

f   Ebenda, »Electrically induced collagen calcification in pigskin: a histopathologic and histochemical study«, *Forensic Science International*, Bd. 39 (1988), S. 163-174.

g   T. Karlsmark, »Electrically induced dermal changes: a morphological study of porcine skin after transfer of low to moderate amounts of electrical energy«, Dissertation, Universität Kopenhagen, *Danish Medical Bulletin*, Bd. 37 (1990), S. 507-520.

h   L. Danielsen u. a., »Diagnosis of electrical skin injuries: a review and a description of a case«, *American Journal of Forensic Medical Pathology*, Bd.12 (1991), S. 222-226.

i   F. Öztop u. a., »Signs of electrical torture on the skin«, *Treatment and Rehabilitation Center Report 1994* (Human Rights Foundation of Turkey), Bd. 11 (1994), S. 97-104.

j   L. Danielsen, T. Karlsmark, H. K. Thomsen, »Diagnosis of skin lesions following electrical torture«, *Rom. J. Leg. Med.*, Bd. 5 (1997), S. 15-20.

k   H. Jacobsen, »Electrically induced deposition of metal on the human skin«, *Forensic Science International*, Bd. 90 (1997), S. 85-92.

gen waren (Ablagerung von Kalziumsalzen auf Hautfasern in funktionsfähigem Gewebe, das um nekrotisches Gewebe lokalisiert war). Läsionen, die wenige Tage nach einer behaupteten Folter durch Strom biopsiert wurden, haben in anderen Fällen segmentale Veränderungen und Ablagerungen von Kalziumsalzen auf zellulären Strukturen gezeigt, die in hohem Maß mit dem Einfluss elektrischen Stroms übereinstimmten, aber sie sind nicht diagnosesichernd, da keine Kalziumsalzablagerungen auf Hautfasern beobachtet wurden. Eine Biopsie, die einen Monat nach einer behaupteten Folter durch Strom entnommen wurde, zeigte eine konische, 1-2 mm breite Narbe mit einer erhöhten Anzahl von Fibroblasten und dicht gepackten, dünnen Kollagenfasern, parallel zur Oberfläche angeordnet, übereinstimmend mit, aber nicht diagnosesichernd für eine Stromverletzung.

(b)   Methode

Nachdem man eine Einwilligung nach Aufklärung des Patienten erhalten hat, und bevor die Biopsie durchgeführt wird, muss die Läsion unter Anwendung anerkannter forensischer Methoden fotografiert werden. Unter Lokalanästhesie wird eine Stanzbiopsie mit 3-4 mm Durchmesser entnommen und in gepuffertes Formalin oder ein ähnliches Fixiermittel gegeben. Eine Hautbiopsie sollte so bald wie möglich nach der Verletzung durchgeführt werden. Da ein durch Strom verursachtes Trauma üblicherweise auf die Epidermis und obere Dermis begrenzt ist, können die Läsionen schnell verschwinden. Biopsien können von mehr als einer Läsion entnommen werden, aber die mögliche Belastung für den Patienten muss berücksichtigt werden.[1] Biopsiematerial sollte von einem Pathologen mit Erfahrung in Dermatopathologie untersucht werden.

(c)   Diagnostische Befunde bei Stromverletzungen

Diagnostische Befunde bei Stromverletzungen umfassen vesikuläre Nuclei in Epidermis, Schweißdrüsen und Gefäßwänden (einzige Differenzialdiagnose: Verletzungen durch basische Lösungen) und Ablagerungen von Kalziumsalzen, die charakteristisch auf Kollagen und elastischen Fasern lokalisiert sind (die Differenzialdiagnose, *Calcinosis cutis*, ist eine seltene Krankheit, die nur bei 75 von 220.000 aufeinander folgenden Biopsien menschlicher Haut gefunden wurde, und die Kalziumablagerungen sind übli-

---

1   S. Gürpinar, S. Korur Fincanci, »Insan Haklari Ihlalleri *ve* Hekim Sorumlulugu« (Menschenrechtsverletzungen und Verantwortung des Arztes), *Birinci Basamak Için Adli Tip El Kitabi* (Handbuch der Gerichtsmedizin für Allgemeinmediziner) (Ankara, Turkish Medical Association, 1999).

cherweise extrem stark, ohne die charakteristische Lokalisierung auf Kollagen und elastischen Fasern).[m]

Typische, aber nicht diagnosesichernde Befunde bei Stromverletzungen sind Läsionen, die sich in konischen Segmenten von oft 1–2 mm Breite zeigen, Ablagerungen von Eisen oder Kupfer auf der Epidermis (von der Elektrode) und homogenes Zytoplasma in Epidermis, Schweißdrüsen und Gefäßwänden. Es können auch Ablagerungen von Kalziumsalzen auf zellulären Strukturen in Segmentläsionen vorhanden sein oder auch ein histologischer Normalbefund.

---

m   Siehe oben Anmerkung h.

Anhang III

Anatomische Zeichnungen zur Dokumentation von Folter und Misshandlung

Ganzer Körper, weiblich – Vorder- und Rückansicht

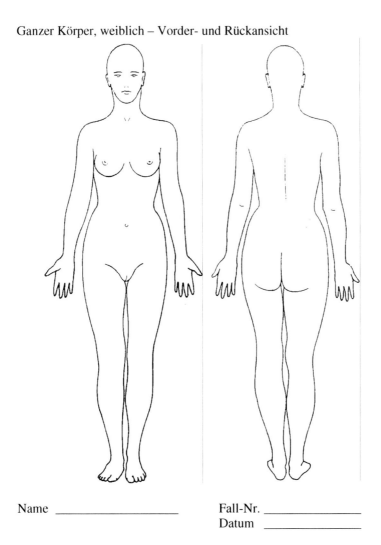

Name _____

Fall-Nr. _____
Datum _____

Ganzer Körper, weiblich – Seitenansicht

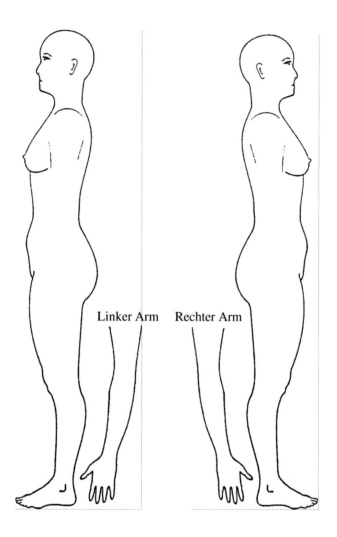

Linker Arm   Rechter Arm

Name _____   Fall-Nr. _____
                          Datum _____

Damm, weiblich

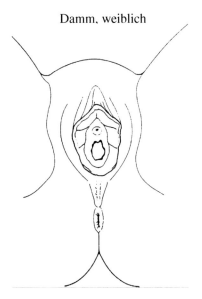

Name _____   Fall-Nr. _____
                              Datum _____

Thorax und Abdomen, weiblich – Vorder- und Rückansicht

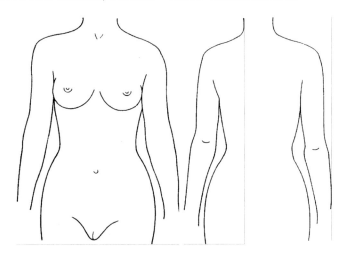

Name _____   Fall-Nr. _____
                              Datum _____

Ganzer Körper, männlich – Vorder- und Rückansicht (ventral und dorsal)

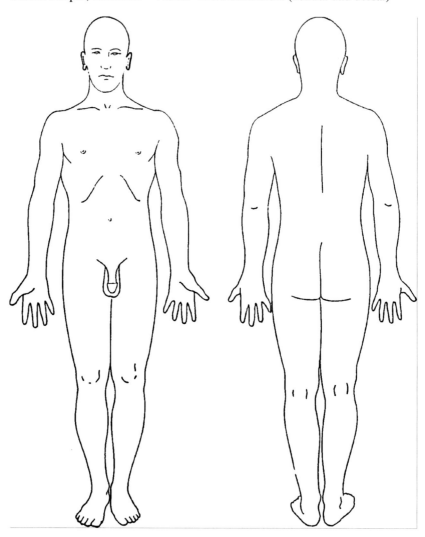

Name _____   Fall-Nr. _____
                                     Datum _____

Ganzer Körper, männlich – Seitenansicht

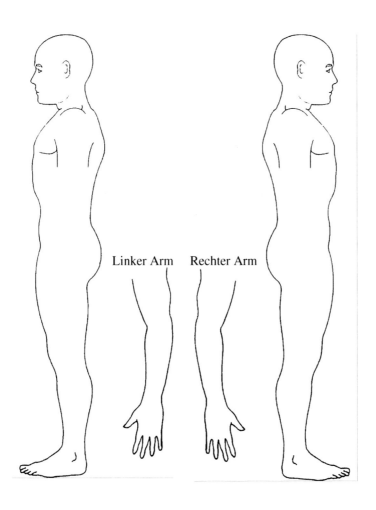

Linker Arm   Rechter Arm

Name _____   Fall-Nr. _____
                                 Datum _____

Thorax und Abdomen, männlich – Vorder- und Rückansicht

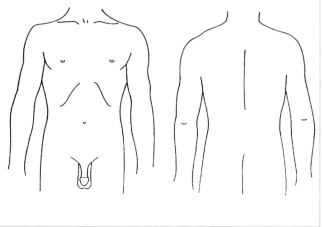

Name _____   Fall-Nr. _____
                           Datum _____

Füße – Linke und rechte Fußsohlenfläche

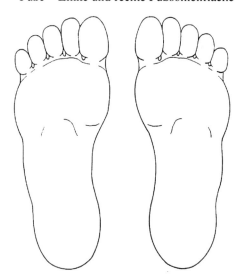

Name _____   Fall-Nr. _____
                           Datum _____

Rechte Hand – palmar und dorsal

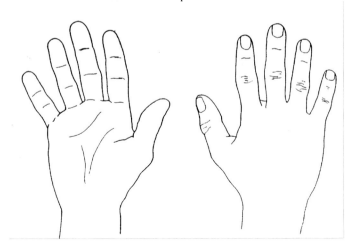

Name _____   Fall-Nr. _____
                              Datum _____

Linke Hand – palmar und dorsal

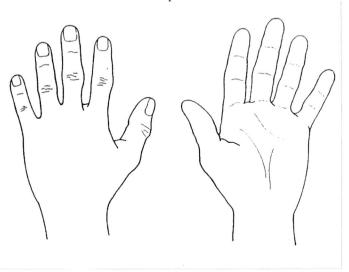

Name _____   Fall-Nr. _____
                              Datum _____

Kopf – Oberfläche und Skelett-Anatomie, Ansicht von oben –
Halsansicht von unten

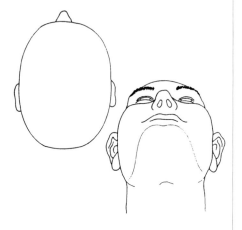

Name _____   Fall-Nr. _____

                                  Datum _____

Kopf – Oberfläche und Skelett-Anatomie, Seitenansicht

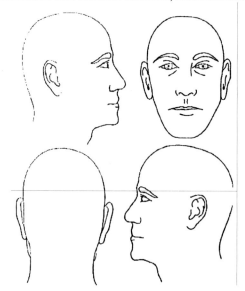

Name _____   Fall-Nr. _____

                                  Datum _____

Skelett – Vorder- und Rückansicht

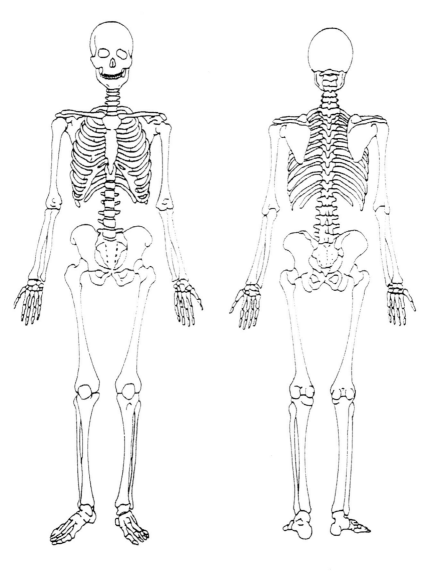

Name _____   Fall-Nr. _____

                                 Datum _____

Markieren Sie auf dieser grafischen Darstellung alle bestehenden Zahnrestaurierungen und alle fehlenden Zähne.

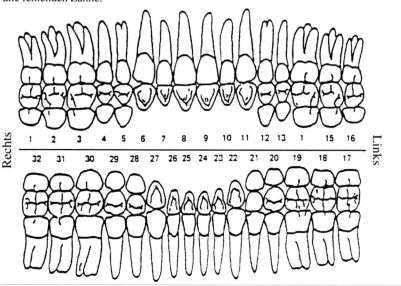

Beschreiben Sie vollständig alle prothetischen Vorrichtungen oder festen Brücken.

_____

_____

_____

Geschätztes

Alter _____

Geschlecht _____

Rasse _____

Kreisen Sie den zutreffenden Ausdruck ein:

Vorhandene prothetische Vorrichtungen

Oberkiefer

vollständiges Gebiss
Unvollständiges Gebiss
Feste Brücke

Unterkiefer

vollständiges Gebiss
Unvollständiges Gebiss
Feste Brücke

Verfärbungen an den Zähnen

Geringfügig
Mäßig
Stark

Markieren Sie auf dieser Grafik alle Kariesstellen.

Skizzieren Sie alle Kariesstellen und streichen Sie alle fehlenden
Zähne mit einem »x« aus.

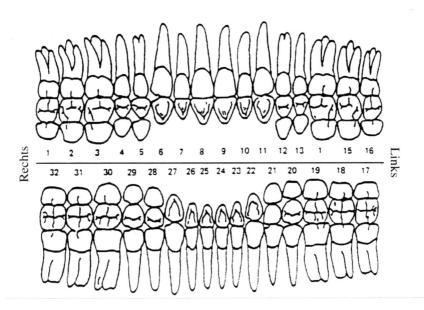

Kreisen Sie den zutreffenden Ausdruck ein:

Relation   Normal
                                  Unterbiss
                                  Überbiss

Periodontalzustand   Ausgezeichnet
                                  Durchschnittlich
                                  Schlecht

Zahnstein   Geringfügig
                                  Mäßig
                                  Stark

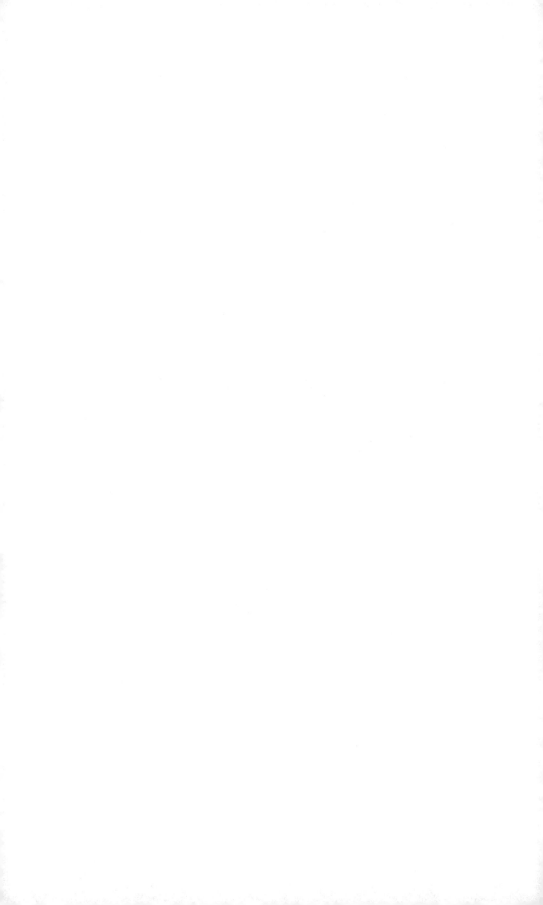

Anhang IV

Richtlinien für die medizinische Beurteilung von Folter und Misshandlung

Die folgenden Richtlinien beruhen auf dem *Istanbul-Protokoll: Handbuch für die wirksame Untersuchung und Dokumentation von Folter und anderer grausamer, unmenschlicher oder erniedrigender Behandlung oder Strafe.* Diese Richtlinien beabsichtigen nicht, eine starre Vorschrift darzustellen, sondern sie sollten so angewandt werden, dass der Zweck der Auswertung – nach Abschätzung der vorhandenen Mittel – berücksichtigt wird. Die Beurteilung von körperlichen und psychologischen Nachweisen für Folter und Misshandlung kann je nach Qualifikation durch einen oder mehrere Untersucher durchgeführt werden.

I. Angaben zum vorliegenden Fall

Datum der Untersuchung:..

Untersuchung angefordert von (Name, Stellung):..

Nummer des Falls oder Berichts:...

Dauer der Begutachtung: ....Stunden, ...Minuten

Vorname des/der Untersuchten:..

Nachname des/der Untersuchten: ....

Geburtsdatum:.............................

Geburtsort: ....

Geschlecht: männlich/weiblich

Anlass der Untersuchung:...

Passnummer/Ausweisnummer des/der Untersuchten: ....

Name des Untersuchers:...

Dolmetscher/in (ja/nein), Name :...

Einwilligung nach Aufklärung: ja/nein

Falls keine Einwilligung nach Aufklärung, warum? ....

Begleitung des/der Untersuchten durch
(Name/Stellung): ....

Während der Untersuchung anwesende Personen
(Name/Stellung): ....

War der/die Untersuchte während der Untersuchung gefesselt? Ja/nein

Falls »ja«, wie/warum? ....

Arztbericht weitergeleitet an
(Name/Stellung/Pass- bzw. Ausweisnummer): ....

Datum der Weiterleitung: ....

Uhrzeit der Weiterleitung: ....

Medizinische Beurteilung/Untersuchung ohne Einschränkung durchgeführt
(bei Untersuchten in Haft): ja/nein

Nennen Sie Einzelheiten zu Einschränkungen jeglicher Art: ....

II. Qualifikationen des Untersuchers
   (für eine Zeugenaussage vor Gericht)

Medizinstudium und klinisch-praktische Ausbildung

Psychologische/psychiatrische Ausbildung

Erfahrung in der Dokumentation von Beweisen für Folter und Misshandlung

Für die Ermittlung relevantes Fachwissen über die regionale Menschenrechtssituation

Einschlägige Veröffentlichungen, Präsentationen und Ausbildungskurse

Lebenslauf

III. Erklärung zur Wahrhaftigkeit der Aussage
   (für eine Zeugenaussage vor Gericht)

   Zum Beispiel: »Ich kenne die unten angegebenen Tatsachen persönlich,
außer denen, die aufgrund von Informationen und Überzeugungen gemacht

wurden, von deren Wahrheit ich überzeugt bin. Ich wäre bereit, die oben geäußerten Erklärungen, die auf meiner persönlichen Kenntnis und Überzeugung beruhen, zu bezeugen.«

IV. Hintergrundinformationen

Allgemeine Angaben
(Alter, Beruf, Ausbildung, Familienzusammensetzung usw.)

Frühere Krankengeschichte

Übersicht über frühere medizinische Begutachtungen von Folter
und Misshandlung

Psychosoziale Vorgeschichte vor der Haft

V. Behauptungen von Folter und Misshandlung

1. Überblick über die Haft und Misshandlung

2. Umstände der Festnahme und Haft

3. Erste und darauf folgende Haftanstalten
   (Reihenfolge, Transport- und Haftbedingungen)

4. Schilderung der Misshandlung oder Folter (für jede Haftanstalt)

5. Abklärung der Foltermethoden

VI. Körperliche Symptome und Behinderungen

Beschreiben Sie die Entwicklung akuter und chronischer Symptome und Behinderungen und die anschließenden Heilungsprozesse.

1. Akute Symptome und Behinderungen

2. Chronische Symptome und Behinderungen

VII. Physische Untersuchung

1. Allgemeine Erscheinung

2. Haut

3. Gesicht und Kopf

4. Augen, Ohren, Nase und Hals

5. Mundhöhle und Gebiss

6. Brustkorb und Bauch (einschließlich der Vitalparameter)

7. Urogenitalsystem

8. Muskel-Skelett-System

9. Zentrales und peripheres Nervensystem

VIII. Psychologische Anamnese/Untersuchung

1. Begutachtungsmethoden

2. Gegenwärtige psychische Beschwerden

3. Entwicklung nach der Folter

4. Entwicklung vor der Folter

5. psychologische/psychiatrische Vorgeschichte

6. Entwicklung des Substanzgebrauchs und -missbrauchs

7. Untersuchung des psychischen Zustands

8. Begutachtung der Sozialfunktionen

9. Psychologische Tests: (zu den Indikationen und Einschränkungen siehe Kapitel VI, Abschnitt C.1.)

10. Neuropsychologische Tests (zu den Indikationen und Einschränkungen siehe Kapitel VI, Abschnitt C.4.)

IX. Fotografien

X. Diagnostische Testergebnisse (zu den Indikationen und Einschränkungen siehe Anhang II)

XI. Konsultationen

XII. Interpretation von Befunden

1. Physische Nachweise

   A. Setzen Sie die Anamnese akuter und chronischer körperlicher Symptome und Behinderungen und die Behauptungen von Misshandlung zueinander in Beziehung und stellen Sie das Maß an Übereinstimmung fest.

   B. Setzen Sie die Befunde aus der Körperuntersuchung und die Behauptungen von Misshandlungen zueinander in Beziehung und stellen Sie das Maß an Übereinstimmung fest. (Beachten Sie: Das Nichtvorhandensein physischer Befunde schließt nicht die Möglichkeit aus, dass Folter oder Misshandlung zugefügt wurden).

   C. Setzen Sie die Untersuchungsbefunde am Betroffenen und die Kenntnis von Foltermethoden, die in einer bestimmten Region angewandt werden, sowie deren üblichen Folgeerscheinungen zueinander in Beziehung und stellen Sie das Maß an Übereinstimmung fest.

2. Psychologische Nachweise

   A. Setzen Sie die psychologischen Befunde und den Bericht über die behauptete Folter zueinander in Beziehung und stellen Sie das Maß an Übereinstimmung fest.

   B. Geben Sie eine Beurteilung darüber ab, ob die psychologischen Befunde im kulturellen und sozialen Kontext des Betroffenen erwartete oder typische Reaktionen auf extreme Belastung sind.

   C. Geben Sie die Stellung der betroffenen Person innerhalb des mit der Zeit schwankenden Verlaufs von traumabedingten psychischen Störungen an, d. h. wie ist der zeitliche Rahmen in Bezug auf die Folterereignisse und an welcher Stelle des Heilungsprozesses befindet sich die Person?

   D. Bestimmen Sie alle koexistierenden Stressoren, die auf den Einzelnen einwirken (z. B. noch andauernde Verfolgung, erzwungene Migration, Exil, Verlust von Familie und sozialer Rolle usw.), und welche Auswirkungen diese auf den Einzelnen haben könnten.

   E. Nennen Sie die körperlichen Faktoren, die zu dem klinischen Bild beitragen könnten, insbesondere in Bezug auf mögliche Hinweise auf Kopfverletzungen, die während der Folter oder der Haft erlitten wurden.

XIII. Schlüsse und Empfehlungen

1. Abgabe einer Stellungnahme bezüglich der Übereinstimmung zwischen allen oben genannten Beweisquellen (physische und psychologische Befunde, anamnestische Informationen, fotografische Befunde, diagnostische Testergebnisse, Kenntnisse über regionale Folterpraktiken, Konsile usw.) mit den Behauptungen wegen Folter und Misshandlung.

2. Nennen Sie noch einmal die Symptome und Behinderungen, an denen die Person infolge des behaupteten Missbrauchs weiterhin leidet.

3. Geben Sie Empfehlungen für eine weitere Begutachtung und Behandlung der Person.

XIV. Eidesstattliche Erklärung (für ein Zeugnis vor Gericht)

Zum Beispiel: »Ich versichere an Eides statt, gemäß den Gesetzen von … (Land), dass die obigen Angaben wahr und zutreffend sind und dass diese eidesstattliche Erklärung am …(Datum) in …(Stadt), … (Bundesland oder Provinz) abgegeben wurde.«

XV. Erklärung über eine Einschränkungen bei der medizinischen Begutachtung/Untersuchung (bei Personen, die sich in Haft befinden)

Zum Beispiel: »Die unterzeichnenden Untersucher bestätigen persönlich, dass es ihnen erlaubt war, frei und unabhängig zu arbeiten und dass es ihnen gestattet war, (die betroffene Person) unter vier Augen zu sprechen und zu untersuchen, ohne alle Einschränkungen oder Vorbehalte und ohne irgendeine Form des Zwangs, der durch die Haftbehörden ausgeübt wurde.« Oder: »Der (die) unterzeichnende(n) Untersucher musste(n) seine/ihre Beurteilung unter den folgenden Einschränkungen durchführen:.....«

XVI. Unterschrift des Untersuchers, Datum, Ort

XVII. Zur Sache gehörige Anhänge

Unter anderem eine Kopie des Lebenslaufes des Untersuchenden, anatomische Zeichnungen zur Kennzeichnung von Folter und Misshandlung, Fotografien, ärztliche Beratungen und diagnostische Testergebnisse.

Weitere Informationen können angefordert werden von: The Office of the United Nations High Commissioner for Human Rights, Palais des Nations, 1211 Geneva 10, Switzerland

Telefon: (+41-22) 9179000   *Fax*: (+41 22) 9170212
E-mail: webadmin.hchr@unog.ch   *Internet*: www.unhchr.ch

Thomas Wenzel, Önder Özkalipci, Andreas Frewer

Das Istanbul-Protokoll – Perspektiven zur Entwicklung eines Standards der Vereinten Nationen

Das »Istanbul-Protokoll zur Dokumentation von Folter« – im Folgenden Istanbul-Protokoll[1] – ist die konkrete Anleitung zu wesentlichen Schritten für die Umsetzung der Konventionen der Vereinten Nationen und der ihr beigestellten Dokumente, in denen ein Verbot der Anwendung jeder Form der Folter festgehalten ist. Es basiert auf dem »Übereinkommen gegen Folter und andere grausame, unmenschliche oder erniedrigende Behandlung oder Strafe vom 10. Dezember 1984«[2] (im Folgenden CAT) und dem »Fakultativprotokoll zum Übereinkommen gegen Folter und andere grausame, unmenschliche oder erniedrigende Behandlung oder Strafe« (OPCAT).[3] Das Istanbul-Protokoll ermöglicht durch konkrete Vorgaben und Trainingstandards die zuverlässige, systematische und professionelle Dokumentation möglicher Beweise für die Anwendung von Folter. Ohne diese sind weder Strafverfolgung oder internationales Monitoring noch nachhaltige Prävention und Umsetzung von Schutz- und Entschädigungsansprüchen der Opfer ausreichend durchführbar.

Die Stärke des Istanbul-Protokolls besteht wie bei allen internationalen Standards in einer ausgewogenen Balance zwischen genauen Definitionen, die Fehlinterpretationen der Kerninhalte ausschließen, und einem offenen Rahmen für neue Entwicklungen, beispielsweise beim Kenntnisstand der medizinischen Forschung oder der internationalen Rechtsprechung. Damit wird eine Integration von neuem Wissen ermöglicht ohne dabei den vorgegebenen Standard in Frage zu stellen.

Die zusätzliche Betonung des Opferschutzes im Verfahren bei zu starker oder unnötiger psychologischer Belastung reflektiert einen wesentlichen Ansatz, der auch im EU-Rahmenbeschluß zum Schutz von Opfern von Ver-

---

1 Manual on Effective Investigation and Documentation of Torture and Other Cruel, Inhuman or Degrading Treatment or Punishment.

2 United Nations Convention against Torture and Other Cruel, Inhuman or Degrading Treatment or Punishment (CAT) (1984).

3 Optional Protocol to the Convention against Torture and other Cruel, Inhuman or Degrading Treatment or Punishment (OPCAT) (2006).

brechen[4] vorgesehen ist. Die spezielle Situation von Gewaltopfern im Verfahren ist hier durch die unterschiedlichen Aspekte ihrer Situation als Opfer, Zeugen und »Objekt« des Beweises bedingt. Während Angehörige der Rechtsberufe und Behörden diesen Aspekt oft weder als Teil der Ausbildung sehen, noch als beruflich relevant empfinden, betont das Istanbul-Protokoll als interdisziplinäres Instrument diesen Ansatz.

Die Zukunft des Istanbul-Protokolls

Internationale Standards der Vereinten Nationen einschließlich des Istanbul-Protokolls und der beruflichen Dachorganisationen wie beispielsweise des Weltärztebunds (World Medical Association, WMA) und des International Council of Nurses (ICN) leiden oft in der Praxis unter einem wesentlichen Handicap, nämlich fehlender Hilfestellung bei der praktischen Umsetzung. Während eine knappe und kurze Definition oft hilfreich ist, kann die Umsetzung beim Anwender entweder auf Grenzen des Fachwissens oder auf Spielräume der Interpretation stoßen, die im ungünstigsten Fall der Intention des Dokuments entgegenstehen oder die Schutzfunktion aufheben können.

Die Mehrheit der Experten, die mit dem Istanbul-Protokoll arbeitet, sieht keine Notwendigkeit, eine Revision des Protokolls zu erstellen, und die bereits angesprochenen Argumente sprechen gegen eine rasche und veränderte Neuauflage des Dokuments: 1. die Offenheit des Protokolls (die alternative Möglichkeiten zu einer Revision nahe legt), 2. die dynamische Veränderung der Wissensentwicklung und des internationalen Rechts, die kaum durch wiederholte kurzfristige Anpassungen wiedergegeben werden kann und die in jedem Fall sorgfältige Prüfung und Abstimmung erfordern, u. a. mit den Vereinten Nationen. Sinnvoll erscheint es daher, eher ein System der »kontrollierten Ergänzung«, ähnlich der Erweiterung der »Convention against Torture« durch das OPCAT (Optionales Zusatzprotokoll) oder im Rahmen der Implementierungsprojekte einzurichten.

Implementierung

In den Projekten zur Implementierung des Istanbul-Protokolls – zum Beispiel beim »Istanbul Protocol Implementation Project« (IPIP) des Dachverbands der Folterbehandlungszentren (IRCT)[5] – besteht die Herausforde-

---

4   Richtlinie des Europäischen Parlaments und des Rates über Mindeststandards für die Rechte und den Schutz von Opfern von Straftaten sowie für die Opferhilfe (2011).

5   Ein weiteres Projekt des IRCT zur Dokumentation von Folterfolgen (FEAT) befindet sich kurz vor dem Abschluss (siehe www.irct.org).

rung und gleichzeitig die Chance, im Rahmen von Trainingskursen zum Istanbul-Protokoll lokale Rechtsnormen oder Umsetzungsstandards anzusprechen. Des Weiteren können relevante Entscheidungen internationaler Gerichte und Organisationen als Referenz eingefügt werden, aktuelle Verfahren der körperlichen und psychologischen Diagnostik von Folterfolgen sowie Themen, die im Istanbul-Protokoll noch nicht behandelt werden, als Ergänzung dienen. Als kritischer Punkt dabei ist wieder das relative Risiko zu sehen, dass es zu Unterschieden bei der Interpretation und Darstellung kommt, beispielsweise in der Anwendung radiologischer Verfahren oder der Aussagekraft diagnostischer Modelle einerseits, oder aber auch von nationalen oder internationalen Rechtsstandards andererseits. Dabei ist allerdings zu berücksichtigen, dass in wissenschaftsbasierten Systemen durch die dynamische Entwicklung der Fachgebiete keineswegs immer unwidersprochene und einheitliche Standards entstehen. Als Beispiel können Unterschiede in der Einschätzung der möglichen Nachweisdauer von Verletzungen der Knochenstrukturen durch Gewalt mithilfe der Radioszintigraphie gesehen werden. Wesentlich ist dabei allerdings nicht, ob es zum Beispiel einigen Zentren gelingt, auch bei über zehn Jahre zurückliegenden Verletzungen einen positiven Nachweis führen zu können, während der Zeitrahmen von anderen Kliniken in Abhängigkeit der Methodik und Interpretation des Auswertungsmodells enger begrenzt gesehen wird, sondern die Anwendung als Verfahren in der Dokumentation und das Grundverständnis, dass ein negativer Befund frühere und inzwischen zurückgebildete Spuren von Knochenverletzungen oder Folter nicht ausschließt.

Da trotzdem das Risiko der Einbeziehung unabsichtlich oder sogar gezielt fehlerhafter Ergänzungen und Fehlinformationen in zusätzliche Module besteht, erscheint es als wesentlich, zuverlässige und unabhängige Peer-Review-Systeme zu entwickeln, wie die im weiter unten vorgestellten Projekt Awareness Raising and Training for the Istanbul Protocol (ARTIP) vorgeschlagenen Modelle. Ob die jeweiligen nationalen medizinischen Dachverbände eine Schlüsselrolle spielen können, ist aufgrund der in vielen Ländern deutlichen Vernetzung und Teilabhängigkeit der Ärztekammern von politischen und Regierungsstrukturen mit besonderer Vorsicht zu prüfen.

Der Weltärztebund verfolgt eine nachhaltige, aktive Politik der Klärung und Verbreitung ethischer Standards. In relativ kurzen Abständen werden, meist im Rahmen der internationalen Plenarsitzungen, Deklarationen verabschiedet, die rasch und flexibel neu identifizierte Problemfelder ansprechen. Diese nehmen auch beispielsweise Fragestellungen auf, die im engeren oder erweiterten Bereich der Themen des Istanbul-Protokolls liegen, wie beispielsweise die Abgrenzung von ethisch zulässiger zu unzulässiger Behandlung von Hungerstreikenden.[6] Die weiter gefasste Definition des Folterbegriffs des Weltärzteverbandes ermöglicht es zum einen, Prävention und Rehabilitation oder Behandlung möglichst jedem Betroffenen oder Erkrankten zugänglich zu machen, und zum anderen, nachhaltigere Barrieren gegen unmoralisches Verhalten von Ärzten zu setzen.[7] Sie ergänzt und verstärkt daher die Vorgaben des Standards der Vereinten Nationen ohne unklare Grauzonen vermeintlicher Zulässigkeit von Folter. Der im Istanbul-Protokoll vorgegebene und von der WMA ausdrücklich unterstützte Standard wird hier ebenfalls erweitert, aber nicht in Frage gestellt.

Die Umsetzung hängt dabei nicht zuletzt von der Qualität und Nachhaltigkeit der Verbreitung und Implementierung der Standards einerseits und der Möglichkeit von effektiven Sanktionen andererseits ab und ist vor allem, aber nicht ausschließlich, als Aufgabe der Ärztekammern oder vergleichbarer Organisationen zu sehen. Ein spezieller internationaler Gerichtshof im Sinne des »International Criminal Court«-Systems wird immer wieder lebhaft diskutiert.[8] Während Gegner des Modells die bereits ausreichenden Möglichkeiten der vorhandenen internationalen Gerichtshöfe und die komplizierte Rechtssituation anführen, könnten die erweiterten und strengeren Rahmenbedingungen für Verstöße gegen die medizinische Ethik in WMA-Richtlinien und andere relevante Standards einen früheren, verbesserten und effektiveren Druck auf Regierungen oder nationale Ärzteverbände ermöglichen. Andere Berufsverbände, wie etwa die der Psychologen und Juristen, sind untereinander weniger vernetzt oder zumindest nicht so zentral organisiert und können daher derzeit nur in einem geringerem Maße zu einem ähnlichen Prozess innerhalb der beteiligten Berufsgruppen zur Implementierung beitragen. Sie sind aber prinzipiell ebenfalls als Zielgruppen einzubeziehen.

Eine nachhaltige Implementierung erfordert insgesamt einen integrativen Ansatz, der u. a. die Einbettung in universitäre Curricula der Rechts- und Gesundheitsberufe, aber auch in die kontinuierliche Weiterbildung (z.B. Programme zur »continued medical education«) vorsieht. Dies berührt Fragen der Relevanz und des Anwendungsbereichs. Während es im Rahmen der internationalen Strategie zur Abschaffung von Folter sinnvoll und meist notwendig ist, Begriffe und Programme eng gefasst zu definieren, kann die Einbettung in einen breiteren Themenbereich – zum Beispiel Gewaltfolgen und Prävention unter Einbeziehung von familiärer Gewalt in Ländern, in denen Folter selten ist – zu einer verbesserten Integration in Basislehrpläne führen.

---

6   World Medical Association Declaration of Malta on Hunger Strikers (1991) (http://www.wma.net).

7   World Medical Association Declaration of Tokyo – Guidelines for Physicians Concerning Torture and other Cruel, Inhuman or Degrading Treatment or Punishment in Relation to Detention and Imprisonment (letzte Revision 2006).

8   Grodin MA, Annas GJ, Glantz LH. Medicine and human rights. A proposal for international action. Hastings Center Report 23, 4 (1993), S. 8-12.

Eine zusätzliche Perspektive neben der Erweiterung der angebotenen Information ohne Abweichung vom vorgegebenen Standard ist die Entwicklung effektiver und kostengünstiger, allgemein zugänglicher Materialien zur Verbesserung der Unterrichts- und Trainingsprogramme. Die komplexen interdisziplinären Fragestellungen sowie die detaillierte Darstellung spezifischer Bereiche machen das Istanbul-Protokoll zu einem sehr umfangreichen und für nicht hauptsächlich im jeweiligen Fachbereich Tätige oder zeitlich belastete Anwender zu einem nicht einfach zu handhabenden Instrument.[9] Dies erfordert daher für viele Zielgruppen eine didaktisch effektive Umsetzung, die auch dem jeweils unterschiedlichen Kenntnisstand in Bezug auf Basisausbildung, Beruf und Spezialisierung entgegenkommt, ohne dabei grundsätzlich vom IP abzuweichen. Dabei erscheint es – besonders unter Berücksichtigung der Anwendung in Entwicklungsländern, ökonomisch schwächeren Ländern und in Bereichen mit geringen ökonomischen Ressourcen wie der Flüchtlingsbetreuung – sinnvoll, Strategien der nachhaltigen und kosteneffektiven Umsetzung zu entwickeln. Neben dem »mainstreaming«, das heißt der Einbindung in bestehende Programme und Strukturen, vor allem in die universitären Lehrpläne und die festen Fortbildungsprogramme der relevanten Berufsgruppen, können frei verfügbare und durch internationale Expertengruppen entwickelte Materialien in der Umsetzung eine wichtige Rolle spielen. Die Funktion von Trainingseinheiten auf Basis des Istanbul-Protokolls ist dabei nicht zuletzt auch in Öffentlichkeitsarbeit und Sensibilisierung für die Themen Folter, absolutes Folterverbot, Verhinderung von Straflosigkeit der Täter sowie Schutz und Unterstützung der Opfer zu sehen.

Das Projekt »Awareness Raising and Training for the Istanbul-Protocol« (ARTIP)[10] ist das aktuellste der Implementierungsprojekte. Es wird durch die EU im Rahmen des Leonardo-Programms »Life-long learning« unterstützt. Hauptziel des Projektes ist es, potenziellen Anwendern und besonders auch Unterrichtenden eine breite und erweiterbare Plattform zur Erlernung des Istanbul-Protokolls und zur Auseinandersetzung mit seinen Inhalten anzubieten. Dafür wurde durch die Medizinische Universität Wien in Zusammenarbeit mit dem griechischen Universitätsnetzwerk sowie die Universitäten von Leuven und Erlangen-Nürnberg, das Ludwig Boltzmann Institut für Menschenrechte (Wien) und mehrere Nichtregierungsorganisationen aus verschiedenen europäischen Ländern[11] eine kontinuierlich weiterzu-

---

9   Das IP selber stellt hierzu eine im Text integrierte Kurzfassung (III.B) zur Verfügung.

10   Siehe die eigene Homepage des EU-Projekts ARTIP unter www.istanbul protocol.info. Herzlich danken möchten wir insbesondere den Kollegen im Projekt ARTIP: Pantelis Balaouras, Sonja Bercko, Zoe Cosemans, Tiphanie Crittin, Wolfgang Eisenreich, Ben Heylen, Beata Hola, Holger Furtmayr, Julia Kozma, Stephan Parmentier, Bianca Schmolze und Costas Tsibanis.

11   WIN (Österreich), Integra (Slowenien) und KTP (Tschechien).

entwickelnde Plattform konzipiert, die ein breit gefächertes Paket an Hilfestellungen zur Implementierung auf der Basis aktueller Strategien von »e-learning« und »blended learning« frei zugänglich macht. Ziel ist dabei auch die verbesserte Vernetzung mit Experten und anderen Projekten, die bei Umsetzung und Anwendung im Unterricht integriert werden können.[12]

Anwendungen

Während in vielen westeuropäischen Ländern Anwendungsfälle in Gefängnissen und Polizeistationen als relativ selten, wenn auch als besonders wichtig zu sehen sind, steht hier oft die Anwendung im Asylverfahren, bei Haft oder Internierung (»places of detention«) im Vordergrund, und es erscheint sinnvoll, dem unmittelbaren Schutz gegen Abschiebung in ein Verfolgerland und der Stabilisierung des Aufenthaltstitels bei Folterüberlebenden erste Priorität einzuräumen. Es ist dabei allerdings im Sinne des Istanbul-Protokolls und der UN-Konvention zu überlegen, ob der Sicherstellung von Verletzungsfolgen, die ja oft auf ein kritisches Zeitintervall beschränkt ist, als Beweis im Rahmen der Dokumentation nicht verstärkt und zusätzlich Aufmerksamkeit gewidmet werden sollte, besonders wenn in den Herkunftsländern, in denen die Folter angewandt wurde, oft aus technischen oder aus Gefährdungsgründen, keine adäquate Dokumentation erfolgen kann. Dem sollte wie auch bei anderen Verletzungen durch Dritte eine Anzeige und die Einleitung eines Verfahrens unter Berücksichtigung der Modelle einer »Universal Jurisdiction« folgen. Als weitere Vorteile der Ausweitung in der Implementierung im Asylbereich über den unmittelbaren Schutz hinaus sind hier die Möglichkeit zur Erstellung einer frühzeitigen, sorgfältigen und gerichtsfesten Dokumentation zur späteren Verwendung im Herkunftsland oder vor internationalen Gerichtshöfen, ein verbessertes Monitoring und nicht zuletzt die bessere Erkennung von behandlungsbedürftigen Folgen einschließlich möglicher Suizidalität zur Einleitung einer Behandlung zu sehen.[13] Die psychologische Belastung – vor allem durch dem Istanbul-Protokoll nicht gerecht werdende Interviews und Untersuchungen – ist dabei allerdings besonders zu berücksichtigen.

Als weitere Überlegung wird die Anwendung des Istanbul-Protokolls in nahe liegenden Bereichen sozialer Gewalt, wie der Gewalt in Familien, diskutiert. Als möglicher Vorteil eines solchen Ansatzes ist neben der Nutzung

---

12 Die kommentierte und mit einem Index versehene Taschenbuchausgabe der deutschen Fassung des IP wurde als Teil dieses Programms entwickelt.

13 Im Rahmen eines weiteren EU-Projektes »PROTECT« (Process of Recognition and Orientation of Torture Victims in European Countries to facilitate Care and Treatment) wurde dabei ein kurzer Screeningfragebogen entwickelt, der es ermöglichen soll, behandlungsbedürftige Flüchtlinge zu identifizieren.

der für das Istanbul-Protokoll erarbeiteten Strukturen die verbesserte Wahrnehmung des Problems politischer Gewalt und ihrer Folgen in sonst eher ablehnenden oder desinteressierten Gruppen zu sehen; in einigen Ländern ist es aufgrund anhaltender politischer Diskussionen oder sogar politischer Verfolgung zur Sicherheit der Anwender anfangs erst auf diese Weise möglich, das sensitive Thema der Folter im Rahmen anderer Schwerpunktsbereiche anzusprechen. Dem stehen Überlegungen entgegen, dass sensible Fragestellungen wie politische Gewalt und besonders Folter nicht durch eine gemeinsame Abhandlung mit anderen Themen »verwässert« werden sollten. Am sinnvollsten erscheint es hier, die Entscheidung unter Berücksichtigung der konkreten Situation im jeweiligen Anwendungsrahmen bzw. Land zu treffen. Günstig ist dabei jedenfalls, dass Folterüberlebende als Opfer eines besonders schwerwiegenden Gewaltverbrechens gesehen werden und Zugang zu allen Schutz- und Hilfeleistungen erhalten, beispielsweise auch zu den bei der Umsetzung des neuen EU-Rahmenbeschlusses in den Mitgliedsländern der Union vorgesehenen.[14]

Zusammenfassend ist festzustellen, dass trotz der zum Teil bereits sehr erfolgreichen Projekte zur Umsetzung des Istanbul-Protokolls ein erheblicher zukünftiger Bedarf unter Berücksichtigung der Erfahrungen in den beschriebenen Projekten besteht, der vermehrt Unterstützung durch die Behörden der EU und ihrer Mitgliedsländer, die Universitäten und nationale Berufsdachverbände erhalten sollte. Die Neuausgabe des Istanbul-Protokolls als Taschenbuch soll in diesem Sinne eine noch weitere Verbreitung aller Initiativen gegen Folter unterstützen. Studien im deutschsprachigen Raum – etwa die 2012 abgeschlossene Dissertation von Weisenseel – zeigen, dass Bekanntheit und Anwendung des Istanbul-Protokolls erhöht werden können und sollten, gerade auch in Staaten, in denen andernorts verübte Folterfälle dokumentiert bzw. als Asylgrund anerkannt werden müssen.[15] Behörden und Organisationen in ökonomisch schwachen Drittländern sollten aufgrund ihrer niedrigen Eigenressourcen und des oft hervorragenden Fachwissens in Bezug auf Folterfolgen zunehmend in gemeinsame Projekte einbezogen werden. Das in den Implementierungsprojekten erfolgreiche Trainingsmodell gemeinsamer interdisziplinärer Fortbildungsveranstaltungen könnte als optimale Strategie besonders auch in der postuniversitären Verbreitung dienen.

---

14   Unserer Beobachtung nach fühlen sich viele Opferhilfeorganisationen bei Rückfrage als nicht zuständig, wobei es sinnvoll erscheint, zu klären, ob dies auf politische Rücksichtnahmen (Einbindung der Exekutive) oder auf eine potenziell unklare Rechtslage (z.B. Anwendung bei Taten außerhalb der EU) zurückzuführen ist.

15   Vgl. Nicole Weisenseel: Behandlungszentren für Folteropfer. Geschichte, Ethik und internationale Kooperation. Diss. med. Erlangen-Nürnberg 2012. Siehe auch Holger Furtmayr/Andreas Frewer: Documentation of torture and the Istanbul-Protocol: applied medical ethics. In: Medicine, Health Care and Philosophy 13 (2010), S. 279-286.

Index